147

Anaesthesiologie und Intensivmedizin
Anaesthesiology
and Intensive Care Medicine

vormals „Anaesthesiologie und Wiederbelebung"
begründet von R. Frey, F. Kern und O. Mayrhofer

D1666091

Herausgeber:
H. Bergmann · Linz (Schriftleiter)
J.B. Brückner · Berlin   M. Gemperle · Genève
W.F. Henschel · Bremen   O. Mayrhofer · Wien
K. Peter · München

L. Tonczar

Kardiopulmonale Wiederbelebung

Mit 44 Abbildungen und 15 Tabellen

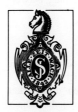

Springer-Verlag
Berlin Heidelberg NewYork 1982

OA. Dr. L. Tonczar
Allgemeines Krankenhaus der Stadt Wien
Klinik für Anaesthesie und Allgemeine
Intensivmedizin der Universität Wien
Spitalgasse 23
A-1090 Wien

ISBN 3-540-11760-1 Springer-Verlag Berlin Heidelberg New York
ISBN 0-387-11760-1 Springer-Verlag New York Heidelberg Berlin

CIP-Kurztitelaufnahme der Deutschen Bibliothek
Tonczar, Laszlo: Kardiopulmonale Wiederbelebung / L. Tonczar. –
Berlin; Heidelberg; New York; Springer, 1982. 256 S.
(Anaesthesiologie und Intensivmedizin; 147)
ISBN 3-540-11760-1 (Berlin, Heidelberg, New York)
ISBN 0-387-11760-1 (New York, Heidelberg, Berlin)
NE: GT

Satz: Schreibsatz-Service Weihrauch, Würzburg
Druck und Bindearbeiten: Offsetdruckerei Julius Beltz KG, Hemsbach
2119/3321-543210

Meiner Familie

Inhaltsverzeichnis

Vorwort

Als im Jahre 1978 Herr Professor Mayrhofer die Frage an mich
herantrug, ob ich bereit wäre, eine Monographie über die kardiopulmonale Wiederbelebung zu verfassen, habe ich sie ohne zu zögern und mit Freude, mit Ja beantwortet. Ich hatte nämlich angenommen, daß ich aufgrund meiner verhältnismäßig langen Tätigkeit auf einer Intensivstation mit einem gemischten Patienten-
kollektiv unter der Leitung von Professor R. Kucher und später
von Professor H. Benzer, sowie in meinem jetzigen Aufgabenbereich — zuständiger Oberarzt für die II. Universitätsklinik für
Unfallchirurgie — genug praktische Erfahrungen sammeln konnte und auch die theoretischen Grundlagen der Wiederbelebung
weitgehend beherrsche. Ich mußte während den Vorbereitungsarbei-
ten aber bald einsehen, daß meine Annahme, die an mich ge-
stellte Aufgabe mit Leichtigkeit lösen zu können, unrichtig war,
denn je mehr ich mich in die Materie vertieft hatte, desto umfangreicher schien die Thematik zu sein und desto mehr wurde
für mich bis dahin unbekanntes Material zum Vorschein gebracht.
Es muß jedoch auch vermerkt werden, daß meine Begeisterung an
der Arbeit parallel mit meinen zunehmenden Erkenntnissen wuchs,
weil die Notwendigkeit dieses Buchs in dieser Schriftenreihe für
mich immer offenkundiger wurde. Für diese Behauptung können
mehrere Gründe angeführt werden:
1) Im deutschen Sprachgebiet existiert meines Wissens keine umfassende Darstellung über die Wiederbelebung.
2) Die Zahl der entsprechenden Buchbeiträge, Übersichtsreferate
und Originalarbeiten ist zwar sehr groß, die vielfach verlangte Einheit der Lehre, die im Interesse der Sache gefordert wird, fehlt
jedoch im Gegensatz zur englischsprachigen Literatur.
3) Von den Anästhesisten wird überdies mit Recht erwartet, daß
sie Experten auf dem Gebiet der Wiederbelebung sind. Sie können
diese Erwartung aber nur dann erfüllen, wenn ihnen auch ein entsprechend gestaltetes Nachschlagewerk zur Verfügung steht.
Erfahrungen im Unterrichtsbetrieb mit der Lehre der Wiederbelebung für Studenten, Schwestern, bzw. Krankenpflegern und Ärzten sowie Gespräche mit erstklassigen Fachleuten und Pionie-
ren der Reanimatologie, wie z.B. mit Herrn Professor P. Safar und
Herrn A. Laerdal gaben dann jene weiteren Anreize, die für die
Fertigstellung des Manuskripts unbedingt förderlich waren.
  All das mußte erklärend gesagt werden, denn sonst wäre es
nicht verständlich, warum das vorliegende Buch in mancher Hin-

sicht umfangreicher wurde, als ursprünglich geplant, obwohl einige Abschnitte, wie z.B. die Wiederbelebung des Kleinkinds fehlen, und andere wiederum, wie z.B. über ethisch-juristische Probleme, die ich gerne umfassender gestaltet hätte, stark verkürzt worden sind. In Anbetracht meines derzeitigen Überblicks über die Literatur und die Gespräche mit zahlreichen Kollegen, würde ich sogar die Abfassung eines Lehrbuchs für die Wiederbelebung als zweckmäßig erachten — was meiner Meinung nach ein Autorenteam in Angriff nehmen sollte.

Was den Charakter der Monographie betrifft, war ich bemüht, der Linie der Schriftenreihe treu zu bleiben, konnte und wollte jedoch der multidisziplinären Bedeutung der Wiederbelebung nicht ausweichen.

Die Monographie erfüllt aus meiner Warte gesehen ihren Zweck, wenn sie folgenden Aufgaben gerecht wird:
a) Vermittlung eines Einblicks in die pathophysiologischen Vorgänge beim Sterbeprozeß und Verständnis der Grenzen der Wiederbelebbarkeit,
b) Übertragung eines einschlägigen Allgemeinwissens, sowie spezieller Fachkenntnisse,
c) Erweckung von Interesse für die weitere Verbreitung der Reanimation,
d) Vermittlung von Anregungen für wissenschaftliche Ziele.

Zum Abschluß sei mir noch erlaubt, meinen Vorgesetzten, Mitarbeitern, Freunden und Angehörigen gegenüber meinen Dank zum Ausdruck zu bringen, denn sie alle haben mit viel Geduld dazu beigetragen, daß diese Monographie fertiggestellt werden konnte. Mein Dank gilt allen voran den Herren Professoren Dr. O. Mayrhofer und Dr. H. Bergmann, die nicht nur die Anregung zu diesem Buch gaben, sondern auch beratend tätig waren. Weitere Danksagungen gebühren für Beratungen Herrn Professor H. Benzer, Prof. H. Spängler, Prof. P. Safar, den Herren Laerdal sen. und jun. sowie Herrn Rabsch jun. (letzterer von Roraco-Laerdal-Austria). Unter meinen Kollegen seien insbesondere die Herren OA. H. Brunner und Doz. J. Neumark hervorzuheben. Die Reihe der Danksagungen wäre unvollständig, würden Frau M. Kast und Frau H. Kerschl unerwähnt bleiben. Sie haben die Schreib- und die außerordentlich umfangreiche Computerarbeit, die wegen der zahlreichen Literaturhinweise erforderlich waren, geleistet. Schließlich sei noch Herrn Dr. Wieczorek vom Springer-Verlag für die sehr herzliche Beratung und Hilfeleistung bei der Drucklegung der Dank auszusprechen.

Wien, Frühjahr 1982   L. Tonczar

Abkürzungen

AHA	American Heart Association
ALS	Advanced life support (erweiterte Hilfeleistung)
ARDS	Adult respiratory distress syndrom
BLSCH	Blut-Liquor Schranke
BLS	Basic life support (elementare Hilfeleistung)
BRCT	Brain resuscitation clinical trials (Studie über die Möglichkeiten einer zerebral orientierten Behandlung)
CBF	Cerebral blood flow (zerebraler Blutfluß)
CMR_{O_2}	Cerebral metabolic rate (zerebraler Sauerstoffverbrauch)
CPP	Cerebral perfusion pressure (zerebraler Perfusionsdruck)
ICP	Intracranial pressure (intrakranieller Druck)
MAP	Mean arterial pressure (mittlerer arterieller Druck)
PEEP	Positive end-expiratory pressure
PLS	Postresuscitative life support (Nachbehandlung des Kreislaufstillstands)
SHT	Schädel-Hirn-Trauma
ZNS	Zentralnervensystem

Zusammenfassung

Der Autor hat sich die Aufgabe gestellt, in dieser Monographie die Aspekte der Wiederbelebung zusammenfassend darzustellen. Da der Umfang dieses Buches doch eher bescheiden ausfallen mußte, wurden einzelne Abschnitte auf Kosten anderer wichtigerer erscheinenden Bereiche umgeschichtet. Es wurde dabei besonderer Wert auf praxisbezogene Merkmale gelegt. Als Kompensation für die Umfangsbegrenzung wurden eher umfangreiche Literaturhinweise mit der Zielsetzung beigefügt, dem interessierten Leser die Möglichkeit zu bieten, sein Wissen auch über die Randgebiete wie Ethik, rechtliche Problematik usw., die hier nur kurz behandelt wurden, zu erweitern. Ein weiterer Wunsch des Autors war, Eindrücke hinsichtlich der Wiederbelebung *des gesamten Menschen* und nicht nur der einzelnen Teilfunktionen zu vermitteln.

Nach einigen einleitenden Worten und einem geschichtlichen Rückblick werden zunächst jene physiologischen und pathophysiologischen Grundlagen besprochen, die für das Verständnis der Wiederbelebungsbemühungen wichtig sind. In dem folgenden Abschnitt, der den Maßnahmen der kardiopulmonalen Reanimation gewidmet ist, wird dann jene Therapie dargestellt, die für die Wiederherstellung der Sauerstoffversorgung der Organe dient. In einem weiteren Kapitel werden dann jene Maßnahmen besprochen, die auf die Restitution der zerebralen Funktionen ausgerichtet sind. Da aber auf diesem Gebiet zur Zeit eine stürmische Entwicklung vor sich geht, wurde weniger auf Detaildarstellungen einzelner Untersuchungsergebnisse Wert gelegt, sondern mehr auf das Aufzeigen von möglichen therapeutischen Angriffspunkten für die Zukunft. Nach heutigen Erkenntnissen muß aufgrund der Wirkungsweise der Anaesthetika und ganz speziell der Barbiturate, diesen Substanzen zweifellos ein erhöhtes Interesse gewidmet werden. Dementsprechend wurde diesen Medikamenten ebenfalls ein Abschnitt gewidmet.

Selbstverständlich bleiben trotz aller Bemühungen des Autors noch Fragen offen, die hier teils aus Raummangel gar nicht oder nur ungenügend besprochen werden konnten, aber auch solche, deren Beantwortung der Zukunft vorbehalten bleiben muß.

Summary

It has been the author's endeavour to produce with this monograph a complete survey of all aspects of resuscitation. However, in order not to surpass a tolerable size of this publication some chapters were purposely kept shorter in favour of others of more importance. Stress was laid on practical points of view. A very comprehensive list of references was compiled to give the interested reader in opportunity to find additional information on border subjects like ethics, legal aspects etc. Furthermore it has been the author's wish to concentrate on the resuscitation of the whole individuum and not only on some of its partial functions.

Following some introductory remarks and a historical review all physiological and pathophysiological foundations are discussed on which the understanding of resuscitative endeavours are based. The following chapter is devoted to measures of cardiopulmonary resuscitatoin with special regard to restoring the oxygenation of the organ systems. In a further chapter measures are presented which are directed to the restoration of cerebral functions. However, in view of the present stormy development in this field the author has not so much been dwelling on the results of individual studies, but on possible therapeutic consequences for the future. Based on our present knowledge of the mode of action of anaesthetics, in particular of barbiturates, these substances should receive increased consideration on this regard. A short chapter was therefore devoted to the discussion ot these drugs.

Inspite of all endeavours of the author some questions have remained unanswered. Some aspects could not be discussed in extenso because of lack of space and others must be left open to future developments.

1 Einleitung

Der Sterbevorgang, der als Folge einer langen, schweren Krankheit vor sich geht, bzw. diese beendet, wurde immer schon als „Naturgesetz" anerkannt und nicht selten sogar als eine Erlösung vom seelischen und körperlichen Leiden empfunden. Anders verhält es sich mit der allgemeinen Einstellung zum plötzlichen und somit unerwartet eingetretenen Tod: In solchen Fällen hat man bereits zu vorchristlichen Zeiten versucht, Maßnahmen zu finden, die geeignet wären, den Toten wieder ins Leben zurückzurufen. Freilich waren derartige Bemühungen bereits von vornherein zum Scheitern verurteilt, weil Grundlagenkenntnisse über den Sterbeprozeß fehlten.

Die erste schriftliche Festhaltung einer Handlung, die von einigen Autoren als die erste erfolgreiche Wiederbelebung angesehen wird [474, S. 276], ist im Zweiten Buch der Könige im Alten Testament zu finden. „ Als Elischa in das Haus kam, lag das Kind tot auf seinem Bett. ... er legte seinen Mund auf dessen Mund, seine Augen auf dessen Augen, seine Hände auf dessen Hände. Als er sich so über das Kind hinstreckte, kam Wärme in seinen Leib ... Da nieste es siebenmal und öffnete die Augen." [122].

Wenngleich diese Beschreibung zumindest eine Mund-zu-Mund-Beatmung vermuten lassen könnte, muß man sie mit Skepsis als solche betrachten, weil damals der Begriff des „klinischen Todes" nicht bekannt war. Die Unterscheidung zwischen Kreislaufstillstand und Kollaps war deshalb nicht möglich. Es muß ferner auch bezweifelt werden, daß die Möglichkeit der Atemspende bekannt war.

2 Geschichtlicher Rückblick

Die ersten Ansätze wirksamer Wiederbelebungsmaßnahmen (Atemspende und extrathorakale Herzmassage als eine Einheit) reichen nur bis zur Hälfte dieses Jahrhunderts zurück, weil erst seit den 50er Jahren eine Grundlagenforschung im Zusammenhang mit dem Sterbeprozeß betrieben wird. Eine Bestandsaufnahme dieser kurzen Periode zeigt, daß die Entwicklung der modernen Reanimation bzw. der Reanimatologie (die Wissenschaft und Lehre des Sterbeprozesses und seiner Umkehrung) in 3 Hauptabschnitte gegliedert werden kann [520]:
1. Entwicklung einer neuen, wirksameren Technik der respiratorischen Wiederbelebung,
2. Erforschung der Möglichkeiten der Kreislaufwiederherstellung,
3. Suche nach Möglichkeiten für die Wiederherstellung neuronaler Funktionen.

2.1 Die Entwicklung der Beatmung

Die ersten wirksamen – da gezielten – Wiederbelebungsmaßnahmen sind seit etwa Mitte des 16. Jahrhunderts bekannt [471, zit. in 474, S. 277]. Sie blieben zunächst auf die Wiederherstellung der Atmung beschränkt und können deshalb nicht als vollwertige Wiederbelebungsversuche betrachtet werden.

Vesalius stellte Beatmungsversuche am Schwein an und erkannte die Bedeutung der Atemwegsverlegung für die Behinderung der Atmung. Er empfahl deshalb den Trachealschnitt bei Erstickungsgefahr [660, zit. in 474], sowie ähnlich Paracelsus, die Benützung eines Blasbalgs für die Ventilation der Lungen [551]. Die Mund-zu-Mund-Beatmung war zwar nicht unbekannt, sie galt aber als unfein und wurde nur von Hebammen bei Neugeborenen praktiziert [474, S. 276].

Eine Organisierung der Hilfeleistung wurde für die Rettung von Ertrunkenen im 18. Jahrhundert das erste Mal in Amsterdam vorgenommen [471], andere Gesellschaften wurden bald darauf in Großbritannien [551], Boston und in Rußland [417, S. 3] gegründet. Die Aktivitäten dieser Organisationen erstreckten sich sowohl auf die Probleme der Behandlung als auch auf die Fragen, die im Zusammenhang mit der Verhütung des Ertrinkens standen (Abb. 1–3).

Die Behandlungsmaßnahmen waren [112, zit. in 485, S. 253]:
1. Wiedererwärmung des ausgekühlten Körpers durch Abreibungen, warme Bäder und/oder durch die Körperwärme eines Menschen;
2. Anwendung von Stimulanzien wie Salmiakgeist per inhalationem oder Einblasung von Tabakrauch in das Rektum (Abb. 4 u. 5);
3. Einblasung von Luft mittels Blasebalg in die Lungen.

Die manchmal zu forsche Anwendung des Blasebalgs und die dadurch hervorgerufenen Verletzungen waren in späteren Zeiten Anlaß für die Suche nach Methoden, die eine Belüftung der Lungen auf indirektem Weg, nämlich durch passive Zwerchfellbewegungen ermöglichten. Von einer Lösung dieses Problems in Form von regelmäßigen Kompressionen von Brustkorb und Abdomen des Opfers durch einen Helfer berichtet Magendie [366]. Da-

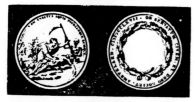

HISTORIE
EN
GEDENKSCHRIFTEN
VAN DE
MAATSCHAPPY,
TOT REDDING VAN
DRENKELINGEN,
OPGERECHT BINNEN AMSTERDAM
MDCCLXVII.

EERSTE STUKJE.

TWEEDE DRUK.

TE AMSTERDAM,
By PIETER MEIJER, op den Dam.
MDCCLXVIII.

Abb. 1. Die erste Gesellschaft für die Rettung von Ertrunkenen wurde in Amsterdam gegründet, andere folgten dann bald in England, Amerika, Frankreich und Rußland. [Aus 257, Abb. 13]

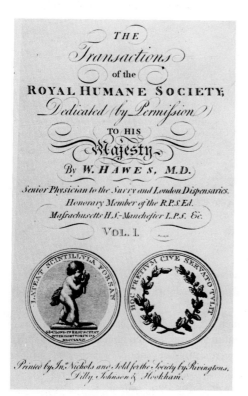

Abb. 2. Publikation der Royal Humane Society aus dem Jahre 1796. Diese enthält wertvolle Angaben über die damals bekannten Wiederbelebungsmaßnahmen und wurde auch zwei Jahre später ins Deutsche übersetzt. [Aus 257, Abb. 36]

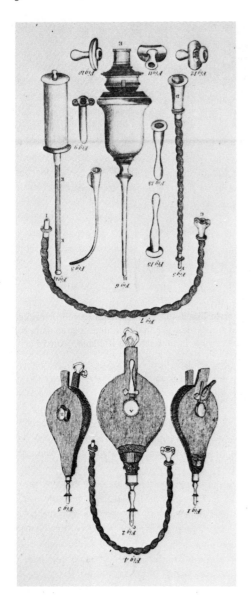

Abb. 3. Verschiedene Instrumente, die für Wiederbelebungszwecke Verwendung fanden. [Aus 257, Abb. 14]

mit wurde der Grundgedanke der Beatmung mittels passiven Thoraxbewegungen das erste Mal ausgesprochen, eine Methode, die bis zur Hälfte dieses Jahrhunderts in zahlreichen Variationen ausgeübt wurde.

Von den etwa 108 (!) verschiedenen Techniken der Lungenventilation mittels Thoraxkompression und passiven Dehnungen [135] konnten sich schließlich aber nur einige wenige Methoden durchsetzen. (Einige dieser Methoden werden in den Abb. 6–9 dargestellt.) Insbesondere die Beatmungsformen nache Eve [143], Emerson [141], Holger-Nielsen [426], Schäfer [550] und Silvester [586] haben sich weltweit verbreiten können.

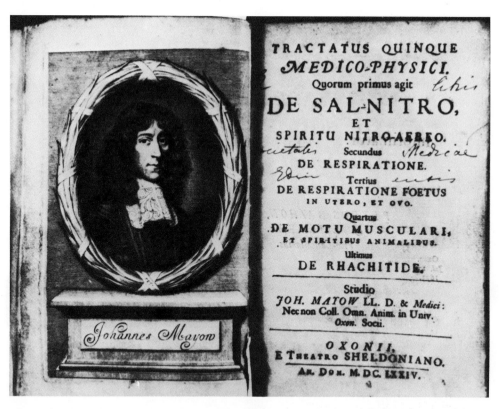

Abb. 4. Die Anwendung von Stimulanzien wie Salmiakgeist, Tabakrauch und Abreibungen des Körpers, zählten zu den wichtigsten Hilfsmaßnahmen der Wiederbelebung. Johannes Mayo vermutete, daß ein Gasaustausch zwischen Luft und Blut durch die Atmung stattfindet. Diese Vorstellung bildete auch die Grundlage zu den Überlegungen, daß tote Personen durch die Anwendung von Stimulanzien der Atmung wiederbelebt werden können. [Aus 257, Abb. 4]

Die mit Hilfe der passiven Thoraxbewegungen erzielten Atemminutenvolumina (s. Abb. 9) waren relativ zufriedenstellend, solange die Atemwege nicht verlegt waren und keine Herzmassage erforderlich war. Bei Wiederbelebungssituationen im engeren Sinne waren jedoch alle diese Methoden insuffizient [192, 519, S. 269].

2.1.1 Beatmung nach Silvester

Das Opfer befand sich in Rückenlage, der Helfer kniete kopfwärts vom Verunglückten. Der Helfer hob die Arme des Patienten über dessen Kopf — Inspiration durch Dehnung des Brustkorbs — und legte sie anschließend fest an den Thorax an — Exspiration durch Thoraxkompression. Der Vorteil dieser Methode war, daß der Helfer die Gesichtsfarbe des Opfers fortlaufend beobachten konnte, der Nachteil lag jedoch in der Gefährdung der Atemwege durch Zurücksinken von Unterkiefer und Zunge.

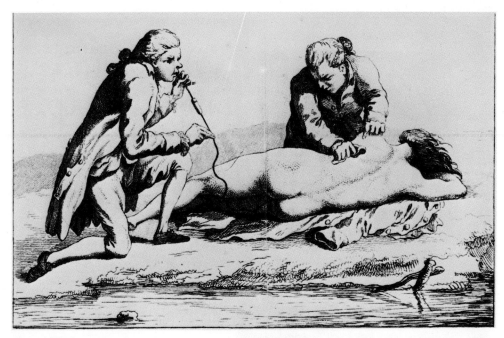

Abb. 5. Wiederbelebungsversuch durch Einblasen von Tabakrauch in das Rektum der verunglückten Person, angegeben von J. J. Gardanne, Paris 1774. Besonders zu beachten ist die Seitenlagerung des Bewußtlosen. [Aus 257, Abb. 17]

2.1.2 Beatmung nach Schäfer

Der Helfer kniete oder hockte rittlings über dem Opfer, welches in Bauchlage lag. Durch rythmische Kompressionen des Brustkorbs durch die Handfläche des Lebensretters wurden die Thoraxbewegungen erzielt. Diese Methode hatte den Vorteil, daß bei richtiger Lagerung die Atemwege frei blieben und auch Erbrochenes oder Wasser nach außen abfließen konnte. Der Nachteil lag darin, daß der Helfer das Gesicht des Opfers nicht beobachten konnte und somit die Wirksamkeit der Wiederbelebungsbemühungen nicht genügend verfolgen konnte.

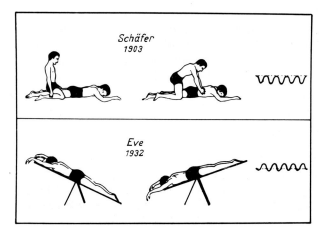

Abb. 6

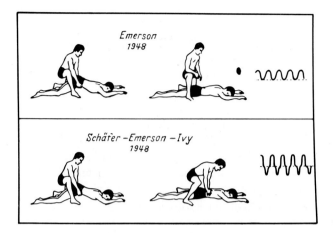

Abb. 7

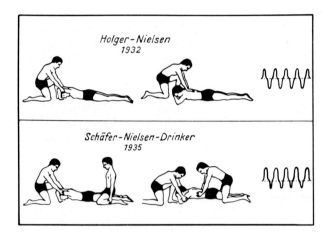

Abb. 8

Abb. 9

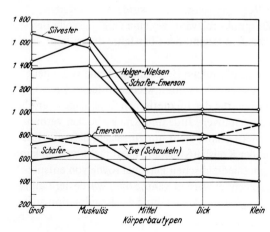

Abb. 9. Einige der bekanntesten Beatmungs-verfahren, sowie die mit ihrer Hilfe erzielbaren Atemvolumina am intubierten, relaxierten Patienten. [Nach 155, S. 111 ff.]

2.1.3 Beatmung nach Holger-Nielsen

Diese Methode war in der Vor-Atemspende-Ära sowohl in Kontinentaleuropa als auch im angloamerikanischen Raum am weitesten verbreitet, weil sie leicht von einem Helfer durchgeführt werden konnte und die Vorteile der beiden vorhin genannten Techniken in sich vereinen konnte.

2.1.4 Die Atemspende

Die Atemspende stellt erwiesenermaßen die effektivste Form der Lungenventilation ohne Hilfsmittel dar. Sie wurde im Jahre 1946 aus einer Katastrophensituation wiederentdeckt [135, S. 263]. Obwohl ihre Wirksamkeit offensichtlich war, dauerte es noch viele Jahre, bis sich diese Methode durchsetzen konnte und schließlich die anderen verdrängt hat.

Elam hat 1946 anläßlich einer Poliomyelitisepidemie in Minnesota in manchen Fällen von akut spinal-bulbärer Paralyse „aus einem instinktiven Reflex heraus" die Mund-zu-Mund-Beatmung durchgeführt. Er besaß damals keine theoretischen Grundlagen für die Atemspende, die Praxis zeigte jedoch, daß mit dieser Methode selbst lange Perioden eines Atemstillstands überbrückt werden können. In einem Fall wurde die Mund-zu-Mund-Beatmung mit Erfolg über 3 h durchgeführt! Eine erste Grundlagenforschung wurde etwa 4 Jahre später eingeleitet und der Durchbruch kam 1956 anläßlich eines Treffens der American Society of Anesthesiologists in Kansas City. Nachdem das Allgemeininteresse endlich auf die Atemspende gelenkt werden konnte, und zahlreiche Publikationen die Überlegenheit der Atemspende gegenüber den älteren Beatmungsverfahren demonstriert haben [136, 191, 192, 405, 509, 534, 537, 538], hat die Atemspende schließlich bis 1961 alle anderen Beatmungstechniken verdrängt.

2.2 Die Entwicklung der Herzmassage

Einzelberichte über erfolgreiche Wiederbelebungen mittels Herzmassage liegen seit Mitte des 19. Jahrhunderts vor [027, 029, 033, 034, 258, 474, S. 279], sie wurden jedoch von der Fachwelt kaum beachtet, so daß derartige Aktionen nur die Bedeutung von spektakulären Einzelerfolgen hatten. Diese Ereignisse waren überdies auf den Operationssaalbereich beschränkt und somit mit der Situation der modernen Wiederbelebung (Hilfeleistung unter Notfallbedingungen) nicht vergleichbar. Für Reanimationszwecke wurde die Wiederherstellung der Kreislauftätigkeit erst ab dem Zeitpunkt relevant, wo eine wirkungsvolle Beatmungsmöglichkeit gegeben war, also ab etwa dem Beginn der 60er Jahre dieses Jahrhunderts.

Ähnlich der Atemspende stellt auch die extrathorakale Herzmassage keine völlig neue Behandlung dar. Sie wurde genau genommen in den 60er Jahren wiederentdeckt. Die Wiederentdeckung und die systematische Erarbeitung der theoretischen Grundlagen der externen Herzmassage ist mit den Namen Kouwenhoven, Jude und Knickerbocker verbunden [282, S. 286 ff.; 283, 314]. Diesen Forschern gelang nicht nur zu zeigen, daß mit Hilfe der externen Herzmassage ein länger anhaltender Kreislaufstillstand überbrückt werden kann, sondern auch, daß diese Technik auch vom paramedizinischen Personal sowie von entsprechend geschulten Laienhelfern erfolgreich angewendet werden kann. Somit wurde der Grundstein für die Laienausbildung gelegt und der Weg für die Anwendung der Reanimation auf breiter Basis gezeigt.

2.3 Die Entwicklung der zerebral orientierten Wiederbelebung

Die Wiederentdeckung der Atemspende und der extrathorakalen Herzmassage bedeuteten eine Revolutionierung der Wiederbelebungsbestrebungen, weil sie praktisch von jedermann erlernbar sind und somit auch außerhalb des Krankenhausbereichs Anwendung finden können [005, 006, 045, 046, 343, 344, 345, 517, 682]. Es zeigte sich jedoch bald, daß die alleinige Wiederherstellung der Atmung und des Kreislaufs nicht befriedigend ist, denn der augenblickliche Erfolg wurde durch die rapide Zunahme zerebral Geschädigter getrübt [522]. (Die exakte Zahl der Dauerinvaliden infolge hypoxischer Zerebralschäden ist zwar unbekannt, sie wird jedoch auf etwa 20% der Langzeitüberlebenden [041, 650] geschätzt.) Zusätzliche Maßnahmen, wie die Hebung des Ausbildungsniveaus [603] und Verbesserung der Organisation [031, 335, 362, 534, 535, 539], die vor allem der Beschleunigung der elementaren Hilfeleistung dient, lassen zwar eine Reduktion schwerer zerebraler Folgeschäden erwarten, der Möglichkeit der Verkürzung der Hypoxiezeit sind aber doch Grenzen gesetzt, so daß sie allein das Problem sicherlich nicht zu lösen vermögen. Es ist deshalb absolut notwendig, Forschungsarbeiten mit der Zielsetzung aufzunehmen, daß die Wiederbelebung humanisiert wird [518], d. h., daß die zerebralen Funktionen nach Kreislaufstillstand wieder auf das Stadium des Präarrestniveaus zurückkehren. Wie dieses Ziel erreicht werden kann, ist Gegenstand der gegenwärtig aktuellsten Bemühungen der Reanimatologie. Obwohl die Entwicklung naturgemäß nicht voraussehbar ist, zeigen sich immer mehr 2 Schwerpunkte für die Forschungsvorhaben:

1. Entwicklung eines Behandlungskonzepts, das die Wiederherstellung intakter neuronaler Tätigkeit ermöglicht;

2. Triage der Reanimation bzw. Abbruch sinnlos gewordener Intensivbehandlungen.

3 Kardiopulmonale Wiederbelebung

3.1 Allgemeine Bemerkungen

Atmung und Kreislauf sind Teile eines Versorgungssystems, welches die Aufrechterhaltung der zellulären Funktionen sichert. Sie sind in gleichem Ausmaß Träger vitaler Funktionen, wenn auch experimentell wiederholt gezeigt wurde, daß eine Anoxie auf ventilatorischer Basis besser toleriert wird, als auf zirkulatorischer Grundlage [252, 432]. Ist *eine* dieser Teilfunktionen gestört, so kann die andere bis zu einem gewissen Grad kompensatorisch tätig werden. Die Zelleistungen können aber nicht mehr im vollen Ausmaß gewährleistet werden.

Waren die Zelleistungen jedoch bereits vor dem Störungseintritt eingeengt (z. B. infolge einer Krankheit), dann muß sich eine zusätzliche Versorgungsstörung naturgemäß stärker auswirken. Aus diesen Ausführungen leitet sich zwangsläufig ab, daß die Folgen einer akuten Gasaustauschstörung (ob ventilatorischer oder zirkulatorischer Provenienz) nie kalkulierbar sein können, da die wahre, augenblickliche zelluläre Situation dem Beobachter unbekannt ist. Aus diesem Grund können auch keine frühzeitigen Prognosen bezüglich der posthypoxischen Erholungsfähigkeit des Organismus gestellt werden. Erst eine längerfristige Beobachtung ermöglicht es, z. Z. „das zelluläre Niveau" indirekt zu erfassen.

Sind Atmung und Kreislauf *einzelner* Organe gestört, dann sind ebenfalls umfangreiche Funktionseinschränkungen des Gesamtorganismus zu erwarten, weil — bedingt durch die (noch wenig) erforschten Rückkoppelungsmechanismen auch jene Organe in Mitleidenschaft gezogen werden, deren Versorgung noch intakt ist. Ein *komplettes* Versagen der Respiration und der Zirkulation ist mit dem Leben nicht vereinbar. Der Gesamtorganismus stirbt jedoch nicht augenblicklich, sondern Organ für Organ in der Reihenfolge, wie die Energiereserven aufgebraucht werden. Setzen Kreislauf und Atmung zu einem Zeitpunkt wieder ein, wo die Energievorräte noch nicht verbraucht waren, dann ist eine Restitution der Zellfunktionen wieder möglich (neuere Untersuchungen zeigen allerdings, daß die Erholungsbereitschaft der Zellen zusätzlich auch durch postischämische Ereignisse beeinflußt werden).

Tabelle 1. Experimentelle Ergebnisse bezüglich der Wiederbelebungszeit der einzelnen, lebenswichtigen Organe. [289, S. 61]

	(in min)
Gehirn	8– 10
Herz	15– 30
Leber	30– 35
Lunge	60
Niere	90 –120
Gesamtorganismus	4– 5

Die Fähigkeit der Zellen, Energie auf anaerobem Weg zu gewinnen (Anoxietoleranz), ist organspezifisch [267, 289] (Tabelle 1). Bedingt durch die besondere Empfindlichkeit der Neurone sowie ihrer spezifischen Funktion, der Entwicklung von Aktionspotentialen, läßt sich der Ablauf der Vorgänge bei Hypoxie besonders eindrucksvoll am Gehirn studieren.

3.1.1 Freies Intervall

Das freie Intervall ist jene Zeitspanne beim Sistieren der Sauerstoffzufuhr, innerhalb welcher der im Blut bzw. Gewebe noch vorhandene Sauerstoff den ungestörten Stoffwechselverlauf ermöglicht. Da während dieser Zeit die Zellfunktionen noch völlig ungestört weitergehen, wird sie auch als Funktionserhaltungszeit bezeichnet. Sie wird für das Gehirn mit 5–7 s angegeben [356, S. 226]. Eine Überschreitung dieser Zeit führt zur Einstellung des Funktionsstoffwechsels und der spezifischen Organfunktion. Das ist im Bereich des Gehirns gleichbedeutend mit dem Verlust des Bewußtseins.

3.1.2 Wiederbelebungszeit

Auf das freie Intervall folgt die Wiederbelebungszeit. Der Sauerstoffmangel schließt zwar die spezifischen Zellfunktionen aus, infolge einer Umstellung der Energiegewinnung von der aeroben auf die anaerobe Form wird aber die Zellstruktur noch nicht angegriffen. Erst der Verbrauch der auf diese Weise erzielbaren Energiereserven führt zur Zerstörung der Zellstruktur. Die Zeit, welche für den Verbrauch der Energievorräte benötigt wird, wird auch als die Funktionserhaltungszeit bezeichnet. Die Zellfunktionen sind theoretisch voll erholungsfähig, wenn die Reoxygenierung noch innerhalb der Wiederbelebungszeit eintritt.

3.1.3 Erholungszeit

Eine Reoxygenierung bei noch erhaltener Zellstruktur ermöglicht die vollkommene Wiederaufnahme der zellulären Leistungen, sie setzen jedoch aus noch nicht genau erforschten Gründen nicht augenblicklich wieder ein, sondern erst nach einem Zeitintervall. Dieses ist um so länger, je länger die Hypoxiedauer war. Die Erholungszeit beinhaltet nach Wieck [673, S. 57] auch die Erholungslatenz. Die Zeitspanne, die bis zur völligen Wiederaufnahme der Zellfunktionen vergeht, wird als Erholungszeit bezeichnet.

Es ist bemerkenswert, daß die Wiederbelebungszeit des gesamten Organismus kürzer ist, als die seines hypoxieempfindlichsten Organs, des Gehirns, was mit dem bereits erwähnten Rückkoppelungsmechanismus unter den Organen begründet wird.

3.1.4 Die „Postresuscitation-Disease"

Die Summe dieser Rückkoppelungsmechanismen wird in der englischsprachigen Literatur als „postresuscitation disease" bezeichnet. Unter diesem Begriff werden verschiedene pathologische Vorgänge, wie Mikrozirkulations- und Gerinnungsstörungen, Flüssigkeits- und Elektrolytverschiebungen zwischen dem intra- und extrazellulären Raum, Reduktion der myokardialen Auswurfleistung und anhaltende Hypoxiedosen trotz ausreichender Oxygenierung des Bluts zusammengefaßt [526, S. 24]. Die Postreanimationskrankheit ist im Detail z. Z. noch wenig erforscht. Summarisch weiß man jedoch, daß sie v. a. durch einen Zirkulationsstopp (weniger durch reine Hypoxie allein) ausgelöst wird und nach der Reoxygenierung bzw. dem

Wiedererstarken des Kreislaufs in Form von Circuli vitiosi unterhalten wird [208, 252, 422]. Es deuten viele Hinweise darauf hin, daß diese Prozesse nicht nur für die verzögerte Erholungsbereitschaft des gesamten Organismus und speziell des Gehirns entscheidend verantwortlich sind, sondern letztendlich auch eine Restitution verhindern können.

3.1.5 Überlebenszeit

Eine Überschreitung der Wiederbelebungszeit führt zu morphologischer Schädigung der Zellen und in der Folge zu ihrem Untergang. Entsprechend der unterschiedlichen Versorgungssituation der Zellgruppierungen mit Sauerstoff gibt es jedoch Zellen, die während einer Hypoxie bereits die Wiederbelebungszeit überschritten und solche, die das noch nicht getan haben. Eine geringfügige Überschreitung der Wiederbelebungszeit führt deshalb zu partieller Schädigung eines Organs, so daß eine teilweise Wiederaufnahme der Organfunktionen noch möglich ist.

3.1.6 Der Ablauf des unmittelbaren Sterbevorgangs

Das Sterben vollzieht sich — wenn man von akuter schwerster Schädigung des Gesamtorganismus absieht — nicht augenblicklich, sondern kontinuierlich über eine mehr oder weniger lange Periode, wobei die Stationen des unmittelbaren Sterbevorgangs zwar fließend ineinander übergehen, dennoch handelt es sich um ein phasenhaft verlaufendes Geschehen (Tabelle 2).

Der Sterbevorgang ist z. Z. nur ungenügend definiert. Viele Autoren sind der Ansicht, daß der Sterbeprozeß bereits mit der Befruchtung der Zelle seinen Anfang nimmt und deshalb eine exakte Grenzziehung zwischen Leben und Tod mit naturwissenschaftlichen Mitteln gar nicht möglich sei [602].

Tabelle 2. Ablauf des Sterbevorgangs. [Mod. nach 526, S. 20]

1. Schrittweiser Abbau des Bewußtseins, der Atmung und des Kreislaufs
2. Terminaler Atemstillstand mit Hypotension und Pulslosigkeit
3. Agonales Stadium in dem Ansätze von der Wiederaufnahme von Atmungs- und Kreislauftätigkeit erkennbar werden
4. Klinischer Tod. Atmung, Kreislauf und die elektrische Aktivität des ZNS sistieren, der Funktionsausfall ist jedoch noch reversibel

3.2 Definition der wichtigsten Begriffe der Reanimation

3.2.1 Kreislaufstillstand

Der Begriff des Kreislaufstillstands ist komplex, weil mit diesem Ausdruck nicht zuletzt infolge der wachsenden Erkenntnisse der Reanimatologie zumindest 2 Ereignisse bezeichnet werden:
1. Der Eintritt des irreversiblen Todes.
2. Der umkehrbare Funktionsausfall der myokardialen Pumpleistung.

Tabelle 3. Kreislaufstillstandsymptomatik

---

1. Bewußtlosigkeit
2. Atemstillstand (oder Schnappatmung)
3. Pulslosigkeit in den großen Arterien
4. Leichenähnliches Aussehen

Ein Versagen der Pumpfunktion ist in der Regel die Folge von multiorganischen Störungen. Obwohl auch ein auf solche Weise zum Stillstand gekommenes Herz in einigen Fällen zumindest temporär wiederbelebt werden kann, führt ein Kreislaufversagen am Ende einer langanhaltenden Krankheit letztendlich zum irreversiblen Tod des Organismus. In diesen Vorgang einzugreifen ist sinnlos, und es sind deshalb die Reanimationsmaßnahmen in solchen Fällen abzulehnen. In anderen Fällen kann ein Versagen der Herztätigkeit völlig unerwartet eintreten: primär meistens durch intrakardiale, sekundär durch extrakardiale oder reflektorische Vorgänge [526, S. 19]. Nur eine solche Situation bildet den Gegenstand für die Reanimationsbemühungen.

Im modernen Sprachgebrauch wird die Bezeichnung „Kreislaufstillstand" allerdings nur für den unerwartet und plötzlich einsetzenden allgemeinen Zirkulationsvorgang verwendet [524, S. 210]. Dieser wird dann diagnostiziert, wenn *zumindest* die folgenden Zeichen vollzählig vorhanden sind (Tabelle 3). Weitere Hinweise müssen nicht vorliegen. Die Augensymptomatik (v. a. die Pupillendilatation), die insbesondere in der deutschsprachigen Literatur [004, S. 584] als wichtiges Kriterium angegeben wird, ist unzuverlässig und daher für die Diagnostik des Kreislaufstillstands unbrauchbar. (Dem Verhalten der Pupillen kommt vielmehr eine prognostische Bedeutung zu, allerdings nur dann, wenn die Pupillen sich während der Reanimationsbemühungen verändern.)

Früher wurde der Kreislaufstillstand aus der fehlenden Funktion heraus definiert [397], heute bezieht sich seine Definition aus praktischen Gründen auf das klinische Erscheinungsbild. So gesehen ist der Kreislaufstillstand mit dem völligen Sistieren der myokardialen Auswurfleistung nicht gleichbedeutend; es kann durchaus noch ein Minimalkreislauf mit einem mittleren arteriellen Blutdruckwert (MAP) von 30 mmHg (3,99 kPa) vorliegen!

Ein Kreislaufstillstand kann auf folgende unmittelbare Ursachen zurückgeführt werden:
1. Asystolie,
2. Kammerflimmern,
3. Hyposystolie (elektromechanische Dissoziation).

Zwischen Reanimationserfolg und Pathogenese des Kreislaufstillstands bestehen ebenso deutliche Zusammenhänge wie zwischen Reanimationserfolg und unmittelbaren Ursachen des Kreislaufstillstands [398].

3.2.2 Kreislaufstillstandzeit

Unter Kreislaufstillstandzeit wird jene Zeitspanne verstanden, die ohne *wirksame* Zirkulation verstreicht. Sie endet (suffiziente Wiederbelebungsmaßnahmen vorausgesetzt) mit dem Beginn der Beatmung und der Herzmassage [525]. Bedingt durch die „Vorgänge", die als „postresuscitation disease" zusammengefaßt werden, ist die Kreislaufstillstandzeit mit der Dauer der Hypoxie *nicht* identisch.

Die Höhe des ausreichenden Blutdrucks, die ja die Kreislaufstillstanddauer begrenzt, ist nicht eindeutig definiert. Sie liegt zwischen 50–70 mmHg (= 6,65–9,31 kPa) MAP. Diese Werte sind jedoch deshalb unbefriedigend, weil sie nicht unmittelbar an den Blutdruckwert des Kreislaufstillstands (30 mmHg = 3,99 kPa, MAP) anschließen. Es wurde deshalb im Mai 1981 in Pittsburgh, PA. anläßlich des Sec. World Congr. for Crit. Care Med. der Vorschlag gemacht, daß der (willkürlich) gewählte zulässige Blutdruckwert der bei Kreislaufstillstand vorliegen kann, auf 50 mmHg (= 6,65 kPa) angehoben wird. Die Höhe des ausreichenden Blutdrucks, der die Effektivität der Zirkulation bestimmt, unterliegt ebenfalls einer willkürlich ausgelegten Definition. Sie liegt zwischen 50–70 mmHg MAP.

3.2.3 Hypoxiezeit

Die Hypoxiedauer bezieht sich auf jene Zeitspanne, in welcher die Sauerstofftransportkapazität des Bluts unzureichend ist, oder aber die Sauerstoffausnutzung im Gewebe (trotz ausreichender Oxygenierung des Bluts) gestört ist. Die Hypoxiedauer ist deshalb in jedem Fall länger als die Kreislaufstillstandzeit und wird als die Summation von Kreislaufstillstanddauer *plus* der Periode der extrathorakalen Herzmassage [525] angesehen.

Beim Kreislaufstillstand kann infolge einer minimalen, noch erhalten gebliebenen Zirkulation (s. Definition des Kreislaufstillstands), auch noch eine Restoxygenierung des Bluts einige Zeit weiterbestehen. Der arterielle Sauerstoffpartialdruck übersteigt aber kaum 30 mmHg (3,99 kPa) und ist deshalb für das Gewebe für Stoffwechselzwecke nicht verfügbar. Der arterielle Sauerstoffpartialdruck sollte bei adäquater Zirkulation zumindest 70–80 mmHg (9,31–10,64 kPa) betragen. Dieser Wert kann infolge der veränderten Zirkulations-Perfusionsverhältnisse durch die extrathorakale Herzmassage bei Luftatmung auf die Dauer sicher nicht gewährleistet werden. Daraus ist die dringliche Notwendigkeit der Sauerstoffanreicherung der Inspirationsluft deutlich zu ersehen.

3.3 Physiologische Grundlagen des Gasaustauschs

Zweck der Atmung ist die Bereitstellung von Sauerstoff für die Energiegewinnung der Zellen und die Entfernung des Stoffwechselprodukts CO_2. Der Atmungsvorgang läuft in 4 Phasen ab:
1. Gasaufnahme,
2. Gasabgabe,
3. Gastransport,
4. Gasumsatz,
und erfordert das Harmonieren einer Reihe von Teilfunktionen sowie von bestimmten Umweltvoraussetzungen.

Der Gasaustausch zwischen Organismus und der Umwelt wird als äußere Atmung bezeichnet; sein Funktionieren beruht auf einem intakten ventilatorischen und zirkulatorischen Teil. Der ventilatorische Anteil beinhaltet die Steuerung der Atmungsarbeit, die Offenhaltung der Atemwege, den ungehinderten Ablauf der Lungenfunktionen sowie die Umweltbedingungen; der zirkulatorische Teil bezieht sich auf die Blutzusammensetzung sowie die kardiovaskulären Vorgänge. Die äußere Atmung wird durch die innere ergänzt, die durch die Atmungsfermente vollzogen wird.

3.4 Pathophysiologie der Gasaustauschstörungen

Jede dieser Teilfunktionen kann einer Läsion unterliegen und das Funktionieren des gesamten Systems in Frage stellen. Unter Störungen der Atmung wird aber im klinischen Sprachgebrauch v. a. die Insuffizienz der äußeren Atmung verstanden.

Atmungsstörungen führen zu Hypoxidosen [634], die in Abhängigkeit von der Pathogenese in 3 Formen in Erscheinung treten können:
1. hypoxische Hypoxidose,
2. metabolische Hypoxidose,
3. ischämische Hypoxidose.

Der hypoxischen und der metabolischen Hypoxidose liegen ventilatorische Ursachen zugrunde (vermindertes Sauerstoffangebot bzw. erhöhter Sauerstoffbedarf), die ischämische ist auf zirkulatorische Ursachen zurückzuführen. Die Atmungsstörungen führen oft, wenn auch in unterschiedlichem Ausmaß, zu Störungen des Sauerstofftransports, ebenso der Kohlensäureelimination. Bei vorwiegendem Sauerstoffmangel im Blut wird von Hypoxämie, bei CO_2-Überladung von Asphyxie gesprochen.

Hypoxie und Ischämie sind unter In-vivo-Bedingungen voneinander kaum zu trennen, und werden deshalb im klinischen Sprachgebrauch oft als Synonima verwendet.

Die offenbar darauf basierende Ansicht, daß in Notfallsituationen auf eine Differenzierung der Gasaustauschstörungen verzichtet werden kann [004, S. 570 ff.], da ihre Beseitigung mit den Grundschritten der Reanimation ohnehin erzielt wird, kann nicht geteilt werden. Die Ursachen der Störungen können auch ohne Hilfsmittel in der überwiegenden Zahl der Fälle in wenigen Augenblicken erfaßt werden. Unerkannt bilden sie aber — denken wir nur an verkeilte Fremdkörper in den Atemwegen oder an Spannungspneumothorax — ein unüberwindbares Hindernis für den Erfolg der Wiederbelebung. In diesem Sinne erscheint es deshalb durchaus notwendig, die Ursachen der häufigsten Formen der Gasaustauschstörungen im folgenden kurz zu besprechen.

3.4.1 Störungen des Gasaustauschs aus ventilatorischer Ursache

3.4.1.1 Störungen der Atemmechanik

Die Lungenbewegungen werden durch das Atemzentrum, welches sich am Boden des 4. Ventrikels befindet, gesteuert [030, S. 60 f.]. Das Atemzentrum bekommt die Impulse durch Informationen aus den Dehnungsrezeptoren der Lungen, den Chemorezeptoren aus dem Glomus caroticum und aorticum, den Thermorezeptoren der Haut, ferner der Skelettmuskulatur und dem Gehirn selbst (um nur die wichtigsten Afferenzen zu nennen). Auch humorale Einflüsse können nicht ausgeschlossen werden. Die Efferenzen bewirken Anfang und Ende der aktiven Thoraxdehnung und somit der Inspiration, auf die dann das passive Zusammensinken des Brustkorbs, die Exspiration folgt. Die Atemfunktion kann deshalb durch verschiedene Angriffspunkte, wie Läsionen des Atemzentrums, der nervalen Verbindungen und der Thoraxbeweglichkeit (Thoraxkompression oder direkte Brustkorbverletzung) behindert werden.

Mit zunehmender Motorisierung kommt gerade den thorakal bedingten Atemstörungen eine erhöhte Bedeutung zu. Wie Spier und Burri berichtet haben, ist in etwa 10% der schweren Unfälle mit einer Beteiligung des Thorax zu rechnen. Ein Drittel dieser Patienten ver-

stirbt infolge mangelhafter Hilfeleistung noch am Unfallort [604, S. 274].
Störungen der Afferenz sind hingegen von untergeordneter Bedeutung.

3.4.1.2 Verlegung der Atemwege

Die Atemwege bilden die Verbindung zwischen Lungen und Umwelt. Bei Bewußtlosen führt
bereits ihre partielle Verlegung zu Behinderung des Gasaustauschs, weil der erhöhte Atem-
wegswiderstand selbst durch forcierte Atemanstrengungen in der überwiegenden Zahl der
Fälle nicht behoben werden kann. Ein solcher Zustand kann aber, je nach Ausmaß der Behinderung des Gasaustauschs, einige Zeit noch mit dem Leben vereinbar sein. Eine totale
Verlegung der Atemwege kommt v. a. durch Verlust der Schutzreflexe, weniger durch direkte Gewalteinwirkung, wie Kehlkopfverletzung, Bronchursriß usw., zustande. Die häufigste Ursache der Atemwegsobstruktion liegt im Zurücksinken des Zungengrunds während
der Bewußtlosigkeit [513, 514, 515, 520, 538, 542], die Lokalisation betrifft deshalb v. a.
die Hypopharynx [524, S. 183].

3.4.2 Behinderung des Gasaustauschs durch ungünstige Umweltbedingungen

Ungünstige Umweltbedingungen führen dann zu Störungen des Gausaustauschs, wenn der
Sauerstoffanteil erniedrigt oder der CO- bzw. CO_2-Anteil erhöht ist. Dieses Thema soll hier
jedoch, wie auch die Blockierung der Atmungsfermente, nicht erörtert werden.

3.4.3 Störungen des Gasaustauschs aus zirkulatorischen Ursachen

Gasaustauschstörungen auf zirkulatorischer Basis können durch veränderte Blutbeschaffen-
heit (Anämie, veränderte Rheologie) und/oder durch Störungen seitens des kardiovaskulären
Systems (absolute und relative Hypovolämie, kardiale Insuffizienz) bedingt sein.

3.5 Physiologie des Kreislaufs

Der Blutkreislauf kann seinen Aufgaben als Transportvermittler nur dann entsprechen, wenn
eine suffiziente Pumpleistung des Herzens *und* ein ausreichender intravasaler Füllungsdruck
vorliegen.

Der intravasale Füllungsdruck ist – konstante Herzmuskelarbeit vorausgesetzt – vom
Füllungszustand der Gefäße, und diese wiederum vom Zusammenspiel Volumen-Gefäß-
wand-Tonus abhängig.

Die Konstanthaltung einer ausreichenden Pumpleistung des Herzens und eines idealen
Füllungszustands der Gefäße, bzw. ihre Anpassung an den momentanen Bedarf des Organismus, erfordert das Harmonisieren einer Reihe von Steuerungsmechanismen, die hier allerdings nur global erwähnt werden sollen.

3.5.1 Steuerung der Herztätigkeit

Die Steuerung der Herztätigkeit erfolgt durch vegetative Einflüsse über den AV-Knoten und
durch die elektromechanische Aktivität des Herzmuskels selbst.

Für die Weiterbeförderung des Bluts erbringt das Herz Druck- und Frequenzleistungen und bestimmt damit die Größe des auszuwerfenden Volumens: Druck, Frequenz und Volumen sind somit voneinander abhängig. Ihr Zusammenspiel wird durch sympathische (Adrenalin, Noradrenalin) und parasympathische (Acetylcholin) Überträgerstoffe koordiniert, welche mittels Ionenverschiebungen an der Zellmembran wirksam werden. K^+, Na^+ – und Ca^{++} – sind dabei von besonderer Bedeutung, ebenso wie auch weitere humorale Einflüsse.

Der Erregungsvorgang der Herzmuskulatur folgt einem Alles-oder-Nichts-Gesetz (Frank-Straub-Starling-Prinzip), d. h. daß das Erregungspotential voll in Erscheinung tritt, sobald der auslösende Reiz eine kritische Schwelle überschreitet. Während im Arbeitsmyokard ein konstantes Ruhepotential herrscht und Erregungen normalerweise nur durch Zuleitung ausgelöst werden, haben die automatisch tätigen bzw. die zur Automatie befähigten Zellen (Sinus- und AV-Knoten sowie das ventrikuläre Erregungsleitungssystem) ein Aktionspotential. Dieses nimmt in einer langsamen diastolischen Depolarisation so lange ab, bis nach Erreichen eines kritischen Schwellenwerts ein neues Aktionspotential ausgelöst wird. Der ständig ablaufende Vorgang von Polarisation und Depolarisation findet seinen Ausdruck in den rhythmischen Kontraktionen des gesunden Herzens.

3.5.2 Steuerung der Funktionen des vaskulären Systems

Die Funktionen des vaskulären Systems werden durch neurohumorale Einflüsse gesteuert, die sowohl an der *Makro-* als auch an der *Mikrozirkulation* angreifen.

Die Veränderungen, die aus der Makrozirkulation ihren Ausgang nehmen, bewirken eine verhältnismäßig geringfügige Änderung, v. a. aber eine Zunahme des aktiven intravasalen Volumens, kommen aber rasch zur Geltung. Sie sind das Ergebnis der Summation folgender Vorgänge [169]:

1. Mobilisierung der Restvolumina der Ventrikel sowie eines zentralen und venösen Blutvolumens,
2. Steigerung des Schlagvolumens,
3. Umverteilung des vorhandenen intravasalen Volumens („Zentralisation des Kreislaufes" nach Duesberg). Dieser Vorgang läuft zwar langsamer als die beiden vorhin genannten ab, bringt aber den höchsten Gewinn an Volumen. Ein weiterer Mechanismus, der Einstrom von Gewebeflüssigkeit aus dem extrazellulären in den intravasalen Raum, stellt den stärksten volumenfüllenden Effekt dar und bewirkt eine echte intravasale Volumenzunahme. Dieser kommt aber mit deutlicher Verzögerung zum Tragen, und bedeutet somit bei akutem Volumenmangel keine Kompensationsmöglichkeit.

3.6 Pathophysiologie der kardial bedingten Funktionsstörungen

Das Herz hat die Aufgabe, die Peripherie dem Bedarf entsprechend mit Blut zu versorgen. Es ist suffizient, wenn es dieser Aufgabe gerecht wird, und insuffizient, wenn es dieser Aufgabe nicht nachkommt [504, S. 373]. Ein ausreichendes Blutangebot und Füllungsdruck bilden allerdings die Voraussetzung dieser Definition [455, S. 374].

Die Ursachen der eingeschränkten Pumpleistung des Herzens liegen in den meisten Fällen im Herzmuskel selbst; in wesentlich selteneren Situationen sind andere, intra- oder extrakardiale Faktoren anzutreffen. Während der Reanimation liegt eine Verminderung der kardialen Auswurfleistung sowohl durch extra- als auch intrakardiale Faktoren vor. Eine Herzinsuffizienz kann plötzlich auftreten oder am Ende einer langen Entwicklung stehen. Sie kann deshalb sowohl völlig symptomlos einsetzen, als auch nach reichlichen Beschwerden in Erscheinung treten [501, S. 558 ff., 502, S. 581]. Die akut auftretende Herzinsuffizienz ist oft die unmittelbare Folge von kardialen Rhythmusstörungen. Sie gibt vielfach Anlaß zu Reanimationshandlungen.

Von den etwa 350 000 Patienten, die jährlich in den USA einer Herzattacke erliegen, sterben die meisten an den Folgen eines Kammerflimmerns und somit an einer akuten Herzinsuffizienz [016]. Etwa die Hälfte dieser Toten weist keine vorausgegangene kardiale Anamnese auf.

3.7 Pathophysiologie der vaskulär bedingten Funktionsstörungen

Vaskulär bedingte Funktionsstörungen können auf eine Fehlregulation im Gefäßwandtonus (z. B. Toxikosen) oder auf ein nicht ausreichendes intravasales Volumen (Blut und/oder Plasmaverlust) zurückgeführt werden. In vielen Fällen sind beide Vorgänge miteinander vergesellschaftet, so auch in der Folge von hypoxischen Ereignissen.

4 Zerebrale Wiederbelebung

4.1 Allgemeine Bemerkungen

Aufgrund der Schlüsselposition des Gehirns in der Definition des menschlichen Lebens [216, 294, 321, 402, 559, 613, S. 515 f.; 642] muß die Zielsetzung der Wiederbelebung die möglichst vollkommene Wiederherstellung der Hirnfuktionen sein [419]. Viele Untersuchungen der letzten Jahre deuten an, daß diese Forderung keine leeren Schlagworte enthält, denn die z. Z. zweifelsohne vorhandene Kluft zwischen Wiederherstellung der neuronalen Grund- und Gesamtfunktionen scheint nicht allein hypoxiebedingt zu sein. Neueren Untersuchungen zufolge wird die Erholung der Nervenzellen auch durch posthypoxische Ereignisse wie Hirn-ödem, Mikrozirkulationsstörungen, Hypermetabolismus usw., die unter dem Begriff „post-resuscitation disease" zusammengefaßt werden, wesentlich behindert. Gelingt es, durch geeignete Maßnahmen diese Vorgänge auszuschalten, dann besteht die berechtigte Hoffnung, daß die noch bis vor kurzem geltende Anoxietoleranz des menschlichen Gehirns von nur 3−5 min ähnlich verlängert werden kann [395], wie dies im Tierexperiment bereits wieder-holte Male möglich war. Wie weit allerdings die Anoxietoleranz hinausschiebbar ist, wenn die postischämischen pathologischen Vorgänge therapeutisch im Griff sind, kann z. Z. nicht ein-mal spekulativ beantwortet werden.

4.2. Physiologische Grundlagen der Hirnfunktionen

Obwohl das Gewicht des Gehirns eines Erwachsenen nur etwa 2−3% des gesamten Körper-gewichts beträgt, nimmt der Energiebedarf des Organs 15−20% des gesamten Stoffwechsel-umsatzes in Anspruch. Das bedeutet, daß das Gehirn auf Gewichtseinheit umgerechnet etwa 10mal so viel Energie beansprucht, wie der Gesamtorganismus. Dieser große Energiebedarf wird v. a. für die Aufrechterhaltung der elektrischen Erregbarkeit der spezifischen Funktion der Neurone benötigt; andere Prozesse, wie die Synthese organspezifischer Proteine, erfor-dern hingegen beträchtlich weniger Energie [167, 238, 254, 305]. Von den 3 Zelltypen des Gehirns (Neurone, Glia und die Zellen der Gefäßwände) vollbringen nur die Neurone die spezifischen Organleistungen. Sie sind deshalb auch jene Zellen, die den höchsten Energie-bedarf benötigen. Die Gliazellen, von denen es bekanntlich verschiedene Typen gibt [219, S. 413], und die Zellen des Gefäßbindegewebes können aus diesem Grund einen Sauer-stoffmangel noch zu einem Zeitpunkt ohne Schaden tolerieren, wo die Ganglienzellen bereits irreversible Schäden erlitten haben.

Die regional unterschiedliche Hypoxietoleranz des Gehirns wird teils mit der morpho-logischen Differenzierung [174, 175, 340, 438], aber auch mit der uneinheitlichen Gefäß-versorgung bzw. Diffusionsweglänge für den Sauerstoff begründet [356, S. 227 f.].

4.2.1 Die Bedeutung der Glukose

Der Energiebedarf des Gehirns wird unter physiologischen Bedingungen aus dem oxydativen Abbau von Glukose gedeckt [379], wobei pro min 80 mg Glukose und 50 ml Sauerstoff umgesetzt werden. Die Ansicht jedoch, daß der Energiebedarf des Gehirns ausschließlich durch die oxydative Glykolyse gedeckt wird [258, S. 909] ist nicht richtig.

Die Bedeutung der Glukose als Energieträger ist widersprüchlich. Die Glukosevorräte der Gehirnzellen reichen einerseits nur für kurze Zeit aus, und akute Hypoglykämie ist mit funktionellen Störungen verbunden [306]; bei chronischem Glukosemangel können aber auch andere Substanzen die Aufgabe des Energieträgers übernehmen, ohne daß die Hirnfunktionen merklich eingeschränkt werden müssen [196, 307, 435].

Die aus der aeroben Glykolyse gewonnene Energiemenge wird über einen Umweg für die Aufrechterhaltung der elektrischen Aktivität, die Synthese von Lipoid- und Eiweißverbindungen und die Aufnahme von Glukose in die Zellen, verwendet [167, 168, 197, 198].

4.2.2 Die Bedeutung des Sauerstoffs

Im Gegensatz zu Glukose ist Sauerstoff für die Energiegewinnung im Gehirn absolut unerläßlich, weil dem großen Energiebedarf des Organs nur die oxydative Glykolyse gerecht wird [078]. Über diesen Weg werden pro Mol Glukose 38 Mol ATP gewonnen, während die anaerobe Form nur 2 Mol ATP — das sind nur etwa 5% der aeroben Ausnutzung — erzeugt [523, S. 117]. Sauerstoffmangel kann im Gehirn durch Ersatzmechanismen nicht ausgeglichen werden, der ATP-Gehalt der Neurone beginnt sofort zu sinken, sobald der Sauerstoffvorrat im Gewebe aufgebraucht wurde. Nach Ansicht von Michenfelder und Theye [395] bestehen klare Zusammenhänge zwischen ATP-Gehalt der Nervenzellen und ihrer Erholungsbereitschaft nach Hypoxie bzw. Ischämie. Ein Absinken des ATP-Gehalts auf 20% des Normwerts führt unweigerlich zum Untergang der Neurone.

Der Sauerstoffbedarf des Gehirns ist wahrscheinlich alters- und situationsbedingt und somit je nach zerebraler Aktivität unterschiedlich [298, 328, 357]. Exakte Meßergebnisse liegen jedoch aus 2 Gründen kaum vor:

1. Sauerstoffverbrauch und Größe der Durchblutung sind auf das engste gekoppelt und sind daher getrennt nicht beurteilbar.
2. Direkte Messungen des Sauerstoffverbrauchs bzw. der Perfusionsgröße [299, 329, 330, 332] einzelner Hirnregionen stellen auch die heutige Technologie vielfach vor unüberwindbare Schwierigkeiten. Indirekte Messungen — etwa des Verhaltens des gesamten Sauerstoffbedarfs des Gehirns — sind nur wenig aussagend, da der Gesamtsauerstoffverbrauch weitgehend eine konstante Größe darstellt.

4.2.3 Die Bedeutung der energiereichen Phosphatverbindungen

Energiereiche Phosphatverbindungen (Adenosintriphosphat, Kreatinphosphat und Argininphosphat) dienen der Energiestapelung und werden aus der oxydativen Glykolyse gewonnen. Anders als in anderen Organen gilt es für das Gehirn als gesichert, daß ATP die unmittelbare energieliefernde Substanz für die neuronale Arbeit ist [427]. Die Zusammenhänge zwischen Größe der zerebralen Durchblutung und ATP-Gehalt des Gehirns sind noch weitgehend ungeklärt [049, S. 426]. Zwischen Ausmaß der Hypoxie, Reversibilität der Hypoxiefolgen und ATP-Gehalt des Gehirns bestehen jedoch klare Beziehungen.

4.2.4 Die Blut-Liquor-Schranke

Der Transport von Substanzen ins Gehirn, die für seine Funktionen erforderlich sind, sowie der Rücktransport der Metabolite und Stoffwechselabbauprodukte erfolgt über einen kompliziert funktionierenden Transportmechanismus, der als die Blut-Liquor-Schranke (BLSch) bezeichnet wird. Es handelt sich dabei weniger um ein anatomisch faßbares Gebilde als vielmehr um eine funktionell bedingte Barriere. Wie jeder derartige Mechanismus benötigt auch dieser für das klaglose Funktionieren Energie. Über die Bedarfsgröße an Energie für die Funktion der BLSch wissen wir allerdings ebenso wenig, wie über ihre Energiequellen. Es ist aber bekannt, daß Störungen der Energieversorgung des Gehirns zu Dysfunktionen der Schrankentätigkeit führen.

Die BLSch sorgt unter physiologischen Bedingungen für eine aktive Auswahl der Substrate und garantiert so für die autonome Homöostase des ZNS.

4.2.5 Die Blutversorgung des Gehirns

Die Gesamtdurchblutung des Gehirns eines Erwachsenen beträgt 750 ml/min bei Normotension und einem $PaCO_2$ von 40 mm Hg (5,23 kPa) [264, 331, 673, S. 46]. Das entspricht einer Durchflußmenge von 50—55 ml/100 g Organ und beansprucht etwa 15% des Herzminutenvolumens. Die Durchblutungsgröße ist alters- [047, 195] und situationsbedingt [336, 492, 599, 636]. Hirnareale mit gesteigerter Aktivität weisen eine höhere Perfusionsrate auf. Eine Änderung des Verteilungsmusters der Perfusion, denn die Gesamtdurchblutung stellt eine weitgehend konstante Größe dar. Angaben über die Gesamtperfusion sind deshalb nur wenig aussagekräftig, andererseits ist die direkte Messung der Regionaldurchblutung auch heute noch mit zahlreichen methodischen Schwierigkeiten verknüpft. Man vermißt daher größere homogene Bezirke (z. B. die graue Substanz) und schließt daraus auf die Perfusion bzw. Perfusionsänderung benachbarter Regionen. Physiologisch besteht eine konstant unterschiedliche Perfusionsintensität zwischen der grauen und der weißen Substanz. Ähnlich dem physiologischen Prozeß bewirken auch die pathologischen Vorgänge mehr eine Änderung des Verteilungsmusters als der Gesamtperfusion [048, 128, 331]. Für den ungestörten Ablauf des Stoffwechsels der Zellen ist die effektive Höhe des zerebralen Perfusionsdrucks (CPP) entscheidend [557, S. 715]. Sie ergibt sich bei vereinfachter Darstellung der intrakraniellen Verhältnisse aus der Höhe des mittleren arteriellen (MAP) und des intrakraniellen Drucks.

Perfusionsdruck (CPP) = MAP – ICP

Entsprechend der Monro-Kelly-Doktrin, welche die besonderen anatomischen Verhältnisse des Schädels, nämlich die starren Organgrenzen berücksichtigt, kann eine Verringerung des CPP unter folgenden Bedingungen zustande kommen:
1. Erniedrigung des mittleren arteriellen Drucks,
2. Erhöhung des intrakraniellen Drucks,
3. Kombination von 1 und 2.

Eine Herabsetzung des CPP unter einen kritischen Wert führt zu Substratversorgungsstörung und dadurch zu Schädigung der Neurone. Es ist belanglos, durch welche der 3 vorhin genannten Faktoren die effektive Perfusionsgröße verringert wurde.

Die Regulierung der Zerebraldurchblutung erfolgt weitgehend autonom [048, 050] über tonogene und chemische Beeinflussung der Gefäßlumina, während der nervalen und humoralen Steuerung nur eine untergeordnete Bedeutung zukommt [055, 233, 300, 380, 381, 627, 685]. Die Selbststeuerung hat die Aufgabe, trotz häufig sich ändernder Druckverhältnisse im Systemkreislauf eine konstant bleibende Zerebralperfusion zu sichern. Die Autoregulation wird allerdings durch pathologische intrakranielle Vorgänge, wie z.B. durch Hirnödem, mehr oder weniger stark beeinträchtigt und außer Funktion gesetzt. Ein Versagen der Autoregulation kann sich sowohl auf einzelne Areale des Gehirns beschränken (Luxusperfusion, „cerebral steal") oder aber auch das ganze Organ erfassen.

4.2.5.1 Tonogene Steuerung

Die Theorie der tonogenen Steuerung der Autoregulation stammt von Bayliss [032, zit. in 356, S. 238], der aufgrund seiner Tierversuche eine vom Blutdruck abhängige Tonusänderung der zerebralen Gefäße beobachtete. Die Kapazitätsänderung der zerebralen Gefäße ist der Blutdruckänderung im Systemkreislauf in einem relativ weiten Bereich entgegengesetzt. Dank dieser Autoregulation bleibt die Blutversorgung des Gehirns zwischen 70–150 mmHg (9,3–19,95 kPa) konstant [328]. In ischämischen oder sonstigen pathologisch betroffenen Arealen geht jedoch die Autoregulation verloren, und die Perfusionsgröße wird unkalkulierbar. Bei höhergradiger Hypotonie – die kritische Schwelle liegt bei 60–70 mmHg (7,9–9,3 kPa) – tritt eine Abnahme der Gesamtdurchblutung ein. Akute Druckanstiege führen, wenn sie die obere kritische Schwelle überschreiten, zu Hyperämie. Wiederholte hyperämische Attacken erzeugen schließlich durch druckpassive Schädigung der Gefäßwände eine hypertensive Enzephalopathie. Chronische Hypertension stört die Autoregulation durch Verschiebung der Schwellenwerte nach rechts und somit nur indirekt [633, 673, S. 53], (Abb. 10).

4.2.5.2 Chemische Steuerung

Es wird angenommen, daß die Gefäßlumina durch vasodilatatorisch wirkende Metabolite, insbesondere durch die Blutgaskomponente, beeinflußt werden [100, 212, 274]. Ähnlich der tonogenen Regulation ist auch die chemische Steuerung nur im ungeschädigten Gehirn bzw. Gehirnareal voll wirksam.

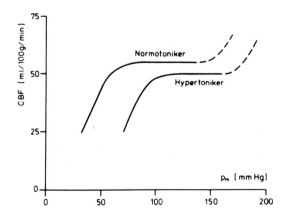

Abb. 10. Vergleich der Druckperfusionsverhältnisse bei Normo- und Hypertoniker. Unterhalb bzw. oberhalb der Schwellenwerte ist eine dem Blutdruck folgende deutliche Änderung der Perfusionsgröße erkennbar. [Aus 673, S. 53]

Einfluß des Kohlensäurepartialdrucks

Veränderungen des arteriellen Kohlensäurepartialdrucks beeinflussen über die Gehirndurchblutung Sauerstoffverbrauch, Stoffwechselintensität und Liquordruck [195, 225, 356,
S. 240 f.; 482]. Hypokapnie führt zur Verringerung, Hyperkapnie zur Zunahme der Durchblutung. Die absolute Größe der Perfusionsänderung ist von der Höhe des MAP (= mean
arterial pressure) abhängig. Die Änderung der Durchflußmenge durch den Kohlensäure-
partialdruck wird in kürzester Zeit vollzogen und kann zwischen −40 bis +120 der „Nor-
malperfusion" betragen (Abb. 11). Wegen des prompten Ansprechens der Zerebralarterien
und -arteriolen auf das $PaCO_2$-Verhalten wird diesem Regelmechanismus die Funktion
eines „Sicherheitsventils" zugeschrieben.

Einfluß des Sauerstoffpartialdrucks

Für die Steuerung der Gehirndurchblutung durch den Sauerstoffpartialdruck ist nicht die
Höhe des arteriellen Sauerstoffpartialdrucks, sondern die des venösen ausschlaggebend
[202, 300, 429]. Hyperoxämie führt zur Abnahme, Hypoxämie zur Steigerung der Perfusion.
Die Reaktionsschwelle, der kritische venöse Sauerstoffdruck, wo eine Zunahme der Durchblutung einsetzt, liegt bei einem PvO_2 von 25−28 mmHg (3,33−3,72 kPa). Sie kann durch
verschiedene Umstände, wie Hyperkapnie und Acidose gestört werden. Eine forcierte Zunahme der Hypoxämie wird bei Gefäßgesunden bis 17 mmHg (2,26 kPa) durch Erhöhung
der Perfusion ausgeglichen (kritische Schwelle). Eine darüber hinausgehende Verringerung des Sauerstoffpartialdrucks kann kaum mehr kompensiert werden. Sie führt zu
umfangreichen Funktionsstörungen.

Weitere chemische Einflüsse

Über die Bedeutung der Wasserstoffionenkonzentration sowie der K^+- und Ca^{++}-Ionen
für die Regulierung der Zerebraldurchblutung liegen einander wiedersprechende Berichte
vor [050, 051, 225, 322, 588, 667]. Es konnte zwar gezeigt werden, daß ein Anstieg des
pH-Werts die Konstriktion der Gefäße zur Folge hat, die Durchblutungsgröße ändert sich
jedoch nicht zwangsläufig mit der Änderung der Wasserstoffionenkonzentration. Bei den

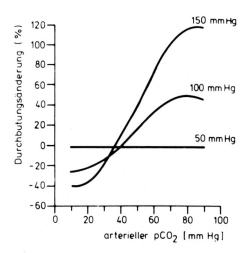

Abb. 11. $PaCO_2$-Antwortkurve der Gehirndurchblutung. Die engsten Beziehungen bestehen zwischen
$PaCO_2$ und Größe der Durchblutung bei $PaCO_2$-
Werten von etwa 25−62 mmHg (3,33−8,66 kPa).
[356, S. 244]

K^+- und Ca^{++}-Ionen ist es wiederum nicht gesichert, ob sie unmittelbar oder über einen Umweg (Veränderung des pH-Werts) ihre Wirkung entfalten.

Über die Beeinflussung der Gehirndurchblutung durch die Höhe der ATP und Blutzuckerkonzentration liegen ebenfalls nur wenig gesicherte Angaben vor [197, 271]. Eine unmittelbare Beziehung zwischen Blutzuckergehalt und Zerebralperfusion scheint aber eher nicht zu bestehen.

4.2.6 Zusammenhänge zwischen Temperatur und Durchblutung

Besonders von Interesse sind aus der Warte der Reanimatologie die Zusammenhänge zwischen der Größe der Zerebralperfusion bzw. des neuronalen Sauerstoffbedarfs und der Temperatur, da die Gehirndurchblutung mit sinkender Temperatur abnimmt [043, 053, 209, 210, 349, 431, 392, 431, 446]. Es ist als sehr wahrscheinlich anzunehmen, daß Hypothermie eine Entkoppelung der Durchblutung und des Stoffwechsels bewirkt und den *Energiebedarf* der Neurone senkt.

(Barbiturate hingegen senken nur den *Energieverbrauch*, entkoppeln Durchblutung und Stoffwechsel nicht und üben somit auf die Neurone eine grundlegend andere Wirkung aus.)

4.2.7 Der intrakranielle Druck

Der intrakranielle Druck (ICP) beträgt unter physiologischen Bedingungen im Liegen und Sitzen 0–40 cm Wassersäule [557, S. 716] oder bis zu 29,4 mmHg (3,9 kPa). Die Konstanthaltung des intrakraniellen Drucks ist für den ungestörten Ablauf der neuronalen Funktionen essentiell und wird durch das Zusammenspiel von mehreren Faktoren erzielt (Tabelle 4). Die Kompensationsmechanismen, die einen anhaltenden Anstieg des ICP bei pathologischen Vorgängen verhindern sollen, haben jedoch keine allzu breiten Spielräume.

Kurzdauernde Druckspitzen werden auch physiologischerweise beobachtet, und sind für die Gesunden ohne Folgen. Geringe Druckschwankungen werden atem- und pulssynchron beobachtet, höhere treten beim Pressen, Husten, Niesen auf. Pathologische Drucksteigerungen können durch zahlreiche intra- und extrakranielle Prozesse ausgelöst werden und führen v.a. dann, wenn sie akut einsetzen, zu Beeinträchtigung der neuronalen Funktion. Im Gegensatz zu den physiologischen Druckschwankungen halten pathologische Druckerhöhungen immer längere Zeit an.

Tabelle 4. Faktoren, die den intrakraniellen Druck regulieren. [Nach 523, S. 122]

Füllungs- und Dehnungszustand der Gefäße
Intravasale Druckverhältnisse
Venöser Rückstrom aus dem Gehirn
Produktion/Rückresorption von CSF
Osmotisches Druckgefälle zwischen CSF – Gehirnparenchymplasma

---

4.3 Auswirkungen der Gasaustauschstörungen auf das Gehirn

Hypoxisch-ischämische Prozesse, welche die Kapazität der Autoregulation überschreiten, führen zunächst zu funktionellen Störungen und bereits frühzeitig zu morpholigisch faßbaren Veränderungen. Die im Vergleich zu anderen Organen bestehende extreme Vulnerabilität des Gehirns wird v.a. durch 4 Faktoren begünstigt (Tabelle 5). Bei der Entstehung von hypoxischen Zerebralschäden kommt der Rheologie eine besondere Bedeutung zu [087, 585, 645, 676]. Von der Hypoxie können das gesamte Organ oder nur einzelne Teile davon betroffen werden. Da die verschiedenen Zelltypen des Gehirns eine unterschiedliche Hypoxieempfindlichkeit aufweisen, zeigt v.a. das mikroskopische Bild die Auswirkungen des Sauerstoffmangels deutlich. Die zu beobachtenden Veränderungen sind von Dauer und Intensität der Hypoxie abhängig.

Tabelle 5. Faktoren, die für die extreme Vulnerabilität des Gehirns verantwortlich sind. [Nach 523, S. 116]

1. Großer Energiebedarf
2. Absolute Abhängigkeit vom aeroben Glukosemetabolismus
3. Bedarf an spezifischen Proteinen, die energieabhängig im Gehirn synthetisiert werden
4. Starre Organgrenzen, die ein Ausweichen einzelner Areale bzw. des gesamten Organs nur in sehr beschränktem Maße zulassen

Der makroskopisch gewonnene Eindruck erscheint relativ homogen und wird vom bekannten Bild des Hirnödems geprägt: Das Organ ist schwer und infolge des vermehrten Flüssigkeitsgehalts 10–12% voluminöser. Histologisch wird nach einer geringfügigen Hypoxie eine elektive Parenchymnekrose, nach schwerem Sauerstoffmangel eine Totalnekrose differenziert [219, S. 413; 560, S. 213 ff.; 565]. Die pathologischen Vorgänge, die diese Änderungen bewirken, sind trotz großer Anstrengungen und Interesse seitens der Forscher noch ungenügend erklärt. Die vorliegenden Hinweise der sehr umfangreichen Literatur [070, 147, 150, 151, 337, 346, 350, 371, 375, 383, 453, 460, 461, 506; 552, S. 138] – hier seien nur einige Beispiele genannt – können stark vereinfacht folgendermaßen zusammengefaßt werden:

Das Hirnödem ist die Reaktionsform des Gehirns auf verschiedene Noxen. Nach hypoxisch-ischämischen Insulten entsteht ein gemischtes Ödem, welches sowohl den intra- als auch den extrazellulären Raum erfaßt. Die zellulären Läsionen resultieren teils aus der Verarmung der Neurone an energiereichen Phosphatverbindungen, teils aus der Aktivierung lysosomaler Enzyme und toxischer Stoffwechselprodukte, die während der anaeroben Glykolyse entstehen. Die extrazellulären Vorgänge sind das Ergebnis des „No-reflow-Phänomens" [523, S. 129]. Der Begriff des No-reflow-Phänomens wird übergeordnet für Mikrozirkulationsstörungen verschiedener Pathogenese wie Thrombozytenaggregate, Endothelquellung, erhöhte Gefäßwandpermeabilität, präkapilläre Shuntbildung usw. verwendet [017, 149, 174, 207, 211]. Es wird angenommen [524, S. 230], daß die genannten Vorgänge einen wesentlichen Anteil an der verzögerten Erholung der Neurone nach hypoxisch-ischämischen Ereignissen haben. Das No-reflow-Phänomen imponiert dem Kliniker als „postresuscitation disease".

Tabelle 6. Auswirkungen einer akuten Hypoxie auf die elektrische Aktivität der Neurone. [Nach 319, S. 441 ff.]

Störungsfreies Intervall
Synchronisationsstadium
    Amplitudenzunahme des α-Rhythmus (evtl. Lippenzyanose)
    (Verstärkung der Grundrhythmität)
    Abnahme der Grundrhythmität (Einengung des Bewußtseins)
    (dominanter Rhythmus im ϑ-Bereich)
    Hypersynchrone Aktivität im δ-Bereich (Bewußtlosigkeit und evtl. Krämpfe)
    Abnahme der Amplituden der δ-Wellen
Nullstadium
    Erlöschen der elektrischen Aktivität (Koma)

4.3.1 Beziehungen zwischen Hypoxie und elektrischer Aktivität

Die elektrische Aktivität der Neurone erfährt durch Hypoxie eine charakteristisch verlaufende Änderung [256; 319, S. 446 f.; 387, 389, 438], die allerdings durch verschiedene Faktoren, wie z.B. durch die H^+-Ionenkonzentration des Bluts gestört werden kann (Tabelle 6). Diese Änderung setzt ein, wenn der zerebrale Sauerstoffpartialdruck um 20–40% gegenüber der Norm reduziert wird und erreicht den Höhepunkt, wenn die Sauerstoffsättigung auf etwa 50% absinkt. Die elektrische Aktivität der Nervenzellen sinkt auf Null. Eine Differenzierung zwischen hypoxischer und ischämischer Hypoxidose ist aufgrund des EEG-Befunds jedoch nicht möglich, denn das elektrische Entladungsmuster wird unabhängig von der Pathogenese der Hypoxidose in gleichem Ausmaß und Sinn verändert.

    Bedingt durch die Zusammenhänge zwischen der elektrischen Aktivität der Neurone und ihrer Vitalität erlangte die Elektroenzephalographie mit Recht eine besondere Bedeutung für die Beurteilung der neuronalen Situation. Da jedoch die elektrische Stille völlig verschiedene Situationen wie Überlebenszeit, Erholungslatenz und Hirntod darstellt, kann das EEG allein niemals den irreversiblen Funktionsausfall der Nervenzellen beweisen [320, S. 103; 444]. Für die Beurteilung von neuronalen Dysfunktionen muß eine Kombination von EEG, klinisch neurologischem Bild sowie des Verlaufs herangezogen werden. Sie ergeben, alle zusammen betrachtet, eine gute Orientierungshilfe und können schließlich auch für die Beurteilung der Weiterführung bzw. Beendigung der Intensivtherapie (Triage) herangezogen werden [171, 358, 359, 361; 531, S. 137 ff.].

4.4 Auswirkungen des Hirnödems

Das Hirnödem bewirkt durch die Erhöhung des intrakraniellen Drucks die Läsion der Neurone und führt so zu Funktionsstörungen im ZNS. Wie schon im Kap. 4.2.7 angedeutet, sind dafür mehrere Faktoren verantwortlich: Zirkulationsstörungen v.a. in den venösen Gefäßen, mechanische Schädigung des Parenchyms und Versagen der Blut-Liquor-Schranke, um nur die wichtigsten zu nennen. Die Kompensationsmechanismen, die unter physiologischen Bedingungen für eine optimale Zerebralperfusion sorgen, sind beim Hirnödem nur beschränkt oder gar nicht wirksam: Ein Ausweichen des Organs (autogene Druckentlastung) ist nur in geringem Maße möglich; die Hebung des Perfusionsdrucks (Cushing-Reflex, Autoregulation) ist auf die Dauer auch nicht zielführend, denn sie begünstigt sowohl die Ödembereitschaft als auch den weiteren Anstieg des ICP durch vermehrte Blutfüllung der Gefäße. In der Regel induziert eine länger anhaltende intrakranielle Druckerhöhung einen Circulus vitiosus [263, S. 195; 552, S. 138; 624; 625, S. 83 ff.], den der Organismus aus eigener Kraft oft nicht mehr zu unterbrechen vermag. Klinisch kann das Vorhandensein eines Hirnödems bei geschlossenen Schädeldecken nur über den Umweg der Symptomatik der intrakraniellen Drucksteigerung erkannt werden. Sie führt zu den bekannten Funktionsstörungen, die sowohl lokale als auch Fernauswirkungen zeigen [170, S. 364; 219, S. 415 ff.; 557, S. 719 f.].

5 Maßnahmen der kardiopulmonalen Wiederbelebung

Die Maßnahmen der kardiopulmonalen Wiederbelebung wurden von Safar und seinen Mitarbeitern aus didaktischen Gründen in drei Phasen, die jeweils drei Abschnitte enthalten, eingeteilt und die somit insgesamt neun Schritte der Hilfeleistung bei Ausfall der Vitalfunktionen zur Merkhilfe mit den Buchstaben A–I versehen (Abb. 12a, b, 13, 14).

Phase I beinhaltet die Handlungen der elementaren Hilfeleistung und hat die Sicherstellung der Sauerstoffversorgung der Organe zum Ziel. Sie muß rasch einsetzen, eine Forderung, die nur dann erfüllt werden kann, wenn die Methoden der Hilfedarbietung für einen möglichst breiten Bevölkerungskreis praktikabel sind. Die Erfahrungen zeigen, daß wirk-

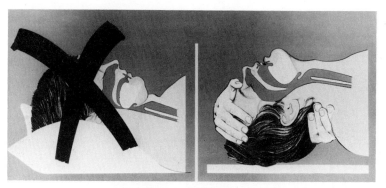

a

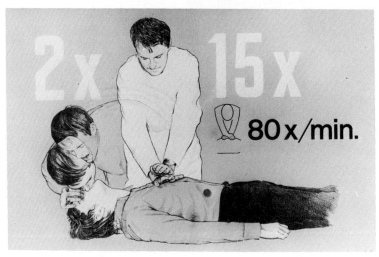

b

Abb. 12a, b. Maßnahmen der kardiopulmonalen Wiederbelebung. Phase I: Sicherstellung der Sauerstoffversorgung der Organe, *A* Atemwege freihalten (Kopfüberstreckung, *B* Beatmung (Atemspende) und *C* Zirkulation (extrathorakale Herzmassage). [524, S. 178]

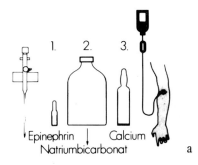

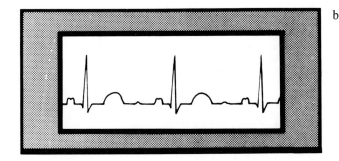

b

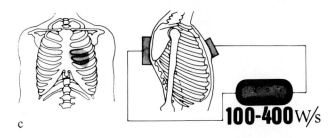

c

Abb. 13a–c. Phase II: Wiederherstellung spontaner Herzaktionen. **a.** *D* Drogen, medikamentöse Behandlung des Kreislaufstillstands inkl. Beschaffung von intravenösen Zugängen und Infusionstherapie, **b.** *E* EKG (Differentialdiagnose der dem Kreislaufstillstand zugrundeliegender kardialen Dysfunktion), **c.** *F* elektrische bzw. medikamentöse Behebung von Kammerflimmern. Antiarrhythmogene Therapie. [Mod. nach 524, S. 179]

same lebensrettende Maßnahmen durchaus so einfach gestaltet werden können, daß sie auch von Laien, wenn sie eine entsprechende Schulung erfahren haben, mit Erfolg praktiziert werden können [006, 125, 129, 139, 156, 157, 343, 516, 517, 534, 639]. Safar bezeichnete diese Phase mit dem Begriff „basic life support" (BLS) [524, S. 179].

Phase II dient der Wiederingangsetzung der spontanen Zirkulation. Sie ist in einigen Ländern auch für in Sonderkursen geschultes Personal, ansonsten aber v.a. Ärzten vorbehalten, denn sie erfordert die Einsetzung von Medikamenten und medizinischen Geräten.

Phase III ist auf die Wiederherstellung der mentalen Funktionen auf das Niveau der Präarrestphase ausgerichtet. Sie gehört ausschließlich in den ärztlichen Aufgabenbereich.

Die Phasen II und III wurden früher von Safar und seinen Anhängern unter dem Begriff „advanced life support" (ALS) zusammengefaßt, neuerdings wurde aber die 3. Phase abgetrennt, und mit der Bezeichnung „postresuscitative life support" (PLS) erlangte sie Eigenständigkeit. Die immer wieder neu aufgelegten Standards der American Heart Association (AHA) [014, 015, 016], die die kardiopulmonale Reanimation betreffen, benützen hingegen eine von den bereits beschriebenen Bezeichnungen abweichende Terminologie: BLS steht für die Maßnahmen der elementaren Hilfeleistung, solange diese ohne technische

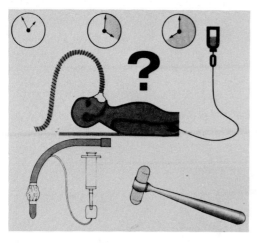
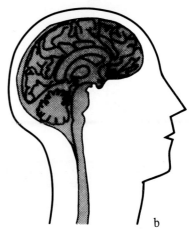

a

b

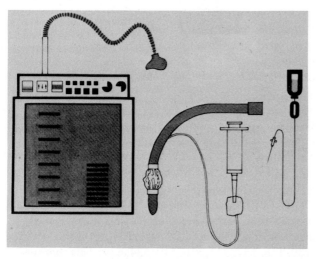

c

Abb. 14a–c. Phase III: Nachbehandlung des Kreislaufstillstands. [Mod. nach 524, S. 180] **a.** *G* Graduelle Anpassung der therapeutischen Bemühungen: Abklärung und kausale Therapie des Kreislaufstillstands bei möglichst frühzeitiger Erfassung des Ausmaßes der hypoxiebedingten Schädigung des ZNS. **b.** *H* Wiederherstellung der humanen Funktionen auf das Präarrestniveau. Dazu ist ein spezial zerebralorientiertes Behandlungskonzept zu entwickeln. **c.** *I* Allgemeine intensivtherapeutische Maßnahmen müssen auf die erfolgte Wiederherstellung der vitalen Funktionen unmittelbar folgen, denn nur so sind die multiorganischen Folgeschäden des Kreislaufstillstands in den Griff zu bekommen

Behelfe Anwendung finden, ALS vereint alle Hilfeleistungen der Schritte A–I, also auch A, B und C, vorausgesetzt der Helfer benützt technische Hilfsmittel. Da eine wesentliche Zielsetzung der American Heart Association die Prävention der kardialbedingten Todesfälle ist, hat die Gesellschaft neben den therapeutischen Empfehlungen für bereits eingetretene lebensbedrohliche Zustände auch ein Maßnahmenpaket für die Präventivbehand-

lung des Infarkttods. Die hierfür erforderlichen Maßnahmen werden unter der Bezeichnung ECC (emergency cardiac care) zusammengefaßt [016]. Sie beinhalten:
a) Prävention einer drohenden, kardial ausgelösten Notfallsituation
b) Behandlung des eingetretenen Notfalls
c) Transport in eine Spezialabteilung unter bereits stabilisierten Kreislaufverhältnissen.
d) Definitive Behandlung unter stationären Bedigungen.

Die Differenzierung der Hilfsmaßnahmen vor und bei bereits eingetretenen lebensbedrohlichen Notfällen ist in der deutschsprachigen Literatur weniger detailliert [004, S. 569 ff.; 130, S. 506; 193, S. 228 f.; 378].

5.1 Phase I: Sicherstellung der Sauerstoffversorgung der Organe

5.1.1 Öffnung und Freihaltung der Atemwege

Eine Behinderung der Atmung führt je nach Ausmaß zur Beeinträchtigung des Kreislaufs und kann einen Circulus vitiosus auslösen, der schließlich zum Kreislaufstillstand führt. Die Erkennung bzw. Behebung einer Atemstörung, deren extremste Form der Atemstillstand ist, zählt daher zu den wichtigsten Maßnahmen der Erst-Hilfe-Leistung. Mit einer Behinderung der Atmung muß grundsätzlich bei Bewußtlosigkeit gerechnet werden.

Eine Behinderung der Atmung ist erkennbar am Mißverhältnis der Atemexkursionen zu den Atmungsanstrengungen (paradoxe Atmung), sowie an der veränderten Luftströmung in den Atemwegen bzw. vor dem Mund und der Nase („Hören, Sehen, Fühlen") [016, 129]. Die behinderte Atmung ist oft geräuschvoll. Es ist in vielen Fällen möglich, die Lokalisation der Atemwegsobstruktion bereits aufgrund dieses Geräuschs zu orten [520, S. 23], was ein gezieltes Vorgehen wesentlich erleichtert. Das Ausmaß der Gasaustauschstörung kann aber aufgrund der klinischen Symptomatik nicht einwandfrei beurteilt werden [684, S. 20].

Atemstillstand ist durch Fehlen der Atembewegungen *und* des Luftstroms vor Mund/ Nase charakterisiert. Beide, Atemstillstand und behinderte Atmung, werden gewöhnlich von einer Zyanose begleitet. Ihr Fehlen schließt jedoch die Existenz einer Atemstörung nicht gänzlich aus, denn eine Zyanose kann durch verschiedene Umstände verschleiert werden. Die Atemwegsobstruktion liegt in der überwiegenden Zahl der Fälle im Bereich der Hypopharynx und kommt v.a. durch das Zurücksinken der Zunge während der Bewußtlosigkeit zustande (Abb. 15). Weitere Ursachen sind Sekret- und Blutansammlung, Erbrechen, Inkorporation von Fremdkörpern sowie Laryngo- und Bronchospasmus. Schleimhautödem und direkte Verletzung der Atemwege geben hingegen nur selten Anlaß für eine therapeutische Intervention. Im nasopharyngealen Raum sind Verletzungen, Sekret- und Blutansammlung und ein beinahe physiologischer Ventilmechanismus die häufigsten Anlässe für die Behinderung der Luftpassage. Die Verlegung des nasopharyngealen Raums ist aber so lange irrelevant, bis der oropharyngeale Zugang unbehindert ist oder die Atemspende nicht über die Nase vorgenommen wird.

5.1.1.1 Behebung der Atemwegsverlegung im Bereich der Hypopharynx

Die Öffnung des Atemwegs im Bereich der Hypopharynx kann durch Kopfkippung, Kopfkippung-Nackenüberstreckung und durch eine zusätzliche Anhebung des Unterkiefers erreicht werden. Die Überstreckung des Kopfes zählt zu den wichtigsten Handlungen der

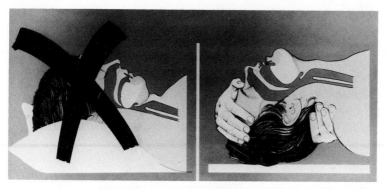

Abb. 15. Überstreckung des Kopfes. Im bewußtlosen Zustand verschließt der Zungengrund den Atemweg bei anteflektierter Kopfhaltung. Die Atemwegsobstruktion ist durch Kopfüberstreckung – Nackenanhebung jedoch in der überwiegenden Zahl der Fälle leicht behebbar. [129]

elementaren Hilfeleistung und geht der Kieferanhebung voraus, *wenn keine Kontraindikationen* (wie z.B. Verdacht auf Bruch der HWS) *vorliegen* [004, 016, 129, 405, 416, 515]. Die Kopfkippung wird so durchgeführt, daß der Helfer eine seiner Handflächen auf die Stirn des Patienten legt und den Kopf mittels eines sanften, nach kranial-dorsal gerichteten Drucks zum Überstrecken bringt. Der Effekt der Kopfüberstreckung kann durch die Anhebung des Nackens noch weiter verstärkt werden.

Eine zusätzliche Anhebung des Kinns (Abb. 16a, b, 24) ist i.allg. wirksamer als die alleinige Kopfüberstreckung [524, S. 184] und dem Effekt nach der kombinierten Kopfkippung-Nackenüberstreckung zumindest gleichwertig. Sie bewährt sich insbesondere dann, wenn die Spontanatmung noch erhalten ist oder die Beatmung unter Zuhilfenahme von Airway und evtl. eines Masken-Ventil-Beutel-Systems vorgenommen wird. Für die Beatmung ohne Luftbrücke ist die Anhebung des Kinns jedoch wenig zweckmäßig, weil die Lippen dadurch (v.a. bei zahnlosen Patienten) den Mund luftdicht verschließen können. Es muß daher durch Öffnung der Lippen für die freie Luftpassage Sorge getragen werden [520]. Eine andere Möglichkeit bietet sich in der Mund-zu-Nase-Beatmung an. Die Kinnanhebung wird erst nach der Überstreckung und Fixierung des Kopfes so vorgenommen, daß der Helfer mit der zweiten Hand den Kieferwinkel-Kinnbereich ergreift und den Unter-

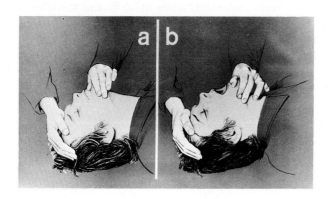

Abb. 16. a Eine zusätzliche Kinnanhebung verbessert die Wirksamkeit der Kopfüberstreckung in Bezug auf die Luftpassage. **b** Die Öffnung des Mundes erfolgt zusätzlich mit Hilfe des Daumens der linken Hand [Aus 129]

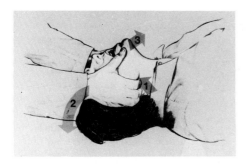

Abb. 17. Für die Durchführung des Dreifachgriffs muß der Helfer im Gegensatz zu den vorher beschriebenen Methoden, bei denen er seitlich vom Patienten arbeitet, kranialwärts vom Opfer Position beziehen. Die Maßnahmen werden wie folgt durchgeführt: 1. Kieferanhebung, 2. Leichte Kopfkippung nach dorsal, 3. Öffnung des Mundes [Aus 129]

kiefer nach kranial anhebt. Es ist besonders zu beachten, daß die submandibulären Weichteile dabei nicht komprimiert werden dürfen.

Eine weitere Möglichkeit für die Öffnung der Atemwege im oralen-hypopharyngealen Bereich bietet sich im sog. Dreifachgriff (Triple-airway-Manöver) an (Abb. 17). Diese Methode ist zwar technisch anspruchsvoll, aber als sehr effektiv anzusehen. Sie wird v.a. für zwei Situationen empfohlen:
1. Öffnung der Atemwege bei Verdacht auf eine Verletzung im HWS-Bereich;
2. Öffnung der Atemwege für die Mund-zu-Maske-Beatmung.

Die Öffnung des Atemwegs im Bereich der Hypopharynx bewirkt in der überwiegenden Zahl der Fälle die Normalisierung der Atemtätigkeit. Bleibt sie aus, dann muß der Mund- und Rachenraum auf Fremdkörper untersucht, ein evtl. vorhandener Fremdkörper entfernt und wenn die Atemstörung trotzdem weiterhin bestehen bleibt, als nächste Maßnahme ein Beatmungsversuch unternommen werden [520, S. 24]. Der Beatmungsdruck kann nämlich u.U. ein partielles Atemwegshindernis, welches fast immer auf einer insuffizienten Atemwegsfreihaltung beruht, beseitigen. Der Helfer muß in dieser Phase der Hilfeleistung den Brustkorb des Patienten besonders genau beobachten, denn partielle Atemwegsverlegungen können sich wie ein Ventilmechanismus auswirken: Der Beatmungsdruck öffnet zwar den Verschluß und ermöglicht dadurch die Inspiration, die exspiratorische Luftströmung kann aber das Hindernis nicht passieren und die Exspiration bleibt dadurch vollkommen oder teilweise aus.

5.1.1.2 Öffnung des Mundes eines Bewußtlosen

Die Öffnung des Mundes eines Bewußtlosen erfordert Geschick und Erfahrung, dasselbe gilt auch für die Entfernung eines Fremdkörpers. Bei Beherrschung der Technik können aber beide Maßnahmen ohne größere Gefahr für Opfer und Helfer vorgenommen werden. Die größte Gefahr für den Patienten liegt in der reflektorischen Auslösung von Erbrechen mit anschließender Aspiration durch die Manipulation im Rachenbereich, in der Verlagerung eines Fremdkörpers in tiefer liegende Luftwege und in Traumatisierung bei zu brüsker Hilfeleistung. Die Hilfsperson ist wiederum durch das unerwartete Zubeißen des Patienten bei erhaltenen Schutzreflexen gefährdet.

Öffnung des Mundes durch Berührung der Rachenwand

Die Methode ist für jene Patienten zu empfehlen, die nicht tief bewußtlos sind, denn die Öffnung des Mundes erfolgt reflektorisch, nachdem der Helfer mit seinem Zeigefinger

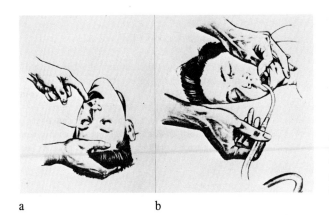

a   b

Abb. 18. a Öffnung des Mundes mit dem Zeigefinger, **b** bzw. mit Hilfe von Daumen und Zeigefinger. Benützung eines Saugers. [Aus 524, S. 185]

vom Mundwinkel ausgehend unter Umgehung der molaren Zähne einen Druck auf die Pharynxwand ausgeübt hat. Diese Technik darf nur unter entsprechenden Vorsichtsmaßnahmen, wie Seitwärtsdrehung des Kopfes (noch besser: Seitenlagerung), Bereitstellung eines Saugers usw. vorgenommen werden. Die Gefahr der Methode liegt v.a. in der Induktion eines Erbrechens (Abb. 18).

Öffnung des Mundes mit Daumen und Zeigefinger

Eine andere Möglichkeit den Mund zu öffnen, besteht darin, daß der Helfer mit Daumen und Zeigefinger (ebenfalls vom Mundwinkel ausgehend) Druck auf die obere und untere Zahnreihe ausübt (Methode der gekreuzten Finger). Der Öffnungsdruck kann eine Verstärkung durch die Zuhilfenahme der anderen Finger, v.a. des Ringfingers, erfahren, indem die Finger gleichzeitig mit dem Druck auf die Zahnreihen das Kinn nach kaudaldorsal schieben.

Öffnung des Mundes nach Erfassen des Unterkiefers

Diese Methode darf nur bei tief bewußtlosen Patienten angewendet werden, denn der Helfer muß Zunge, Mundboden bzw. Kinn und Unterkiefer erfassen und sie dann gleichzeitig kaudal drücken und in sagittaler Richtung anheben. Mit Hilfe dieses Verfahrens kann der Mund besonders weit geöffnet werden. Seine Anwendung ist daher bei tiefsitzenden, verkeilten Fremdkörpern von Vorteil.

5.1.1.3 Entfernung von Fremdkörpern

Aus dem Mund- und Rachenbereich müssen alle Fremdkörper prompt entfernt werden, auch dann, wenn sie die Atmung (wie z.B. nicht fest verankerte Zahnprothesen) im Augenblick (noch) nicht behindern. Die Fremdkörperentfernung ist, wenn es sich um flüssig-breiiges Material handelt, in Seitenlage oder zumindest in Seitwärtsdrehung der Kopf-Oberkörperpartie vorzunehmen. Flüssig-breiiges Material wird mit den Fingern, die mit einem Tuch umhüllt werden, oder mit Hilfe eines geeigneten Instrumentariums ausgewischt oder wenn möglich abgesaugt. Locker sitzende Zahnprothesen sind zweihändig erfaßt zu entfernen.

Tiefsitzende feste Fremdkörper dürfen unter Notfallbedingungen so lange nicht angegangen werden, bis sie die Atmung nicht wesentlich behindern, weil sie mit den Fingern nur unsicher erreichbar und auf jeden Fall schlecht faßbar sind. Sie können am ehesten durch das natürliche Husten gelockert und entfernt werden,denn Husten erzeugt einen kräftigeren Luftstoß als die anderen Hilfsmaßnahmen, wie Abdominal- und Thoraxkompressionen (Tabelle 7). Zudem sind die zuletzt genannten Hilfsmaßnahmen mit einem erhöhten Risiko für den Patienten verbunden [016, 190; 524, S. 186]. Bei starker Behinderung der Atmung darf der Helfer jedoch mit der Hilfegewährung nicht zögern, denn die Gefahr der Asphyxie wird in dieser Situation einerseits immer bedrohlicher und die Chancen daß das Problem sich selbst löst werden immer geringer. Eine Intervention ist bei Bewußtseinsverlust unbedingt vorzunehmen!

Tabelle 7. Zusammenhänge zwischen Luftströmungsgeschwindigkeit, Luftvolumen und Druck des erzeugten Luftstoßes. [Mod. nach 190, S. 43]

Ursachen der Luftstromerzeugung	Inkomplett		Komplett
	Flow (ml/s)	Volumen (ml/AZV)	Druck (kPa)
Natürliches Husten	1,8	380	7,21–9,6
Abdominalkompression	2,0	91	1,45–1,99
Thoraxkompression (Sitzen oder stehen)	2,2	91	2,39–2,52

Mit den Möglichkeiten der Hilfeleistung bei Asphyxiegefahr hat man sich in den USA, wo die Zahl der Erstickungstoten auf etwa 3000 pro Jahr geschätzt wird, in den letzten Jahren besonders intensiv auseinandergesetzt [016; 190, S. 42 ff; 205, 231, 232]. Das Ergebnis kann folgendermaßen zusammengefaßt werden:
1. Besonders gefährdete Personengruppen sind Kleinkinder und ältere Menschen. Die Unfälle ereignen sich bei Kindern am häufigsten während des Spielens, bei Erwachsenen während den Mahlzeiten. Häufig ist Alkoholkonsum mit von Bedeutung.
2. Der Prävention kommt eine größere Bedeutung als der Behandlung zu, denn die Möglichkeiten der Hilfeleistung sind unter Notfallbedingungen eingeschränkt. Die wichtigsten Präventivmaßnahmen sind bei Kleinkindern Eßverbot während des Spielens, Redeverbot während des Essens und die Verhinderung des In-den-Mund-Steckens von Gegenständen. Gute Zerkleinerung fester Nahrungsmittel sollte sowohl für Kinder als auch für ältere Personen berücksichtigt werden.
Die Empfehlungen für die Hilfeleistung bei Erstickungsgefahr lauten [016]:
1. Schläge auf den Rücken,
2. Kompressionsstöße auf den Oberbauch/Thorax,
3. Versuch der digitalen Ausräumung des Fremdkörpers.

Schläge gegen den Rücken

Die Schläge werden interskapulär gerichtet, mit der Handfläche bzw. dem Handballen ausgeführt. Sie sind v.a. dann sinnvoll, wenn der Patient bei Bewußtsein ist und genügend Luftreserven für das Husten hat, denn der verkeilte Fremdkörper soll durch die Schläge gelockert und anschließend herausgehustet werden. Die Position des Opfers kann liegend, sitzend oder stehend sein. Besonders vorteilhaft erweist sich die Knie-Ellenbogen-Lage.

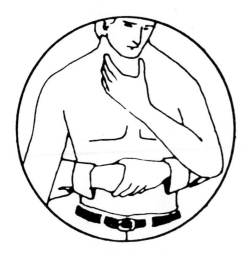

Abb. 19. Durchführung des Heimlichmanövers.
[Aus 190, S. 41]

Kompressionsstöße gegen den Oberbauch oder den Brustkorb

Die Kompressionsstöße sind so vorzunehmen, daß sie eine Luftströmung, wie sie beim Husten produziert wird, erzeugen. Die Thoraxkompressionen sind also nur dann sinnvoll, wenn die Lungen entsprechend viel Luft enthalten. Die Abdominalkompressionen (Heimlich-Manöver) werden klassischerweise bei sitzender oder stehender Position des Opfers dessen Bewußtsein erhalten ist, ausgeführt [231, 232]. Der Helfer umschlingt dabei den Patienten von hinten, legt seine Faust mit der Daumenseite in das Epigastrium und führt vier kräftige Kompressionsstöße gegen den Magen durch (Abb. 19).

Bei Bewußtlosen wird das Heimlichmanöver in Rücken oder Seitenlage vorgenommen. Die zuletzt genannte Position hat den Vorteil, daß sie die Aspirationsgefahr verringert. Bei Rückenlage ist unbedingt darauf zu achten, daß der Kopf seitswärts gedreht wird. Die Thoraxkompressionen werden analog ausgeführt. Sie werden aber nur in besonderen Situationen wie fortgeschrittene Schwangerschaft, bevorzugt. Beide, Abdominal- und Thoraxkompressionsverfahren, sind sowohl in Wirksamkeit, als auch in Risiko einander gleichwertig [205].

In hartnäckigen Fällen kann die Kombination von Rückenschlägen und Bauch-/Brust-Kompressionen erffektiver sein als jede dieser Methoden für sich. Es ist aber z.Z. nur wenig untersucht, in welcher Reihenfolge die beschriebenen Maßnahmen die zielführendsten sind. Gegenwärtig werden die Rettungsmaßnahmen bei Erstickungsgefahr in der überwiegenden Zahl der Fälle mit Rückenschlägen eingeleitet.

Versuch der digitalen Ausräumung

Die digitale Ausräumung der tiefen Atemwege ist technisch sehr anspruchsvoll und kann deshalb von Laienhelfern kaum mit Erfolg angewendet werden. Sie ist nur bei tief komatösen, reflexlosen Menschen empfehlenswert. Zum Zwecke der Hilfeleistung wird die Zunge des Patienten mit den Fingern unter Benützung eines Tuchs ergriffen und möglichst weit nach vorn gezogen. Anschließend muß der Helfer — wenn sich die Atmung nicht schon allein durch die Vorlagerung der Zunge gebessert hat — mit dem Zeige- und Mittelfinger seiner zweiten Hand so tief als möglich in den Rachen des Patienten greifen, den Fremd-körper zu erfassen trachten und schließlich entfernen oder zumindest dislozieren. (Eine Dis-

lokation des Fremdkörpers wird in vielen Fällen bereits durch die Mobilisierung der
Zunge erreicht. Wenn auf diese Weise zumindest eine partielle Öffnung der Atemwege ge-
lungen ist, dann kann bis auf weiteres mit der digitalen Ausräumung zugewartet werden.)
Die Verwendung von irgendwelchen Greifinstrumenten für die Fremdkörperentfernung
aus dem Rachenraum ist wegen der Verletzungsgefahr für Laienhelfer strikt abzulehnen.
Sanitätspersonal darf sie jedoch als Ultima ratio benützen.

5.1.1.4 Die stabile Seitenlage

Ein Bewußtloser kann – wenn die endotracheale Intubation oder die Möglichkeit des
Ösophagusverschlusses mittels geeigneter Tuben außer Betrachtung bleiben – nur in der
stabilen Seitenlage gleichermaßen gegen Aspiration geschützt und bezüglich der Spontanatmung optimal beobachtet werden. Diese Position ermöglicht ferner auch eine ideale Lage
während des Krankentransports. Vor der Durchführung der Seitenlagerung muß sich der
Helfer allerdings überzeugen, ob die Atmung ausreichend ist; auch die rasche Überprüfung
der Mundhöhle auf nicht fest verankerte Zahnprothesen ist sinnvoll, weil der Helfer
für diesen Zweck bei Rückenlage des Patienten günstigere Arbeitsbedingungen hat.
Um bei der Überprüfung der Mundhöhle das Opfer durch Aspiration nicht zu gefährden,
sollte der Kopf während der Inspektion seitwärts gedreht werden. Bei Verdacht auf eine
Verletzung der Wirbelsäule müssen Kopf und Oberkörper gleichzeitig und achsengerecht
gedreht werden. Die Seitenlagerung kann bei richtiger Technik auch von einer körperlich
schwächeren Person problemlos vorgenommen werden, wenn die Maßnahmen wie folgt
durchgeführt werden [129]:
1. Verlagerung jenes Arms des Opfers, der dem Helfer zugewendet ist, unter sein Gesäß
sowie Anwinkelung des Beins der gleichen Seite in Knie und Hüfte um 90°.
2. Herüberziehung des anderen Arms, Erfassung von Hüfte und Schulter derselben Seite
und Herüberdrehung des Patienten.
3. Lagestabilisierung mittels Korrektur der Lage der Beine, Arme und Hände, sowie leichte
Überstreckung des Kopfes. Es ist am Ende der Lagerung darauf zu achten, daß der Mund so
tief zu liegen kommt, daß Erbrochenes, Schleim oder Blut ungehindert nach außen abfließen können (Abb. 20).

5.1.2 Beatmung mittels Atemspende

Die Atemspende kann sowohl durch den Mund, als auch durch die Nase verabreicht werden.
Beide Methoden sind für die Beatmung eines Erwachsenen prinzipiell in gleichem Maße

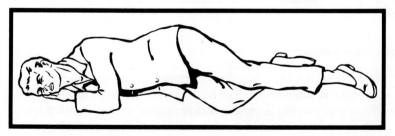

Abb. 20. Stabile Seitenlagerung. (Abb. wurde von den Dräger-Werken zur Verfügung gestellt)

Tabelle 8. Indikationen für die Atemspende durch die Nase. [015]

1. Der Mund des Patienten kann nicht geöffnet werden
2. Beatmung durch den Mund aus anderen Gründen nicht möglich
3. Verletzung im Bereich des Mundes
4. Der Helfer bevorzugt diese Technik

geeignet [014, 015, 016; 189, S. 58; 566, 643]. Safar spricht sich allerdings gegen die primäre Mund zu Nase Beatmung aufgrund jener Untersuchungsergebnisse aus, die gezeigt haben, daß eine Behinderung der Nasenatmung bis zu 30% der untersuchten Personen vorliegt [204, S. 37; 524, S. 203; 542]. Andere empfehlen den primären Versuch der Mund-zu-Mund-Beatmung und vertreten die Auffassung, daß eine Mund-zu-Nase-Beatmung nur dann vorzunehmen sei, wenn die Beatmung durch den Mund nicht möglich ist [004, S. 579; 016, 643]. Die Empfehlungen der AHA für die Atemspende durch die Nase sind in Tabelle 8 enthalten.

Die Mund-zu-Nase-Beatmung hat nach Ansicht bereits vorhin genannter Autoren die Vorteile, daß sie von weniger geübten Personen leichter und effektiver durchgeführt werden kann, ferner bewirkt sie einen geringeren Druckaufbau in den Luftwegen des Patienten. Bei Kleinkindern und Säuglingen darf v.a. aufgrund der zuletzt genannten Folge nur die Mund-zu-Nase-Beatmung zur Anwendung gelangen.

Es ist zweckmäßig, die Freihaltung der Atemwege während der Atemspende zunächst nur mit der Methode der Kopfkippung-Nackenüberstreckung zu versuchen; eine zusätzliche Anhebung des Kinns kann die Wirksamkeit der Atemwegsöffnung erhöhen. Diese Technik ist dann von Vorteil, wenn der Helfer allein ist, technische Hilfsmittel fehlen und auch eine Herzmassage erforderlich ist. Die Beatmungsfrequenz soll bei erhaltener Kreislauftätigkeit bei Erwachsenen 12–16 betragen, die Beatmungsvolumina sollen zumindest 800 ml pro Insufflation erreichen. Einige Autoren sprechen sich auch für eine initiale Hyperventilation des Patienten aus [129; 534, S. 204; 643, S. 11]. Bei Kleinkindern sind natürlich höhere Beatmungsfrequenzen und niedrigere Volumina erforderlich. Bei fehlender Kreislauftätigkeit müssen Beatmungs- und Herzmassagefrequenz harmonisch aufeinander abgestimmt werden.

Die Verwendung eines gut luftdurchlässigen Tuchs oder einer sonstigen Trennhilfe für die Vermeidung des direkten Kontakts zwischen Patient und Helfer ist empfehlenswert [004, S. 579; 129]. Auf diese Weise werden nicht nur Einwände aus ästhetischen Gründen beseitigt, sondern es kann auch die Infektionsgefährdung [148, 168, 230, 236, 301], die zwar gering [135, S. 263], aber trotzdem nicht völlig auszuschließen ist, weitgehend verringert werden.

5.1.2.1 Beatmung von Tracheostomierten

Ein besonderes Problem stellt die Beatmung von Tracheostomierten dar, weil solche Patietenten durch herkömmliche Beatmungstechniken nur schlecht oder gar nicht ventiliert werden können. Der Helfer muß überdies äußerst vorsichtig agieren, da der Stomabereich vulnerabel ist und bereits eine geringe Traumatisierung in diesem Areal zu ernsthaften Komplikationen führen kann. Da der Widerstand der höher liegenden Atemwege wegfällt, können die Lungen mit einem weit geringerem Beatmungsdruck belüftet werden. Dieser Umstand muß berücksichtigt werden, will man ein Barotrauma der Lungen vermeiden. Die Beatmung ist über die Kanüle oder bei ihrer Verlegung direkt, also Mund zu Stoma, vorzunehmen. Anstelle der üblichen Freihaltung der Atemwege muß der Helfer eher dafür sorgen, daß Beatmungsvolumina nicht kranialwärts entweichen. Neben guter Abdichtung des Stomabereichs mit seinem Mund muß er also u.U. auch die Zuhaltung von Mund und Nase beachten. Besteht bei liegender Kanüle ein Atemwegshindernis, dann muß sie ohne Zögern entfernt werden, denn die Verlegung des Kanülenlumens durch eingedicktes Sekret stellt die häufigste Ursache der Asphyxie von Kanülenträgern dar.

5.1.3 Herzmassage bei geschlossenem Thorax

Wie zahlreiche experimentelle Untersuchungen und klinische Berichte gezeigt haben, stellen externe Herzmassage und Atemspende ein geeignetes Verfahren für die temporäre Überbrückung des Kreislaufstillstands dar [014, 024, 031, 062, 101, 106, 115, 156, 157, 158, 226, 234; 281, S. 3 ff.; 365, 397, 402, 477, 478, 495], obwohl die Organperfusion gering ist und die Gehirndurchblutung, selbst günstigste Verhältnisse vorausgesetzt, 40% des Normwerts kaum überschreitet [213, 271]. Der Unterricht der extrathorakalen Herzmassage bei Kreislaufstillstand ist deshalb aus dem Lehrstoff für Erste Hilfe nicht mehr wegzudenken.

Da das normal konfigurierte Herz zum überwiegenden Teil zwischen Brustbein und Wirbelsäule liegt, bewirkt ein Druck auf das Sternum den Auswurf des intrakardialen Volumens, die Druckentlastung, die Füllung des Herzens, vorausgesetzt, der Klappenapparat ist intakt. Neueren Untersuchungen und Theorien zufolge [023, 025, 213] verläuft jedoch die künstlich bewirkte Weiterbeförderung des Bluts wesentlich komplizierter, als bisher angenommen wurde, denn neben dem vorhin beschriebenen Mechanismus (Herzpumpe) ist wahrscheinlich noch ein zweiter (Thoraxpumpe) wirksam. Die Thoraxpumpe resultiert aus dem individuellen Thoraxdruck und dem aktuellen, durch die Brustkorbkompression erzeugten Druck, und bestimmt gemeinsam mit der Herzpumpe die Hämodynamik. Herz- und Thoraxpumpe sind bis zu einem gewissen Grad voneinander unabhängig arbeitende Mechanismen; sie können sich ergänzen, aber auch beeinträchtigen. Obwohl diese kurz skizzierten Zusammenhänge bislang nur wenig erforscht sind, werden sie zur Erklärung der im Einzelfall doch sehr unterschiedlich auswirkenden Hämodynamik bei externer Herzmassage herangezogen. Weiter erklären sie auch möglicherweise die bessere Hämodynamik der offenen Herzmassage, indem die Thoraxpumpe beim geöffneten Brustkorb nicht oder nur wenig zum Tragen kommt und die Herzpumpe so ihre Wirkung voll entfalten kann.

Bei dem technisch bedingten geringen Wirkungsgrad der extrathorakalen Herzmassage muß der Helfer eine Situation schaffen, in der die externen, nicht patientenbedingten Umstände die günstigsten Voraussetzungen für die Blutversorgung des Gehirns ermöglichen, denn *nur* auf diese Weise ist die eingangs erwähnte Perfusionsgröße erzielbar.
Folgende Punkte sind dabei besonders zu beachten:
1. Vermeidung von Zeitverlusten bei der Aufnahme der Hilfeleistung.
2. Technisch richtiges Vorgehen bei der Herzmassage.
3. Oxygenierung der Lungen vor den ersten Thoraxkompressionen (Oxygensystem nach Beck [281, S. 6]).

5.1.3.1 Lagerung des Patienten

Die ideale Lagerung für die externe Herzmassage ist gegeben, wenn der Patient mit dem Rücken auf einer flachen, harten Unterlage liegt, die Bewegungsfreiheit des Helfers gegeben ist, und dem hohen Kraftaufwand seitens des Helfers durch entsprechende Höhenunterschiede zwischen Patient und Helfer Rechnung getragen wird. Diese ganz allgemein gehaltenen Forderungen sind am einfachsten erfüllbar, wenn der Kranke am Boden liegt; befand er sich zum Zeitpunkt des Eintretens des Kreislaufstillstands im Bett, dann muß er von dort auf den Boden gelegt werden oder ein entsprechend gestaltetes Brett muß zwischen Patient und Bett eingeschoben werden. Man muß auf jeden Fall eine Situation schaffen, welche die maximal mögliche Kompression des Herzens zwischen Sternum und Wirbelsäule zuläßt (Abb. 15, 16a, b).

Es muß ferner beachtet werden, daß der Kopf auf keinen Fall erhöht liegt (Verlegung der Atemwege bei Kopfkippung und schlechter Zerebralperfusion). Die Anhebung der Beine ggf. ihre Bandagierung (die aber nur parallel zu der dringlichen Hilfeleistung von einer zusätzlichen Hilfsperson vorgenommen werden darf), steigern den venösen Rückstrom und erhöhen den Füllungsdruck der Ventrikel [023, 025].

5.1.3.2 Lokalisation der Druckstelle und Haltung der Hände

Vor der Herzmassage ist der Brustkorb zu entkleiden, denn nur unter dieser Voraussetzung ist die Druckstelle für die Herzmassage einwandfrei lokalisierbar. Sie liegt 2 Querfinger proximal vom distalen Brustbeinende [129], eine Diktion, die sich besonders im Unterrichtsbetrieb bewährt hat. Infolge der hohen Kompressionskraft, welche die Herzmassage erfordert, sind Verletzungen des Patienten auch bei korrekt ausgeführter Technik nicht immer vermeidbar. Diese Gefahr kann aber weitgehend reduziert werden, wenn folgende Gesichtspunkte beachtet werden:
1. Die Thoraxkompressionen dürfen nur mit dem Ballen einer Hand übertragen werden (s. Abb. 21a, b), die Finger sollen dabei den Brustkorb nicht berühren.
2. Der Handballen der Führungshand muß parallel zur Längsachse des Sternums auf die vorher genau lokalisierte Stelle gelegt werden und während der gesamten Herzmassageperiode mit dem Brustbein in Kontakt bleiben. Die zweite Hand muß die erste während den Kompressionen unterstützen und wird deshalb auf den Rücken der ersten Hand gelegt. Beide Hände sind mit ausgestreckten Fingern und leicht reflektiert zu halten (Abb. 22a). Alternative Formen der Standardhaltung sind in den Abb. 22b, c, abgebildet. Sie sind jedoch mit Nachteilen verbunden und deshalb wenig empfehlenswert. Beim Verschränken der Hände (Abb. 22b) wird ihre Parallelführung zum Sternum problematisch. Ineinandergreifen der Finger (Abb. 22c) reduziert die Druckleistung der Arme und führt zu rascher Ermüdung der Hände.

Hämodynamisch wirksame Thoraxkompressionen erfordern einen so hohen Kraftaufwand, daß dieser auf die Dauer durch die alleinige Kraft der Arme nicht aufgebracht werden kann. Die Arbeit der Arme muß deshalb durch das Gewicht (und der Kraft) des Oberkörpers unterstützt werden, was aber nur dann möglich ist, wenn die Arme während der Herzmassage im Ellbogen durchgestreckt gehalten werden. Der Helfer kann dieser Forderung nur dann nachkommen, wenn er dem Patienten gegenüber erhöht arbeiten kann. Befindet sich der Patient am Boden, dann erzielt der Helfer die ideale Position, wenn er sich neben den Patienten kniet; liegt das Opfer höher (im Bett, auf dem OP-Tisch usw.), dann muß der Helfer stehend Hilfe leisten, gelegentlich sogar eine Stufe benützen.

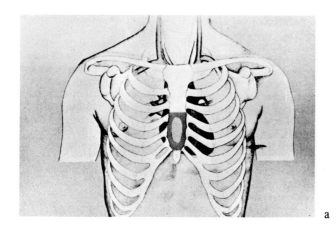

a

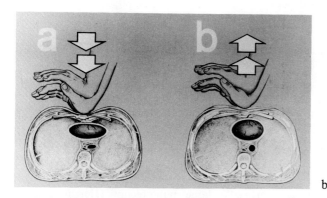

b

Abb. 21. a Der Druckpunkt für die Thoraxkompression liegt 2 Querfinger proximal vom distalen Brustbeinende (schraffierte Stelle am Sternum). [Aus 524, S. 212] **b** Eine hämodynamisch optimal wirksame Thoraxkompression erfordert die Annäherung des distalen Sternumendes auf 4−5 cm an die Wirbelsäule beim Erwachsenen [16], bzw. die Kraftanwendung von 25−30 kg. [Nach 129]

5.1.3.3 Druckübertragung

Hämodynamischen Messungen zufolge ist die Aufrechterhaltung eines Druckplateaus am Ende der Thoraxkompression günstiger als ruckartig durchgeführe Herzmassagen [213]. Durch Verlängerung der Kompressionszeit und Haltung eines Plateaudrucks ist nämlich ein höherer arterieller Mitteldruck erzielbar.

Die Organperfusion kann durch eine mit den Kompressionsstößen simultan erfolgte Beatmung (anstelle der konventionellen Interposition) noch weiter verbessert werden [025], da die damit verbundene Erhöhung des intrathorakalen Drucks das Zusammenwirken der Thorax- und Herzpumpe günstig beeinflußt. Eine mit der Herzmassage simultan durchgeführte Beatmung ist aber grundsätzlich nur bei Intubierten möglich.

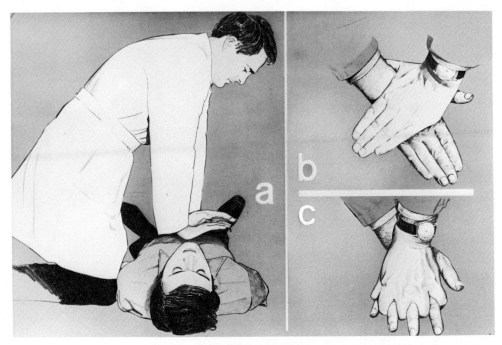

Abb. 22. a Die ideale Hilfeleistungsstellung für die externe Herzmassage. Alternative Handhaltung. **b** Verschränken der Hände, **c** Ineinandergreifen der Finger. [Aus 129]

Eine allgemeine Empfehlung, diese neuartige Wiederbelebungstechnik (Herzmassage bei simultaner Beatmung) in den Unterrichtsstoff für Erste-Hilfe-Kurse aufzunehmen, kann derzeit aber nicht erfolgen, da die bislang vorliegenden Untersuchungsergebnisse dafür noch nicht ausreichend sind. Beide, das bislang praktizierte Verfahren und die neue Technik, parallel zu unterrichten, erscheint wiederum nicht sinnvoll. Ein derartiges Vorgehen könnte v.a. bei Laienhelfern mehr Verwirrung stiften, als Vorteile bringen.

5.1.3.4 Technik der extrathorakalen Herzmassage

Die extrathorakale Herzmassage ist nach Feststellung des Kreislaufstillstands unverzüglich einzuleiten und immer mit der Beatmung des Opfers zu kombinieren [226]. Der Herzmassage muß die Belüftung der Lungen durch 4 rasche Ventilationen und eine nochmalige Überprüfung des Karotispulses unmittelbar vorausgehen [129].

Einhelfermethode

Die Arbeitsfrequenz, die sich aus der Anzahl der Thoraxkompressionen und der Atemspende pro min ergibt, beträgt bei der Einhelfermethode vereinbarungsgemäß 80, das Verhältnis der Thoraxkompressionen zur Atemspende ist 15:2 (Abb. 23a). Die 2 Atemspenden sind in schneller Folge, ohne eine vollständige Exspiration zwischen ihnen abzuwarten, vorzunehmen, da das Ausmaß des Gasaustauschs in den Lungen in dieser Situation in erster Linie von der Größe des angebotenen Luftvolumens abhängig ist. Ein weiterer Grund

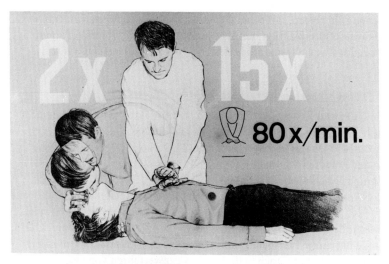

a

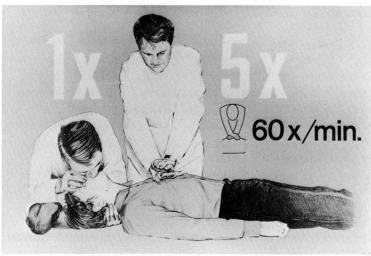

b

Abb. 23. a Arbeitsfrequenz, Verhältnis der Herzmassage zur Atemspende und Technik der Einhelfer-Methode. **b** Arbeitsfrequenz, Verhältnis der Herzmassage zu Atemspende und Technik der Zweihelfer-methode. [Aus 129]

für dieses Vorgehen ist die Erzeugung eines erhöhten endexspiratorischen Drucks, der zu einer Verringerung des intrapulmonalen Shuntvolumens mit Verbesserung der Oxygenierung des Bluts führt [025, 242]. Beides, hohe Atemzugvolumina und möglichst günstige Oxygenierung des Bluts, ist gerade bei der Einhelfermethode von großer Wichtigkeit, weil die Qualität des Kreislaufs durch die periodische Unterbrechung der Herzmassage nur recht dürftig ist.

Zweihelfermethode

Die Arbeitsfrequenz beträgt bei der Zweihelfermethode 60, das Verhältnis der Thorax-kompressionen zur Atemspende ist 5:1 (Abb. 23b). Die Beatmung hat interponierend nach jeder 5. Herzmassage zu erfolgen, ohne daß dabei das kompressionsfreie Intervall verlängert wird. Da die exakte Interposition der Beatmung bei nicht intubierten Patienten schwierig ist, ist auch bei der Zweihelfermethode der 15 : 2-Rhythmus zulässig [524, S. 212].

Herzdruckmassage mit dem Fuß

In 1978 wurde von Bielefeld und Regula die extrathorakale Herzmassage mit dem Bein-Fußverfahren vorgestellt [054] und gleichzeitig der Vorschlag für das Einführen dieser Technik in die Standardmethoden der kardiopulmonalen Wiederbelebung unterbreitet. Die Methode wurde in der Folgezeit von mehreren Autoren überprüft und schließlich abgelehnt, weil sie mit mehr Nachteilen als Vorteilen verbunden ist [126, 278, 577]. In der letzten Ausgabe der American Heart Association [016] findet diese Methode keine Erwähnung.

Als Vorteile der Methode werden die leichte Erlernbarkeit und die hämodynamische Effektivität, als Nachteile der große Platzbedarf und die schlechte Dosierbarkeit der Herzmassagekraft angesehen. Hinzu kommt noch, daß das Bein-Fußverfahren von vielen Helfern abgelehnt wird und daß es v.a. die Laienhelfer in der Wahl der Hilfeleistung verunsichert.

5.1.3.5 Der präkordiale Schlag

Die Ansichten über die Bedeutung des präkordialen Schlags für die Wiederherstellung der Herztätigkeit sind kontroversiell. Einige Autoren empfehlen seine Durchführung unter bestimmten Bedingungen [004, S. 584; 067, 129, 524, S. 234], andere halten den präkordialen Schlag für wertlos [475, S. 87 ff., 689], u.U. sogar für gefährlich. Entgegen früherer Ausgaben [015] gibt es für den präkordialen Schlag in den 1980 herausgegebenen Standards der American Heart Association [016] keine Empfehlungen mehr.

Der präkordiale Schlag wurde von Pennington und Taylor 1970 [445] für die Beseitigung von kardialen Notfällen mit Erfolg angewendet und deshalb für eine wichtige Maßnahme für Wiederbelebung gehalten. Die Fälle wurden aber genaugenommen nur ungenügend oder gar nicht dokumentiert, und die Wirksamkeit des präkordialen Schlags wurde dadurch in Frage gestellt. Es gilt zwar als erwiesen, daß der Schlag einen elektrischen Impuls auslösen kann, dieser Reiz ist jedoch mit großer Wahrscheinlichkeit für die Beendigung eines Kammerflimmerns nicht ausreichend. Der Autor dieser Monographie konnte auch einmal die Beendigung einer Synkope durch einen präkordialen Schlag beobachten. Es handelte sich in diesem Fall um einen Patienten, der wie bekannt war, unter Adam-Stokes-Anfällen litt.

Angesichts der z.Z. geltenden widersprüchlichen Ansichten muß die Indikation für die Durchführung des präkordialen Schlags mit größter Vorsicht gestellt werden. Der präkordiale Schlag ist noch am ehesten in der frühen Phase des Kreislaufstillstands, wenn der Helfer den Eintritt des Kreislaufstillstands miterlebt hat, berechtigt. Ferner bei monitierten Patienten unter bestimmten Bedingungen und als „mechanische Schrittmachertherapie" bei totalem AV-Block mit erhaltenem Bewußtsein [004, S. 584; 524, S. 234 f.]. Bei Kindern und asphyktischen Patienten ist der präkordiale Schlag strikt kontraindiziert.

Der präkordiale Schlag muß das Sternum etwa in halber Höhe treffen und wird mit dem fleischigen Teil der Faust aus 20—30 cm Höhe einmalig und kräftig vorgenommen (Abb. 24). Unter bestimmten Bedingungen sind aber auch wiederholte Schläge zulässig.

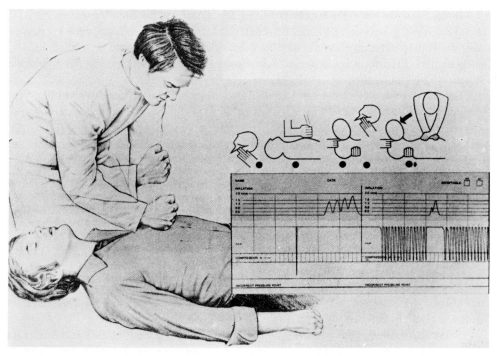

Abb. 24. Durchführung des präkordialen Schlags. Im rechten oberen Teil der Abb. ist die gesamte Vorgangsweise beim miterlebten Kreislaufstillstand schematisch abgebildet: Pulskontrolle, präkordialer Schlag, 4 Insufflationen in rascher Folge, Pulskontrolle, Beatmung und Herzmassage. [Aus 524, S. 235]

5.2 Phase II: Wiederherstellung spontaner Herzaktionen

In Anlehnung an die Empfehlungen der American Heart Association [016] kann die 2. Phase der Wiederbelebungsmaßnahmen in zwei Kapitel unterteilt werden:
a) Elementare Hilfeleistung unter Einsatz von Hilfsmitteln,
b) Maßnahmen, die unmittelbar auf die Wiederherstellung der spontanen Kreislauftätigkeit gerichtet sind.

5.2.1 Sicherung des pulmonalen Gasaustauschs unter Einsatz von technischen Hilfsmitteln

Technische Hilfsmittel erhöhen die Wirksamkeit der Reanimationsmaßnahmen. Es muß aber in diesem Zusammenhang nachdrücklich darauf hingewiesen werden, daß die Hilfsmaßnahmen mit korrekter Technik ausgeführt auch ohne apparative Hilfeleistung effektiv sein können. Mit anderen Worten ausgedrückt: Die Hilfeleistung muß auch mit den einfachsten Mitteln prompt eingeleitet und nach und nach den Umständen entsprechend verbessert werden. Die in Frage kommenden technischen Behelfe können unter Berücksichtigung ihres Verwendungsbereichs aus didaktischen Gründen 3 Gruppen zugeordnet werden:
1. Hilfsmittel, die auch für den Gebrauch durch Laienhelfer geeignet sind;
2. Hilfsmittel für das paramedizinische Personal;
3. Hilfsmittel, die sich nur für den ärztlichen Gebrauch eignen.

In der Praxis ist aber eine strikte Trennung der Hilfsmittel für ihren Verwendungsbereich (Laienhelfer, paramedizinisches Personal und Ärzte) weniger sinnvoll, denn die Anwendung der Hilfsmittel muß nicht nur dem Ausbildungsgrad angepaßt werden, sondern es spielt auch die Erfahrung des Helfers mit dem jeweiligen Hilfsmittel bzw. mit der gegebenen Situation eine nicht unbedeutende Rolle.

Die Hilfsmittel, die sich für den Laienhelfer eignen, sind einfach konstruierte, platzsparende und weitgehend wartungsarme Behelfe. Sie dienen v.a. der Erleichterung der Atemspende und können, wenn der Helfer mit ihrer Benützung vertraut ist, die Effektivität der Hilfeleistung wesentlich erhöhen. Es muß aber ausdrücklich vor der Überbewertung dieser Instrumente gewarnt werden. Die Hilfsmittel sollen nur dann verwendet werden, wenn sie sofort verfügbar sind. Sie dürfen, wenn sie nicht sofort greifbar sind, den Beginn der Hilfeleistung nicht hinauszögern.

5.2.1.1 Oropharyngeale Tubusse

Der ursprünglich von Guedel für Narkosezwecke entwickelte Tubus wird für die Erste Hilfe in zahlreichen Varianten angeboten.

Der *Guedel-Tubus* selbst wird in verschiedenen Größen hergestellt (Abb. 25) und hat sich auch in der Ersten Hilfe für die Freihaltung des oropharyngealen Luftwegs während der Beatmung bestens bewährt.

Seine Handhabung „erfordert viel Geschick" [433, S. 46], er leistet aber auch in der Hand von Laien eine wertvolle Hilfe, wenn die Gebrauchshinweise beachtet werden. Der Tubus kann seine Wirkung nur dann voll zur Geltung bringen, wenn er in der richtigen Größe verwendet wird, und darf überdies nur bei tief bewußtlosen Patienten, deren pharyngeale Reflexe ausgeschaltet sind, eingesetzt werden.

Zum Zweck der Einführung des Tubus muß der Kopf überstreckt und der Mund geöffnet werden. Der Tubus wird dann mit seiner Innenkrümmung zur Oberlippe gerichtet, etwa bis zur Hälfte seiner Länge in den Mund eingeführt, dann um $180°$ gedreht und schließlich in die endgültige Position gebracht. Diese ist erreicht, wenn die Krümmung der Tube auf der Zunge aufliegt, der harte Teil zwischen den Zähnen liegt und der Flansch außen auf den Lippen sitzt (Abb. 26). Bei der Vorschiebung des Tubus muß besonders darauf geachtet werden, daß die Zunge dabei nicht in den Rachen verlagert wird. Bei Besserung der Bewußtseinslage und Rückkehr der pharyngealen Reflexe muß der Tubus wieder entfernt werden.

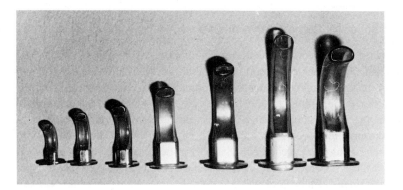

Abb. 25. Oropharyngeale Tuben vom Guedel-Typ; Säuglings- und Erwachsenengrößen

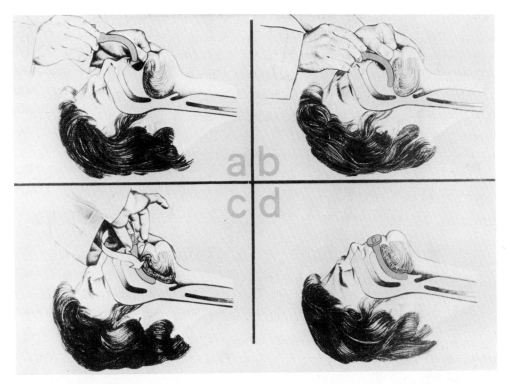

Abb. 26. Darstellung der wichtigsten Phasen der Einführung einer oropharyngealen Luftbrücke vom Guedel-Typ. [Aus 129]

5.2.1.2 Abgekürzte Mundtubusse

Diese können — da sie die Zungenkrümmung nicht beachten — in Einheitsgrößen hergestellt werden. Die Gefahr eines reflektorisch ausgelösten Erbrechens oder eines Laryngospasmus ist durch ihre Benützung nicht gegeben, weil sie die hintere Pharynxwand nicht berühren. Diesen Vorteilen steht andererseits jedoch der Nachteil entgegen, daß ein solcher Tubus die Hypopharynx nicht freihalten kann. Der Anwendungsbereich erstreckt sich auf die Offenhaltung des Munds eines stuporösen Patienten, aber auch auf die Atemspende [406]. Einer der ersten Tuben dieses Typs wurde von Safar vorgestellt [512] und ist unter der Bezeichnung „Safar-Tubus" oder S-Tubus bekannt geworden. Später wurde der S-Tubus zusätzlich mit einem Lippenteil versehen, und verhinderte damit den direkten Mund-zu-Mund-Kontakt (Abb. 27, 28). Er trug dadurch zur Beseitigung der Vorwände gegen die direkte Beatmung aus ästhetischen Gründen bei und schaffte eine wesentliche Voraussetzung für die rasche Verbreitung der Atemspende. Ein weiterer Vertreter dieses Tubustyps ist der von den Draeger-Werken entwickelte *Oro-Tubus* [004, S. 579]. Er wird mit einem Befestigungsband und einer Nasenklemme ausgeliefert (Abb. 29a, b) und erleichtert mit diesen Zusätzen das Vorgehen bei der Einhelfermethode, indem der Tubus nach einer einmaligen Fixierung am Gesicht des Patienten auch dann nicht mehr verrutscht, wenn der Helfer den Kopf des Opfers für die Herzmassage immer wieder loslassen muß.

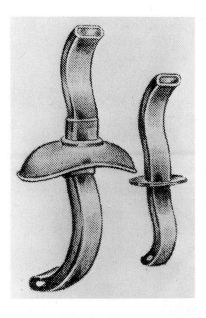

Abb. 27. S-Tubusse in 2 Größen. [Aus 524, S. 190]

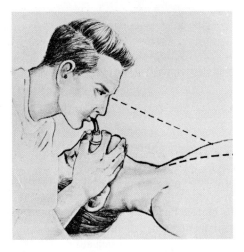

Abb. 28. Beatmung mit dem S-Tubus. [Aus 378, S. 18]

5.2.1.3 Nasopharyngeale Tubusse

Sie werden von den Patienten besser toleriert als die Luftbrücken vom Guedel-Typ, sie können aber ähnlich den abgekürzten Tuben das Zurücksinken der Zunge nicht verhindern.

Die Einführung eines nasopharyngealen Tubus erfordert Übung, denn einerseits ist bestimmtes, andererseits jedoch vorsichtiges Vorgehen am Platz. Beim Passieren des nasalen Raums muß ein relativ hoher Widerstand überwunden werden. Zu brüskes Vorschieben führt aber nicht selten zu Schleimhautläsionen und Epitaxis.

Ein weiterer Nachteil ist die Gefahr der Lumenverlegung durch anatomische Besonderheiten des Nasengangs und durch Implantierung von eingedicktem Sekret in das Tubuslumen. Bei Kindern sollen nasopharyngeale Luftbrücken aus anatomischen Gründen

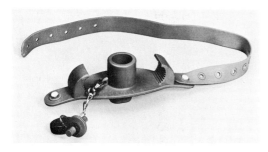

a

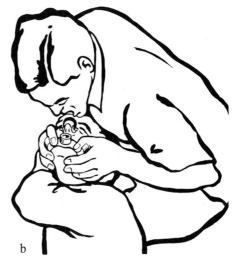

Abb. 29. a Ansicht des Orotubus und **b** seine Verwendung. (Mit freundlicher Genehmigung der Draeger-Werke zur Verfügung gestellt)

b

nicht verwendet werden. Die Wahl der passenden Tubuslänge erfordert Erfahrung im Umgehen mit derartigen Tubussen und ist v.a. deshalb von Bedeutung, weil ein zu langer Tubus den Luftstrom in den Ösophagus lenken würde. Ähnlich den oropharyngealen Airways werden auch die nasopharyngealen in unterschiedlichen Größen angeboten (Abb. 30).

5.2.1.4 Gesichtsmasken

Gesichtsmasken wurden für die Erste Hilfe zunächst aus ästhetischen Gründen empfohlen [136], später bekamen sie auch solche konstruktiven Züge, die geeignet waren, die Effektivität der Beatmung zu erhöhen. Sie sind für die Vermeidung eines direkten Kontakts zwischen Helfer und Opfer noch geeigneter als die abgekürzten Mundtubusse. Mit Zusatzvorrichtungen für Sauerstoffzufuhr und für den Anschluß eines Beatmungsbeutels sind sie überdies auch vielseitiger verwendbar. Die modernen Masken werden für Wiederbelebungszwecke teils in verschiedenen, teils in Einheitsgrößen angeboten (Abb. 32) und aus einem

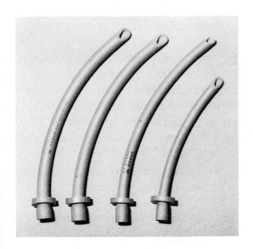

Abb. 30. Nasopharyngeale Airways in unterschiedlichen Größen

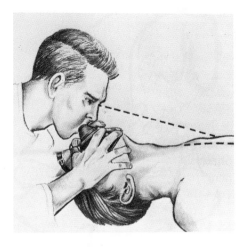

Abb. 31. Mund-zu-Maske-Beatmung. Mit dem Drei-fachgriff kann der Helfer sowohl die Maskenatmung als auch die Kopfüberstreckung vornehmen und hat zusätzlich die richtige Position für die Beobachtung der Brustkorbbewegungen. [Aus 378, S. 18]

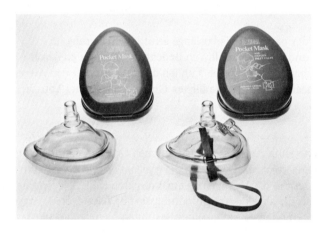

Abb. 32. Die von Laerdal entwik-kelte Taschenmaske wird in einer Einheitsgröße erzeugt. Sie hat sich insbesondere für Laienhelfer be-währt [Breivik, zit. in 524, S. 206]. (Mit freundlicher Genehmigung von A. Laerdal)

durchsichtigen Material gefertigt. Die Transparenz ermöglicht die Erkennung von Lippen-zyanosen, von Speichel- und Blutansammlungen sowie von Erbrechen unter der Maske; ebenso ist die spontane Atemtätigkeit am periodischen Beschlagen der Maskenwand mit Feuchtigkeitskondensat leicht kontrollierbar.

Die Masken, die für die Atemspende vorgesehen sind, weisen einen Beatmungsstutzen für den Helfer auf und können mit zusätzlichen Vorrichtigungen, wie Nichtrückatmungs-ventil, Sicherheitsdruckbegrenzer, Anschlußmöglichkeit für Sauerstoffzuleitung, versehen werden. Über den Beatmungsstutzen kann auch ein Atembeutel angeschlossen werden. Einige der modernen Masken sind auch für die Spontanatmung geeignet, ein Verwen-dungsbereich, der bei erhaltener Eigenatmung, jedoch bei Bedarf einer höheren Sauer-stoffkonzentration gegeben ist.

5.2.1.5 Beutel-Ventil-Masken-Systeme

Aus dem einfachen Kreiselmann-Gerät [317] sind im Laufe von beinahe 4 Jahrzehnten durch zahlreiche Verbesserungen Beatmungssysteme entstanden, die unter Notfallbe-

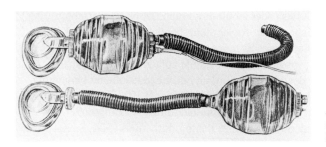

Abb. 33. Beutel-Ventil-Maskensysteme mit Faltenschlauch und Sauerstoffreservoir. [Aus 378, S. 18]

dingungen sehr effektiv sind und komplizierteren Beatmungsgeräten, die im Krankenhausbereich ideal sind, überlegen sind. Trotzdem kann nicht behauptet werden, daß die Entwicklung von Beatmungssystemen für den Notfallbereich bereits abgeschlossen wäre [134, S. 73 ff.].

Moderne Beutel-Ventil-Masken-Systeme (Abb. 33) müssen eine Reihe von Kriterien erfüllen, damit sie den hohen Anforderungen, welche die Notfallversorgung stellt, gerecht werden:

1. Das System muß wartungsarm und platzsparend sein, die volle Funktionsfähigkeit muß aber unter extremen Umweltbedingungen erhalten bleiben.
2. Der Atembeutel darf im Gegensatz zu den früheren Typen in seinem Inneren aus hygienischen Gründen keinen Gummischwamm mehr enthalten. Die einzelnen Bestandteile des Systems sind aus durchsichtigem Material zu fertigen.
3. Der Atembeutel muß neben einer Anschlußmöglichkeit für Sauerstoff durch eine geeignete Vorrichtung, wie Faltenschlauch oder Sauerstoffreservoir, eine Beatmung mit höherer Sauerstoffkonzentration (bis zu 100%) erlauben.
4. Das Nichtrückatmungsventil darf selbst bei hohem Sauerstofflow (bis zu 15 l) weder undicht werden, noch klemmen. Die Füllungsrate des Beutels muß so hoch sein, daß 20–30 Ventilationen pro min im Bedarfsfall ausgeführt werden können.
5. Der für den Patienten vorgesehene Teil des Beutels muß ein 22/15 mm Anschlußstück aufweisen, damit der Beutel unmittelbar an eine Maske oder einen Tubus angeschlossen werden kann.

Die Verwendung eines Beutel-Ventil-Masken-Systems nach Art des Ruben-Systems [510], welches inzwischen zahlreiche konstruktive Verbesserungen erfahren hat [422, 535, 546], ermöglicht grundsätzlich, insbesondere dann, wenn die Beatmung anstatt über die

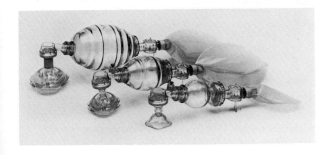

Abb. 34. Mit Sauerstoffreservoir ausgestattetes Beutel-Ventil-Maskensystem mit verschiedenen Fassunsvolumina: Erwachsene 1600 ml, Kinder 500 ml, Säuglinge 240 ml. Die Sauerstoffreservoire haben ein Füllungsvolumen von 2600 ml (Erwachsene und Kinder) bzw. 600 ml (Säuglinge). (Mit freundlicher Genehmigung von A. Laerdal)

Maske, über einen endotrachealen Tubus (oder zumindest einen Ösophagusverschlußtubus) geht, eine ideale Beatmung. Entsprechend den Anwendungsbereichen (Säuglinge, Kinder, Erwachsene) sind verschiedene Größen dieses Systems zu verwenden (Abb. 34). Ein Beutel-Ventil-Masken-System sollte, sobald es die Umstände zulassen, die Atemspende ablösen, weil es die Effektivität der Beatmung wesentlich erhöht [539]. Seine Benützung ist jedoch nicht einfach, und für Laienhelfer deshalb kaum geeignet [016]. Die Erfahrungen zeigen, daß weniger geübte Personen die Mund-zu-Maske-Beatmung wirkungsvoller zur Geltung bringen als die Beatmung mit Hilfe eines Beatmungsbeutels [524, S. 204]. Die Ursache dieses Phänomens liegt darin, daß die Wirksamkeit der Maskenbeatmung von zwei Faktoren abhängig ist:

1. Offenhaltung der Atemwege,
2. Abdichtung der Maske gegenüber dem Gesicht des Patienten.

Bei der Mund-zu-Maske-Beatmung kann der Helfer seine beiden Hände für die Verwirklichung dieser Voraussetzungen benützen; bei der Benützung eines Beutel-Ventil-Masken-Systems hat er dafür nur eine Hand zur Verfügung, denn die zweite muß ja den Atembeutel betätigen.

Die Verwendung eines oropharyngealen Airways vom Typ des Guedel-Tubus ist im Zusammenhang mit der Benützung eines Beutel-Ventil-Masken-Systems deshalb auch für einen geübten Helfer vorteilhaft.

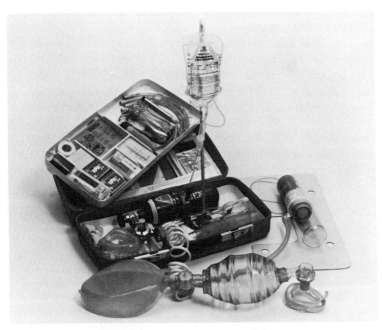

Abb. 35. In einem modernen Notfallkoffer können die wichtigsten Hilfsmittel, auch ein Beutel-Ventil-Maskensystem für die Reanimation untergebracht werden. (Mit freundlicher Genehmigung von A. Laerdal)

5.2.1.6 Sauerstoff

Über die Notwendigkeit einer frühzeitigen Sauerstoffapplikation während der Reanimation besteht in der Literatur Einigkeit [015, 016; 524, s. 209; 592], ebenso auch in der Beibehaltung der Beatmung mit einem erhöhten Sauerstoffanteil noch für einige Stunden, wenn die Spontanatmung insuffizient ist. Weniger klar ist hingegen die Indikation zur kontrollierten Respiration bei ausreichender Spontanatmung sowie die optimale Dauer und das Ausmaß der Atemluftanreicherung mit Sauerstoff, wenn die Blutgaswerte nicht eindeutig eine Gasaustauschstörung erkennen lassen. Safar ist der Ansicht, daß eine kontrollierte Beatmung mit einem FiO_2 von 1 für einige Stunden unbedenklich und deshalb absolut vertretbar ist [521, S. 201]. Er spricht sich für die Reduktion des Sauerstoffanteils auf etwa 60% erst nach Ablauf von 6 h aus. Die Senkung des FiO_2 sollte aber nur so weit erfolgen, daß der PaO_2-Wert trotzdem sicher über 100 mmHg (13,33 kPa) verbleibt.

Leichte und reversible pulmonale Veränderungen werden bei Gesunden, die beim atmosphärischen Druck reinen Sauerstoff atmen, nur dann beobachtet, wenn diese hohe O_2-Konzentration mindestens 6 h lang angeboten wurde. Ein FiO_2 von 0,5 mmHg (0,019 kPa) wird auch monatelang ohne faßbare Schäden toleriert [536, S. 282].

Für die Sauerstoffapplikation unter Notfallbedingungen sind Beutel-Ventil-Masken-Systeme geeigneter, als gas- oder strombetriebene Respiratoren. Sie sind betriebssicherer, handlicher und in der Bedienung einfacher [535]. Eine Beatmung mittels Sauerstoff über ein Beutel-Ventil-Masken-System könnten auch Laienhelfer vornehmen, wenn sie in der Handhabung geschult sind. In der Praxis bleibt aber die Sauerstoffapplikation trotzdem praktisch dem paramedizinischen Personal und den Ärzten vorbehalten, weil nur sie über die notwendige Ausrüstung bei den Einsätzen verfügen.

5.2.1.7 Absaugvorrichtungen

Absaugvorrichtungen stellen die beste Lösung für die Entfernung flüssig-breiiger Fremdkörper aus den Atemwegen dar. Für die Notfalltherapie werden kleinere, tragbare Saugereinheiten, bestehend aus Vakuumpumpe, Saugerbehälter, Verbindungsschlauch und verschieden großen steril verpackten Saugkathetern, benützt. Derartige Geräte sind umständehalber Kompromißlösungen, denn sie müssen eine hohe Saugleistung bei möglichst geringem Energie- und Platzbedarf entfalten. Ideal sind solche Sauger-einheiten, bei denen die Saugkraft reguliert werden kann und der Auffangbehälter transparent ist. Diese Voraussetzungen ermöglichen eine dem tatsächlichen Bedarf erforderliche Anpassung der Saugleistung, die Beurteilung des abgesaugten Materials und der noch vorhandenen freien Kapazität des Auffangbehälters.

Für den Mund- und Rachenraum, wo oft größere Mengen eines zähflüssigen Materials abgesaugt werden müssen, wird ein hoher Sog und für seine Übertragung steife Sauger-endstücke mit zentralen und seitlichen Öffnungen benötigt. Im Trachealbronchialbereich darf hingegen wegen der Verletzungsgefahr der Lungen nur ein geringerer negativer Druck angewandt werden und die Katheter müssen weich und flexibel sein. Besonders zweckmäßig erweisen sich halbsteife Katheter mit einem leicht angebogenen, distalen Endstück (Metraskatheter), weil sie auch in den ungünstig liegenden linken Hauptbronchus vorgeschoben werden können. Bei asphyktischen Patienten muß beachtet werden, daß die Absaugung den durch die Beatmung gesicherten Gasaustausch während der Saugung behindert bzw. unterbricht und die Hypoxie während dieser Zeit zunimmt. Bei intubierten Patienten darf der Absaugkatheter das Tubuslumen aus demselben Grund nicht voll ausfüllen bzw. der Absaugvorgang muß kurz gehalten werden. Wiederholte, kurzfristige Saugmanöver sind günstiger als ein einziger ausgedehnter Saugvorgang. Bei hypoxischen Patienten muß überdies mit gefährlichen pharyngealen Reflexen gerechnet werden. Der Saugvorgang kann Broncho- und Larnygospasmus, kardiale Rhythmusstörungen und sogar einen reflektorischen Kreislaufstillstand zur Folge haben [583]. Wie die Messungen des intrakraniellen Drucks zeigen, kommt es während der endotrachealen Absaugung zu einem akuten Anstieg des intrakraniellen Drucks, der dann v.a. bei pathologischen Prozessen für längere Zeit noch bestehen bleibt. Bei Patienten, die ein Hirnödem oder eine intrakranielle Druckerhöhung aus anderen Gründen haben, müssen im Hinblick auf die Verschlechterung der zerebralen Perfusion durch die intrakranielle Druckerhöhung Maßnahmen ergriffen werden, die geeignet sind, die Drucksteigerung abzufangen. Die Gabe von Barbituraten, Lokalanästhetika, u.U. Diazepam und Muskelrelaxanzien wird vor der Absaugung solcher Patienten zunehmend öfter empfohlen.

Die Benützung von Absaugvorrichtungen ist auch unter Notfallbedingungen Ärzten und dem paramedizinischen Personal vorbehalten.

5.2.1.8 Ösophagusverschlußtubus

Die Bemühungen, einen Tubus zu entwickeln, welcher die Aspiration verhindert und auch von Nicht-Ärzten sicher angewendet werden kann, gehen ebenfalls wie so vieles auf dem Gebiet der Reanimationsbemühungen auf die Mitte der 50er Jahre zurück [144, 125; 137, S. 65 ff.]. Heute liegen zwar bereits verschiedene Tubustypen vor [189, S. 58 ff.], die Diskussionen um die Bedeutung der Intubation des Ösophagus als Notfallhilfe sind aber noch lange nicht abgeschlossen [144, 176, 200; 531, S. 32 ff.], weil die Methode angesichts der gegenwärtig noch hohen Komplikationsrate von etwa 10% eher abzulehnen als zu befürworten ist. Die Intubation des Ösophagus ist aber in jedem Fall ein schwacher Ersatz und kein Alternativum zu der endotrachealen Intubation. Andererseits hat der Ösophagusverschlußtubus den oro- und nasopharyngealen Luftbrücken gegenüber zweifellos den Vorteil, daß er die Aspirationsgefahr herabsetzt, den endotrachealen Tuben gegenüber, daß er einfacher in der Handhabung ist. Von den z.Z. aktuellen Modellen fanden v.a. der Pharynx-Ösophagus-Tubus und der Ösophagustubus vermehrt Interesse. Sie beide haben eine etwas differenzierte Handhabung, sind aber im Grunde genommen trotzdem weitgehend mit den gleichen Vor- und Nachteilen behaftet.

Die Einführung des Pharynx-Ösophagus-Tubus erfolgt ähnlich wie die des Guedel-Tubus, die Handhabung des Ösophagusverschlußtubus ist mehr mit dem endotrachealen Intubationsvorgang vergleichbar (Abb. 36). Nachdem der Ösophagusverschlußteil blind in die Speiseröhre eingeführt wurde, wird die Abdichtungsmanschette aufgeblasen und der Tubus anschließend durch einen Beatmungsversuch unter gleichzeitiger Beobachtung des Patienten auf die korrekte Lage überprüft.

Die Funktionsweise des Ösophagusverschlußtubus kann folgendermaßen kurz charakterisiert werden:

Der distale Teil des Tubus reicht in den Ösophagus hinein und dichtet die Speiseröhre ab, wenn die aufblasbare Gummimanschette, die um die Außenwand des Tubus anliegt, mit Luft oder Wasser aufgefüllt wird. Das distale Ende des Tubus selbst ist entweder blind verschlossen, oder kann bei einer anderen Tubusvariante durch eine Sonde, die durch den im Ösophagus liegenden Tubus in den Magen vorgeschoben wird, passiert werden.

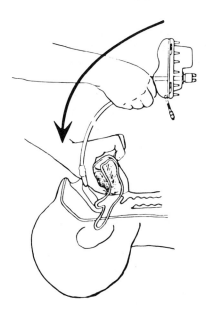

Abb. 36. Einführung eines Ösophagusverschlußtubus. [Aus 189, S. 60]

Dieser Tubustyp wird in Kombination mit einer Spezialmaske verwendet, die für die Mund-zu-Mund-Beatmung konstruiert wurde.

Der Ösophagus-Pharynx-Tubus weist im Bereich seines hypopharyngeal liegenden Teiles multiple Perforationen in der Wandung auf, die den Gasaustausch bei der Mund-zu-Tubus-Beatmung ermöglichen.

Der Ösophagustubus, gleich welchen Typs, darf nur bei tief komatösen Erwachsenen und ohne Gewaltanwendung eingeführt werden, bei Verdacht auf Fosses routes ist er unverzüglich zu entfernen. Die Gefährdung der Patienten durch einen Ösophagusverschlußtubus ist bei Beachtung dieser Hinweise minimal; eine Fehllage ist, wenn sie sofort erkannt und behoben wird, ohne Bedeutung [524, S. 192; 531, S. 32; 564].

5.2.1.9 Endotracheale Tubusse

Die endotracheale Intubation ist zweifelsohne eine kaum invasive, aber sichere Methode für die Freihaltung der Atemwege. Anders jedoch als für Narkosezwecke im Klinikbereich [377, S. 385] unter Notfallbedingungen sollte sie nur eines der letzten Glieder in der Kette der Versorgung vitaler Funktionen sein, denn ihre Komplikationsrate nimmt im Zusammenhang mit den ungünstigen Intubationsverhältnissen zu.

Eine absolute Indikation für die dringliche Intubation ist nur in den seltensten Fällen gegeben [193, S. 132 ff.], nämlich dann, wenn der Patient auf eine andere Weise nicht beatmet werden kann, oder eine Aspiration droht bzw. bereits eingetreten ist. Eine relative Indikation besteht bei Regurgitationsgefahr während der kardiopulmonalen Wiederbelebung [017].

Die Intubation der Trachea ist auch im Notfall erst nach Oxygenierung bei vorsichtiger Hyperventilation einzuleiten und sollte bei Apnoe allein binnen 30 s, bei Kreislaufstillstand binnen 15 s abgeschlossen sein [524, S. 196 ff.]. Gelingt sie innerhalb dieser Zeit nicht, dann muß der Vorgang unterbrochen werden und darf nur wieder nach einer ausreichenden Reoxygenierungsphase versucht werden.

Tabelle 9. Faktoren, welche die Notfallintubation erschweren

1. Ungünstige Lage des Patienten
2. Ungünstige Position des Helfers für die Hilfeleistung
3. Widrige Umweltbedingungen
4. Fehlen einer gut ausgebildeten Hilfsperson
5. Eingeschränkte Ausrüstungskapazität

Tabelle 10. Empfohlene Größen für endotracheale Tuben. [Mod. nach 015]

Alter	Tubusgröße (mm)	
Neugeborene	3,0	
Bis 2 Jahre	3,5−4	ohne aufblasbare Manschette
Bis 5 Jahre	4 −5	
Bis 12 Jahre	5 −6,5	
Bis 16 Jahre	6 −7,5	mit aufblasbarer Manschette
Erwachsene	7,5−9	

Obwohl der orotracheale Tubus für eine längerdauernde Intubationsperiode nur wenig geeignet ist, ist die primäre nasotracheale Intubation während der Reanimation aus Sicherheitsgründen als Routineverfahren abzulehnen.

Wie jeder erfahrene Arzt weiß, kann der Intubationsvorgang durch einige vorbereitende Maßnahmen wesentlich erleichtert und somit auch beschleunigt werden. Der Schaffung günstiger Verhältnisse sind aber unter Notfallbedingungen enge Grenzen gesetzt (Tabelle 9). Um so bedeutender ist gerade in dieser Situation der Ausbildungsgrad des Helfers, denn die Intubationsschwierigkeiten sind am häufigsten auf Unerfahrenheit zurückzuführen [688, S. 232]. Die Intubation fällt somit in erster Linie in den Kompetenzbereich spezialausgebildeter Ärzte. Die Frage, ob auch das paramedizinische Personal für Notfallintubationen herangezogen werden darf und soll, kann z.Z. nicht verbindlich beantwortet werden, weil die regionalen Voraussetzungen zu unterschiedlich sind.

Eine wesentliche Voraussetzung für die Beschleunigung der Tubuseinführung gerade in Notfallsituationen ist die gründliche Planung des Vorgehens. Neben den allgemeinen Gesichtspunkten — wie Vorbereitung von Tubussen in 2−3 Größen (Tabelle 10), oropharyngeale Absaugung usw. — müssen gerade auch spezielle Maßnahmen, wie Benützung eines Führungsinstruments, sowie die Gabe von Sedativa und Muskelrelaxanzien von Fall zu Fall sorgfältig abgewogen werden, weil sie nicht nur Vorteile, sondern auch zusätzliche Gefahren für den Patienten beinhalten [334, S. 199; 377, S. 392; 386, 593, 595, 586].

Die Anwendung von Sedativa und rasch wirksamen Muskelrelaxanzien erleichtert und beschleunigt den Intubationsvorgang bei stuporösen Patienten; bei Schädel-Hirn-Verletzten verhindern v.a. die Barbiturate das Ansteigen des intrakraniellen Drucks während der Intubation. Die Gabe von diesen Mitteln erhöht jedoch durch Ausschaltung der Schutzreflexe die Aspirationsgefahr und kann überdies auch zu schweren Kreislaufstörungen bis hin zu Kreislaufstillstand Anlaß geben [562].

Auch die Frage des Tubuswechsels soll hier kurz erörtert werden, denn sie stellt sich im Zusammenhang mit Notfallintubationen öfters als im Narkosebereich. Ein Tubuswechsel ist bei kardiopulmonalen Notfällen nach Möglichkeit so lange hinauszuzögern, bis zumindest stabile Kreislaufverhältnisse eintreten. Das gilt auch für die Umintubation von einem Ösophagusverschlußtubus auf einen endotrachealen Tubus, denn auch jener ermöglicht über Stunden einen suffizienten Gasaustausch [189, S. 64]. Beim Ersatz eines Ösophagustubus durch die endotracheale Intubation darf der Ösophagusverschlußtubus erst nach dem Vollziehen der endotrachealen Intubation entfernt werden.

5.2.1.10 Punktion des Ligamentum conicum und Nottracheostomie

Wenn die Behinderung der freien Luftpassage mit keinem der bisher beschriebenen Maßnahmen beseitigt werden kann, und die Verlegung der Atemwege kranial vom Kehlkopf liegt, dann stellen die Punktion des Ligamentum conicum bzw. die Nottracheostomie die letzte Rettungsmöglichkeit unter Notfallbedingungen dar. Sie können aber nur dann eine wirksame Hilfe sein, wenn der Helfer über entsprechende Kenntnisse verfügt und im Besitz des notwendigen Instrumentariums ist. Die Punktion bzw. die Eröffnung der Trachea stellen ärztliche Maßnahmen dar. Überdies sei vor einem übereilten Handeln womöglich mit insuffizienten Mitteln eindringlich zu warnen.

Da die Nottracheostomie in vielen Fällen zu Komplikationen Anlaß gibt, sollte sie wirklich nur als Ultima ratio ausgeführt werden. Der reguläre Trachealschnitt ist, wenn nur irgendwie möglich, die primäre Methode der Wahl [403, S. 419 ff.]. Die Nottracheostomie ist nur dann indiziert, wenn die hochgradige Atemwegsobstruktion durch eine endotracheale Intubation nicht behoben werden kann, die Umstände die Benützung eines Bronchoskops nicht zulassen und eine reguläre Tracheostomie aus Zeitmangel nicht mehr in Frage kommt. (Die Nottracheostomie ist technisch anspruchsvoller als die Punktion der Membrana cricothyreoidea, hat aber den Vorteil, daß die größere Öffnung in der Trachea die Benützung einer Trachealkanüle oder, wenn sie nicht vorhanden ist, eines endotrachealen Tubus erlaubt.)

Die Membrana cricothyreoida kann in der überwiegenden Zahl der Fälle nach Überstreckung des Kopfes als eine deutlich spürbare Einkerbung zwischen dem Schild- und Ringknorpel getastet werden (Abb. 37). Da sie unmittelbar unter der Hautoberfläche liegt, kann sie bereits transkutan punktiert werden [541]. Die Eröffnung der Trachea von einer

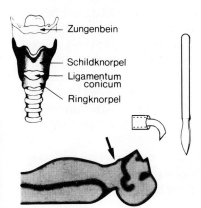

Abb. 37. Halbschematische Darstellung der Verhältnisse für die Punktion bzw. die Inzision des Ligamentum conicums

Hautinzision aus ist jedoch günstiger [524, S. 200; 403, S. 420 ff.], weil auf diese Weise eine Kanüle mit einem größeren Lumen eingeführt werden kann und Blutungen durch Schonung der Gefäße (A. cricothyreoidea!) eher vermeidbar sind (großlumige Kanülen sind v.a. für die Absaugung des Tracheobronchialbereichs von Vorteil, denn für reine Beatmungszwecke wären auch kleinere Punktionskanülen geeignet [524, S. 200]). Die höher liegenden Luftwege müssen in der Regel während der Beatmung abgedichtet werden, wenn eine kleinlumige Kanüle verwendet wird.

5.2.1.11 Translaryngeale Sauerstoff-Jet-Beatmung

Die in der letzten Zeit vieldiskutierte translaryngeale Jet-Beatmung [268, 605] könnte ein alternatives Verfahren zur Nottracheostomie darstellen [524, S. 200]. Ihre Vorteile sind, daß sie bereits mit einer kleinlumigen Kanüle sowohl einen ausreichenden Gasaustausch ermöglicht, als auch infolge der Auswaschung des Tracheobronchialinhalts durch den Gasstrahl auf die endotracheale Absaugung verzichtet werden kann. Der Nachteil der Jet-Beatmung liegt am Bedarf eines Steuergeräts, welches die Gasströmung erzeugt, und der z.Z. nur wenig ausgereiften Technologie.

5.2.1.12 Bronchoskopie

Die visuelle Inspektion der Bronchien kann im Zusammenhang mit der Notfallhilfe bei Aspiration eines festen Fremdkörpers indiziert werden [536, S. 314]. Grundsätzlich sei dazu zu bemerken, daß für die Fremdkörperentfernung praktisch nur ein starres Beatmungsbronchoskop in Frage kommt — seine Handhabung ist jedoch so schwierig, daß die Methode außerhalb einer Spezialabteilung nicht praktikabel ist.

5.2.1.13 Pleura- und Perikardpunktion

Verletzungen des Brustkorbs können zur akuten Behinderung der Lungen- und Herztätigkeit Anlaß geben und in der Folge zu lebensbedrohlichen Störungen des Gasaustauschs und des Kreislaufs führen. Sie sind v.a. auf Hämato- und Pneumothorax, sowie auf Herzbeuteltamponade zurückzuführen. Ähnliche Situationen auf nicht traumatischer Basis treten nur in äußerst seltenen Fällen auf, verlaufen aber deshalb nicht minder dramatisch.

Die Erkennung der genannten Störungen ist ohne Röntgen nicht immer leicht [193, S. 284 f.], weshalb bereits ein entsprechender Verdacht aufgrund der klinischen Symptomatik zur Handlung zwingt. Die wichtigsten diagnostischen Anhaltspunkte sind unter Notfallbedingungen: Anamnese, Thoraxschmerz, fehlendes Atemgeräusch mit tympanischem Klopfschall auf der Pneumothoraxseite, Dyspnoe, Zyanose, Einflußstauung und Schock. Ein subkutanes Emphysem kann bei einem Spannungspneumothorax fehlen [536, S. 315].

Die Pleurapunktion wird anstelle der früher üblichen Tiegelkanüle mit einem stärkeren Einmalkatheter vorgenommen. Dieser ermöglicht eine Drainage unter Sog und bewirkt nicht nur die sofortige Druckentlastung der großen intrathorakalen Venen und der Vorhöfe, sondern auch die Entfaltung der Lungen. Die Thoraxdrainage wird im 2. ICR lateral der Mamillarlinie vorgenommen.

Eine Perikardiozentese ist nach leichter Hochlagerung des Oberkörpers bei fortlaufender EKG-Überwachung paraxyphoidal-subkostal vorzunehmen [631, S. 327]. Sie kann aber im Gegensatz zur Pleurapunktion nicht am Unfallort durchgeführt werden. Bei einem positiven Befund wird die sofortige Thorakotomie empfohlen.

5.2.1.14 Beatmungshilfen für den Transport

Bei vorhandener Spontanatmung genügt in vielen Fällen die Benützung von einfachen Gesichtsmasken, die bei Sauerstoffzufuhr nach dem Venturi-Prinzip unter Verwendung von unterschiedlich dimensionierten Luftansaugstutzen eine unterschiedlich hohe Anreicherung der Inspirationsluft mit Sauerstoff ermöglichen.

Bei insuffizienter oder fehlender Spontanatmung muß natürlich für einen ausreichenden Gasaustausch durch Beatmung gesorgt werden. Da die Atemspende während des Transports kaum die Kontinuität des Gasaustauschs ermöglicht, muß die Beatmung unter Zuhilfenahme von Hilfsgeräten durchgeführt werden.

Der Orospirator erleichtert die Atemspende auch unter widrigen Umständen. Seine Verwendung kommt aber für den Krankentransport nur als die letzte Alternative zur Atemspende in Frage.

Die schon im Kap. 5.2.1.5 beschriebenen *Beutel-Ventil-Masken-Systeme* sind wesentlich handlicher und effektiver als der Orospirator, sie bringen aber ihre Vorteile während des Transports nur dann voll zur Geltung, wenn der Patient intubiert ist. Bei ungünstigen Verhältnissen jedoch (Passieren von Türen, Stiegen, engen Korridoren) haben aber auch Beutel-Ventil-Masken-Systeme ihre Grenzen: In diesen Situationen können sie die Kontinuität der Beatmung nicht immer voll wahren.

Die beste Lösung für die Beatmung während des Krankentransports stellt daher die Benützung eines kleinen, handlichen Respirators dar.

Von den vielen, auf dem Markt befindlichen Geräten, sei hier als Beispiel der *Oxylog* angeführt (Abb. 38). Der Oxylog ist ein sehr einfach zu bedienender zeitgesteuerter Respirator mit pneumatischem Antrieb. Er ist sowohl für die Beatmung von Kleinkindern als auch für Erwachsene geeignet. Die Sauerstoffkonzentration der Beatmungsluft kann wahlweise 50 oder 100% betragen (Werksangaben).

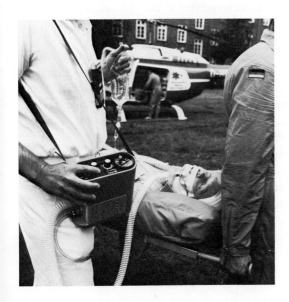

Abb. 38. Oxylog im Einsatz während eines Krankentransports. (Mit freundlicher Genehmigung von der Draeger-Werke)

5.2.2 Herz-Lungen-Wiederbelebungsgeräte

Herz-Lungen-Wiederbelebungsgeräte wurden ursprünglich für die Erleichterung der Arbeit des paramedizinischen Personals in großen Rettungszentren, wo die extrathorakalen Herzmassagen in häufiger Frequenz durchgeführt werden, konstruiert [411, S. 99 ff.]. Obwohl sie primär für die Bedürfnisse des Notfallbereichs konzipiert wurden, vertritt Jude die Ansicht, daß ein solches Gerät unter bestimmten Umständen auch in den Krankenhäusern sinnvoll eingesetzt werden kann. Nachdem sich diese Apparate trotz vieler Einwände ärztlicherseits in der Praxis doch bewährt haben, wird ihre Verwendung heute nicht mehr kategorisch abgelehnt. Sowohl die Benützung von manuell zu betätigenden [657] als auch die von maschinell betriebenen [651] Geräten ist in den 1980 herausgegebenen Standards der American Heart Association [016] unter Hinweis auf folgende Punkte gestattet:
1. Die Herzmassagegeräte sind nicht anstelle, sondern in Ergänzung zu den Schritten A-B-C einzusetzen. Die Verwendung eines solchen Geräts darf keinesfalls dazu führen, daß die Oxygenierung des Patienten infolge eines zeitraubenden Handlings für längere Zeit unterbrochen wird. Die Adaptierung des Geräts bzw. die Aufnahme der Thoraxkompressionen müssen binnen 15 s vollziehbar sein.
2. Der Druckstempel, der die Thoraxkompressionen bewirkt, muß richtig auf das Sternum aufgesetzt werden.
3. Nach der Justierung des Stempels, aber noch vor Inbetriebnahme müssen Patient und Gerät mittels einer Befestigungsvorrichtung miteinander so verbunden werden, daß sich die Auflagefläche des Druckstempels gegenüber dem Brustbein während der Herzmassage nicht mehr verändern kann.

Die Indikation für den Einsatz eines Herz-Lungen-Wiederbelebungsgeräts ist v.a. in zwei Situationen gegeben:
a) Wenn der Kreislaufstillstand auch mit Hilfe der medikamentösen Therapie nicht bald behoben werden kann.
b) Wenn der Transport des Patienten unbedingt zu einem Zeitpunkt vorgenommen werden muß, zu welchem der Kreislauf noch nicht stabilisiert werden konnte. Obwohl Safar eher ablehnend gegenüber der Benützung von Herzmassagegeräten in jeder Situation ist [411, S. 101], ist anzunehmen, daß kleine, jedoch leistungsstarke Geräte [651], insbesondere unter Transportbedingungen, den manuellen Thoraxkompressionen überlegen sind.

Manuell zu betätigende Geräte [657] weisen eine einfache Konstruktion auf, sind verhältnismäßig billig, leicht und energieunabhängig. Ihre Nachteile sind jedoch ausschlaggebend: Die Betätigung eines solchen Apparats erfordert die gesamte Aufmerksamkeit eines Helfers, ferner sind die Thoraxkompressionen unter schwierigen Transportbedingungen ebenso problematisch wie bei der manuellen Herzmassage. Für die Beatmung des Patienten muß zusätzlich Sorge getragen werden.

Automatisch arbeitende Wiederbelebungsgeräte sind in der Anschaffung relativ teuer. Sie sind auch schwerer, wenn auch nicht unbedingt voluminöser als die manuell betriebenen Apparate. Der größte Vorteil der automatisch arbeitenden Wiederbelebungsgeräte ist, daß sie vielseitig verwendet werden können, weil sie sowohl für Beatmung und Herzmassage als auch nur für die Beatmung eingesetzt werden können. Ein weiterer Vorteil ist, daß ein solches Gerät nach seiner Inbetriebnahme unabhängig vom Helfer arbeitet, der dadurch für andere Aufgaben frei wird.

Ein neuer Gerätetyp (Abb. 39) ermöglicht mit einer einfach zu bedienenden Schaltvorrichtung die augenblickliche Ein- und Ausschaltung, die sowohl für die rasche Inbe-

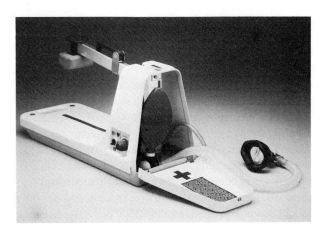

Abb. 39. Automatisch arbeitendes Herz-Lungen-Wiederbelebungsgerät (HLA 3000). (Mit freundlicher Genehmigung von der Reanimed GmbH)

triebnahme des Geräts als auch für die Beendigung der Thoraxkompressionen bei Wiedereintritt der spontanen Herzaktionen von Vorteil ist. Die Leistungsanpassung erfolgt, den individuellen Thoraxverhältnissen entsprechend, automatisch: Ein Patient mit einem größeren Brustkorbumfang wird mit größeren Luftvolumina beatmet. Der für die Thoraxkompressionen notwendige Massagedruck wird ebenfalls angehoben. Betrieben werden die Stempelbewegungen aus einer 3-l-Sauerstoffflasche, die auch für die Beatmung das Beatmungsgas liefert. Bei Erschöpfung des Flascheninhalts, mit der bei durchschnittlichen Thoraxverhältnissen nach 15 min zu rechnen ist, können die Thoraxkompressionen manuell auf den Stempel übertragen und mit einer anderen Beatmungsweise, z.B. mit der Atemspende, problemlos kombiniert werden. Der Sauerstoffanschluß ist normiert und mit einer Schnellkupplung versehen. Flaschenwechsel stellt deshalb keine zeitraubende Maßnahme dar. Der Anschluß an andere Sauerstoffquellen, wie z.B. an eine zentrale Gasleitung, ist ebenfalls problemlos möglich.

5.2.3 Maßnahmen, die unmittelbar auf die Wiederherstellung der spontanen Kreislauftätigkeit gerichtet sind

Mit Hilfe der Beatmung und der extrathorakalen Herzmassage kann zwar ein Kreislaufstillstand über eine begrenzte Dauer überbrückt werden, diese Maßnahmen allein bewirken aber nur so selten [067, 223, 368, 523] das Wiedereinsetzen einer suffizienten Kreislauftätigkeit, daß man mit diesem Ereignis gar nicht rechnen darf [473, S. 113].

Die Ursachen dafür sind nur teilweise kardial bedingt (Abnahme der Kontraktilität infolge der myokardialen Hypoxie und Rhythmusstörungen), zumindest eine ebensolche Bedeutung kommt auch extrakardial liegenden Faktoren, wie der Verschlechterung der metabolischen Situation [479] sowie der Abnahme des peripheren Gefäßwiderstands [443] zu. Den unmittelbaren Hypoxiefolgen muß folglich mit Maßnahmen begegnet werden, die sowohl am Herzen als auch am peripheren Gefäßsystem wirksam werden, sowie in die metabolische Situation eingreifen.

Sie werden dem Sammelbegriff der medikamentösen Therapie des Kreislaufstillstands zugeordnet und sind im einzelnen:
1. Anlegung von intravenösen Zugängen,
2. Volumen-, Flüssigkeits- und Elektrolytersatz,
3. Verabreichung von kreislaufwirksamen Medikamenten.

5.2.3.1 Medikamentöse Therapie des Kreislaufstillstands

Die Medikamente können ihre Wirkung nur dann zur Geltung bringen, wenn sie von der Applikationsstelle zum Wirkungsort transportiert werden, mit anderen Worten, wenn ein gewisser Minimalkreislauf durch Herzmassage und Volumenzufuhr zustandekommt. Da die Gewebsperfusion beim künstlich aufrechterhaltenen Kreislauf trotzdem nur dürftig ist, müssen die Medikamente intravasal appliziert werden. An Eintrittspforten kommen v.a. die Venen in Betracht, während die Bedeutung der Lungen/Trachea und der Arterien gering ist. Transthorakal durchgeführte intrakardiale Injektionen sind abzulehnen [016, 221, 222; 531, S. 97; 695, S. 282], weil sie die Koronargefäße verletzen, einen Pneumothorax verursachen können und v.a. die extrathorakalen Herzkompressionen unterbrechen. Sie sind nur als letzter Ausweg, wenn kein intravasaler Zugang hergestellt werden kann und der intrapulmonale Weg für das Medikament nicht in Frage kommt, erlaubt [133, S. 139].

5.2.3.2 Der intravenöse Weg

Für die Anlegung eines venösen Zugangs stehen drei Möglichkeiten zur Wahl, die in der hier angeführten Reihenfolge genützt werden sollten. Grundsätzlich sei vorwegzunehmen, daß peripher liegende Venen während der Herzmassage geeigneter sind, als die V. jugularis interna, die V. subclavia oder die V. anonyma.

Benützung von Extremitätsvenen

Für die Kanülierung einer peripher liegenden Vene am Arm oder Bein kommen nur gut sichtbare, oberflächlich liegende Gefäße in Frage, weil die Blutaspiration selbst bei gut kreislaufwirksamen Thoraxkompressionen nicht immer möglich ist. Im Falle von Benützung der Beinvenen muß aber beachtet werden, daß keine varikös veränderten Gefäße gewählt werden. Für die Punktion der Venen bewähren sich kleinlumige Plastikverweilkanülen (Venflon, 1,20) besser, als größere Nadeln: Dem Nachteil der etwas geringeren Durchflußkapazität steht die sicherere Plazierungsmöglichkeit in der kollabierten Vene entgegen. Die Anlegung von mehreren Venenzugängen ermöglicht selbst bei Verwendung von kleineren Verweilkanülen eine rasche Medikamenten- und Infusionszufuhr.

Die Benützung von Metallkanülen ist — Sonderfälle ausgenommen [531, S. 94] — nicht zweckmäßig.

Kanülierung der V. jugularis externa oder der V. femoralis

Erweist sich die Kanülierung einer Extremitätenvene als unmöglich, dann kommt als zweite Wahl die Punktion der V. jugularis externa oder der V. femoralis in Frage. Die Punktion der äußeren Halsvene, die unter normalen Bedingungen keine Probleme bereitet, kann während der fortlaufenden Herzmassage und der Beatmung infolge der oft nicht vermeidbaren Bewegung des Kopf-Hals-Bereichs sehr erschwert sein.

Venae sectio

Bei der Unmöglichkeit der Herstellung eines Venenzugangs auf eine der bereits beschriebenen Weisen bietet die dringliche Venae sectio eine gute Alternative. Sie kann sehr rasch einsatzbereit sein, weil für die Behebung der Notsituation die provisorische Versorgung des Haut- und Venenschnitts (Abklemmung des distalen Venenendes anstelle seiner Ligatur und vorerst keine Hautnähte) [524, S. 216] vollkommen ausreicht.

Für die eilige Venae sectio wird die V. saphena magna den Kubitalvenen vorgezogen, denn sie ist i. allg. leichter auffindbar. Die Infundierung über die Beinvenen sollte aber wegen des Thromboembolierisikos nur kurzfristig erfolgen. Sobald andere Venenzugänge verfügbar sind, sind die Kanülen aus den Beinvenen (Venflon oder die Venae-sektio-Kanüle) zu entfernen.

Zentralvenöser Zugang

Die Anlegung eines zentralvenösen Zugangs ist während der Herzmassage nicht nur nicht zweckmäßig, sondern kontraindiziert [524, S. 216; 531, S. 95]. Die Punktion der V. jugularis interna bzw. der V. subclavia [019, 626, 671] ist nicht nur erschwert, sondern auch mit einer erhöhten Gefährdung des Patienten verbunden, wenn sie während der Thoraxkompressionen vorgenommen wird. Die korrekte Inbetriebnahme dieser Venen ist überdies nur mit einer beträchtlichen zeitlichen Verzögerung möglich, weil auf eine Kontrolle der Katheterlage [652] auch unter Notfallbedingungen nicht verzichtet werden sollte.

Der intrapulmonale Weg

Untersuchungen von mehreren Autoren zufolge werden einige Medikamente wie Adrenalin, Atropin und Lidokain im Tracheobronchialsystem prompt resorbiert [133, S. 132 ff.; 476, 493, 494]. Alkalische und saure Substanzen dürfen jedoch auf diese Weise nicht in den Körper gebracht werden. Die Applikation kann über einen endotracheal liegenden Tubus oder noch besser, mittels eines dünnen Katheters, der möglichst weit in die Peripherie vorgeschoben wird, erfolgen.

Der intraaortale bzw. intraarterielle Weg

Die intraaortalen bzw. intraarteriellen Transfusionen [304; 417, S. 16 ff.] sind für die Wiederbelebung praktisch ohne Bedeutung. Das Restarten des Kreislaufs bei Exsanguination ist zwar über diese Zugänge mit einem geringeren Transfusionsvolumen möglich [524, S. 217; 662, S. 301], die Transfundierung selbst erfordert aber viel Aufmerksamkeit und ist allein schon deshalb in Notfällen wenig praktikabel. Ein weiterer Nachteil, v.a. peripher liegender Arterien ist, daß sie für die Aufnahme der meisten Medikamente nicht geeignet sind. Die Kanülierung einer Arterie ist bei Darniederliegen des Kreislaufs schwierig und gehört nicht zu den dringlichen Maßnahmen der Wiederbelebung; die Kanülierung der Aorta wiederum ist nur dann sinnvoll, wenn die Aorta — wie bei bestimmten Operationen — unmittelbar frei zugängig ist.

5.2.3.3 Volumen-, Flüssigkeits- und Elektrolytersatz

Volumenersatz und medikamentöse Therapie müssen parallel geführt werden. Sie ergänzen sich gegenseitig, da ein suffizienter Blutauswurf nur durch kardiale plus vaskuläre Komponente zustande kommt. Im Gegensatz zur medikamentösen Therapie des Kreislaufstillstands fehlen fundierte Untersuchungen über die ideale Zusammenstellung der Infusionstherapie beim Kreislaufstillstand. Viele Autoren [004, S. 582; 169, S. 134 f.; 193, S. 328 ff.] vertreten die Ansicht, daß isotone Salzlösungen (Ringer- und Ringer-Laktat-Lösung) mit 5—10% Dextrose, Humanalbumin, Dextrane und Gelatinlösungen für die akute Volumensubstitution gleichermaßen geeignet sind. Das akut erforderliche Volumen wird mit etwa

10 ml/kg KG angegeben [524, S. 217] und ein Hämatokritwert von 25–30% angestrebt. Nach und nach muß aber eine eingehende Analyse des Flüssigkeits- und Elektrolythaushalts vorgenommen werden,weil nur auf diese Weise die Wiederherstellung der Homöostase erzielt werden kann [217, S. 618].

5.2.3.4 Verabreichung von kreislaufwirksamen Medikamenten

Die Zahl der Medikamente, die für die Kreislaufwiederbelebung Verwendung finden, erscheint auf den ersten Blick verwirrend vielfältig. Bei der Systematisierung ihrer Betrachtung können sie jedoch aufgrund ihrer Auswirkungen zwei Hauptgruppen zugeordnet werden:
a) Medikamente, die unmittelbar die Wiederherstellung der Kreislauffunktionen bewirken bzw. einen akut drohenden Kreislaufstillstand abzuwenden vermögen. Hierher gehören die vasoaktiven Amine, alkalisierende Substanzen, Antiarrhythmika und einige andere Substanzen, wie das Calcium und die Digitalglykoside.
b) Medikamente, die zwar nicht im entferntesten Sinne Kreislaufstarter sind, die Wirksamkeit der „Herzstarter" jedoch unterstützen und auf diese Weise helfen, die Kreislauffunktionen zu optimieren. Hierher gehören das Glukagon, diverse Vasodilatatoren, wie das Natriumnitroprussid, die Analgetika auf Opiatbasis, Kortikosteroide, Diuretika und viele andere Substanzen.

Um dem Leser die Verarbeitung dieses Abschnitts zu erleichtern, seien folgende Hinweise gestattet: *für die Behebung des Kreislaufstillstands sind* im Grunde genommen *3 Medikamente ausreichend:*
1. Adrenalin (Suprarenin),
2. Natriumbikarbonat bzw. Trometamol (Tris-Lösung),
3. Calcium.

Nach Behebung des Kreislaufstillstands bleibt jedoch erfahrungsgemäß noch eine erhöhte Neigung des Myokards zu Dysrhythmien bestehen [003], ebenso liegen noch weiterhin multiorganische Funktionsstörungen vor. Sie können unbehandelt erneut zu Kreislaufstillstand Anlaß geben, aber auch den Langzeiterfolg der primär erfolgreichen Reanimation beeinträchtigen. Die im folgenden angeführten Medikamente dienen der Behebung des Kreislaufstillstands und sind auch die am häufigsten empfohlen Substanzen für seine Prävention.

Um den Überblick über die Anwendungsbereiche der angeführten Substanzen noch weiter zu erleichtern, wurde bei den als besonders wichtig geltenden Substanzen die Indikationsstellung für ihre Verwendung besonders hervorgehoben.

Vasoaktive Amine

Die günstige Beeinflussung des Kreislaufstillstands durch Adrenalin war bereits am Anfang des 20. Jahrhunderts bekannt [109], als Crile und Doley Untersuchungen über die Möglichkeit der Behebung von Narkosezwischenfällen angestellt hatten [zit. in 473, S. 116].

Die Wirkungsweise des Adrenalins — und später auch zahlreicher anderer Substanzen — war aber lange Zeit nicht voll erklärbar, weil nicht alle Medikamente, die das Herz stimulieren, für die Wiederingangsetzung des Kreislaufs geeignet sind. Heute wissen wir, daß der gemeinsame Nenner der Herzstarter nicht die positive Ino- und Chronotropie allein, sondern auch die periphere vasokonstriktive Wirkung ist. Die periphere Vasokonstriktion schafft eine wichtige Voraussetzung für die Verbesserung der Koronarperfusion und ermöglicht auf diese Weise die Wiederherstellung *kreislaufwirksamer* Herzaktionen [473, S. 116]; die positive ino- und chronotrope Wirkung ist für die Induktion der spontanen Herzaktionen unerläßlich.

Adrenalin. Adrenalin (Suprarenin) besitzt eine sehr ausgeprägte, kombinierte α- und β-rezeptorenstimulierende Eigenschaft [484, S. 119]. Kardial entfaltet es durch Stimulierung der β-Rezeptoren eine deutliche positive ino- und chronotrope Wirkung [107, 132] – die Systole wird kürzer und kräftiger –, während peripher die α- und β-Rezeptoren unterschiedlich beeinflußt werden [206]: Die Gefäße der Haut, Nieren und Eingeweide werden verengt, die der Muskulatur dilatiert. *Epinephrin ist wegen dieser Eigenschaften für die Behebung des Kreislaufstillstands das bedeutendste vasoaktive Amin und zählt gemeinsam mit dem Natriumbikarbonat zu den wichtigsten Medikamenten in der Therapie des Kreislaufkollapses.* Die Gabe von Adrenalin wird bei allen Formen des Kreislaufstillstands empfohlen [524, S. 217]. Bei Asystolie begünstigt es das Wiedereinsetzen regelmäßiger Herzaktionen, bei Kammerflimmern erleichtert es die elektrische Defibrillation [303]. Eine zeitraubende Abklärung der Kreislaufstillstandsform mittels EKG ist somit vor der Adrenalingabe weder erforderlich noch sinnvoll. Adrenalin sollte vielmehr, sobald es verfügbar ist, appliziert werden. Die Empfehlung, Adrenalin vorrangig zu verwenden, hat zwei Gründe:
1. Seine Wirksamkeit nimmt zwar durch eine zunehmende Acidose ab [074; 473, S. 115; 623]; daraus aber andererseits abzuleiten, daß die Bikarbonatgabe der Adrenalinmedikation vorzuziehen sei [623] wäre falsch, denn eine Korrektur der Acidose ist ohne Zirkulation nicht möglich [479]. Adrenalin übt überdies trotz Wirkungsverlust selbst bei einem pH von 7,0 immer noch eine ausreichende pharmakologische Wirkung aus.
2. Das kleinere Volumen des Adrenalins (0,5–1,0 ml) kann rascher verabreicht werden, als die wesentlich größere Menge des Bikarbonats. Folglich verzögert die Adrenalingabe die Bikarbonatgabe kaum, während umgekehrt vorgenommen, der Zeitverlust für die Adrenalingabe beträchtlich wäre [531, S. 130].

Für die Wiederherstellung der Herzaktionen von Erwachsenen wird die handelsübliche Form von Epinephrin unverdünnt in der Dosierung von 0,5–1 mg empfohlen [004, S. 586; 265, S. 490; 440, 441; 473, S. 114]. Argumente gegen dieses Vorgehen bezüglich der Gefahr der Induktion von Tachyarrhythmien und Kammerflimmern [039, 325, 686] müssen als nicht begründet zurückgewiesen werden: Das durch Adrenalin auslösbare Kammerflimmern kann durch externe Defibrillation leicht behoben werden. Eine Verdünnung der Substanz würde zwar ihre Wirksamkeit kaum beeinträchtigen, sie würde aber die volle Wirkungsentfaltung hinauszögern [133, S. 133 f.]. Da das Adrenalin nur eine kurze Wirkungsdauer aufweist, kann die Wiederholung seiner Gabe nach 3–5 min wieder erforderlich werden. Nach 3 völlig erfolglosen Epinephringaben wird (wegen der sich rasch entwickelnden Tachphylaxie auf Adrenalin) die Wahl eines anderen vasoaktiven Amins empfohlen. Auch die Anlegung eines externen Schrittmachers sollte in solchen Fällen in Erwägung gezogen werden.

Über die Behandlung des kardiogenen Schocks mit Adrenalin gehen die Meinungen auseinander. Die American Heart Association [016] empfiehlt im kardiogenen Schock die Dauerinfusion in der Dosierung von 1 μg/min dann (1 mg Adrenalin in 250 ml 5% Dextrose), wenn arterieller Druck, Herzfrequenz und myokardiale Auswurfleistung gewisse Minimalwerte mit Hilfe von anderen Maßnahmen nicht erreichen. Andere Autoren [290, S. 205] lehnen die additive Behandlung des Schocks mit Adrenalin in jedem Fall ab, weil mit zunehmender Dosierung die Stimulierung der α-Rezeptoren in den Vordergrund tritt und die Perfusion vitaler Organe abnimmt.

Die Epinephrinapplikation kann – als Nebeneffekt – eine Mydriasis zur Folge haben [265, S. 489]. Diese Wirkung zu kennen ist für die Beurteilung der Augensymptomatik im Rahmen der Wiederbelebungsmaßnahmen von Bedeutung.

Adrenalin: Alle Formen des Kreislaufstillstands.

Noradrenalin. Noradrenalin (Arterenol) hat ebenfalls eine kombinierte α-, β-rezeptorenstimulierende Eigenschaft und erfüllt damit grundsätzlich die von Redding [473, S. 116] geforderten Kriterien eines Herzstarters. Für die Herzwiederbelebung ist es aber trotzdem weniger geeignet als das Adrenalin, weil seine kardiovaskulären Effekte [206; 265, S. 492] durch eine wesentlich stärkere α-Rezeptorenstimulation geprägt sind und deshalb die mesenteriale und glomeruläre Perfusion noch stärker in Mitleidenschaft gezogen wird.

Zu der Behandlung des kardiogenen Schocks mit Noradrenalin wird ähnlich wie beim Adrenalin mit kontroversiellen Standpunkten Stellung bezogen. Einige Autoren [016; 290, S. 205] befürworten Noradrenalin bei stark erniedrigtem peripherem Widerstand und betrachten die günstige Beeinflussung der Koronarperfusion [288] als einen zusätzlichen Vorteil in dieser Situation, andere [040, S. 471; 215, S. 605; 484, S. 119] lehnen das Noradrenalin kategorisch ab. Die Standardzubereitung [016] einer norepinephrinhaltigen Infusionslösung für die Behandlung des kardiogenen Schocks enthält 8 mg Wirkstoff in 500 ml 5%iger Dextrose-Salz-Lösung. Die Infusionsgeschwindigkeit richtet sich nach dem aktuellen Blutdruck, der arteriell zu messen ist. Vor einer Überdosierung ist im Hinblick auf die negative Beeinflussung der renalen und mesenterialen Perfusion zu warnen. Vor der Anlegung der Infusion muß die den kardialen Schock begleitende Hypovolämie bereits ausgeglichen sein. Paravasate sind unbedingt zu vermeiden, weil sie unbehandelt zu Gewebsnekrosen führen. Wenn sie sofort erkannt und mit Phentolamin (Regitin) (5—10 mg, verdünnt auf 10—15 ml) unterspritzt werden, können ausgedehntere Nekrosen u.U. verhindert werden.

Dopamin. Dopamin (Dopamin, Cardiosteril) ist die biologische Vorstufe des Noradrenalins und wird auch als das dritte endogene Katecholamin bezeichnet [183]. Es ist pharmakodynamisch eine hochinteressante Substanz, weil seine stimulierende Wirkung auf die α- und β-Rezeptoren dosisabhängig unterschiedlich ist [181].

Bei niedriger Dosierung (1—2 μg/kg u. min) ruft Dopamin eine Dilatation der renalen, mesenterialen koronaren und intrazerebralen Gefäße hervor, ohne daß die Herzfrequenz beeinflußt wird [182]. Mit steigender Dosierung (3—5 μg/kg) macht sich zunächst eine zunehmende Stimulierung der β- und später auch der α-Rezeptoren bemerkbar: Die Herzfrequenz nimmt zu [013, 683]. Mit zunehmender Tachykardie werden aber auch die ektopen Reizbildungszentren aktiviert, die Neigung zu Extrasystolen nimmt zu. Über 10 μg/kg und min dosiert, ist eine periphere Vasokonstriktion sowie die Abnahme der renalen und mesenterialen Durchblutung zu beobachten, gleichzeitig werden Blutdruck und Herzminutenvolumen angehoben. Über 20 μg/kg und min treten Eigenschaften in den Vordergrund, die wir bereits vom Noradrenalin her kennen [647].

Dopamin eignet sich wegen seiner dosisabhängigen selektiven Wirkung auf die α- und β-Rezeptoren vorzüglich für die Behandlung kritisch Kranker und ist in Zusammenhang mit der Wiederbelebung v.a. für die Therapie von „postresuscitation disease" von Bedeutung. Voraussetzung der optimalen Nutzung seiner vollen Wirkungsbreite ist aber, daß der Kreislauf mit hämodynamischen Kriterien (linksventrikulärer Füllungsdruck, cardiac output und totaler peripherer Gefäßwiderstand) genau überwacht wird [014]. Bei der Anwendung des Dopamins im Schock ist zu beachten, daß Dopamin in niedriger Dosierung die Hypotension verstärkt [290, S. 202] und daß dieser Effekt bei einer Hypovolämie noch weiter zunimmt. Mit einer Dosiserhöhung — die aber, wie schon erwähnt, die Gefahr von Tachyarrhythmien beinhaltet — kann die initiale Blutdrucksenkung bei der Einschleichung der Therapie verhindert werden. Bei der Dosiserhöhung ist ferner zu beachten, daß dadurch die renale und mesenteriale Perfusion ungünstig beeinfluß wird [020, 021, 469]. Dopamin wird durch alkalische Lösungen inaktiviert.

Als Herzstarter liegen mit Dopamin bislang nur vereinzelt Erfahrungen vor. Prager und Mitarbeiter berichteten über Erfolge bei der Herzwiederbelebung mit Dopamin [462]. Sie verabreichten die Substanz initial in Bolusdosis (50–150 µg), auf die dann bis zur Normalisierung der Herztätigkeit eine Infusionsrate von bis zu 400 µg/min folgte. Die Autoren sahen dabei keine kardialen Rhythmusstörungen.

Dopamin: Therapie kritisch Kranker; „postresuscitation disease".

Metaraminol. Metaraminol (Aramine) ist ein Sympathikomimetikum und besitzt sowohl direkte als auch indirekte Aktionen [265, S. 502; 290, S. 206]. Seine hämodynamischen Wirkungen sind denen des Noradrenalins weitgehend ähnlich, jedoch weniger drastisch und länger anhaltend. Sie sind jedoch im gesamten betrachtet nur wenig kalkulierbar, weil Metaraminol nur mittelbar, d.h. durch Entleerung der Katecholaminspeicher, wirkt. Bei leerem Speicher, wie das unter dem Einfluß bestimmter Medikamente oder auch im Kreislaufstillstand beobachtet wird, ist die Substanz wirkungslos [531, S. 106]. Metaraminol weist dieselben Indikationen, wie das Noradrenalin mit der Einschränkung auf, so daß es als Herzstarter kaum in Frage kommt. Die Dosierung wird bei hypotonen Zustandsbildern verschiedener Genese mit 0,4 mg/min angegeben [016].

Isoprenalin. Isoprenalin (Alupent) ist ein bereits seit 1940 bekanntes sympathikomimetisches Amin; es ist der klassische adrenerge β-Rezeptorenstimulator [459; 502, S. 573]. Isoprenalin erhöht die Herzfrequenz, die Myokardkontraktilität und den myokardialen Sauerstoffverbrauch und erniedrigt den vaskulären Widerstand durch Dilatation der Gefäße der Skelettmuskulatur [206; 484, S. 119]. Die Steigerung des myokardialen Sauerstoffbedarfs wirkt sich besonders bei flußlimitierten Herzen nachteilig aus [290, S. 204] und ist allein schon aus diesem Grund für die Reanimation eine völlig ungeeignete Substanz [473, S. 114; 689]. Nachdem Isoprenalin auch für die Behandlung des kardiogenen Schocks viel an Bedeutung verlor, wird es nur mehr als Bronchodilatator und evtl. als Stimulans bei atropinresistenter Bradykardie verwendet [265, S. 494; 531, S. 106]. Seine Dosierung wird mit einer Infusionsrate von 0,02–0,08 µg/kg/min angegeben [290, S. 204].

Isoprenalin: Atropinresistente Bradykardie.

Dobutamin. Dobutamin (Dobutrex) ist ein synthetisch gewonnenes Katecholamin und weist eine direkte β-adrenergstimulierende Wirkung auf. Da es erst in den letzen Jahren entwickelt wurde, muß sein Stellenwert unter den positiv-inotropen Substanzen noch bestimmt werden. Als Herzstarter dürfte Dobutamin wegen des Fehlens einer peripher-vasokonstriktorischen Wirkung wertlos sein. Bei der Schockbehandlung könnte Dobutamin Vorteile haben, weil unter seinem Einfluß die myokardiale Auswurfleistung stärker zunimmt als der Sauerstoffverbrauch [290, S. 203].

Phenylephrin und Methoxamin. Phenylephrin (Neosynephrin) und Methoxamin (Vasoxine) stimulieren vorwiegend die α-Rezeptoren, während die β-Rezeptoren des Herzens nur geringfügig aktiviert werden [265, S. 502 f.]. Beide Substanzen führen zu einer Erhöhung des systolischen und diastolischen Drucks, begünstigen die hämodynamischen Auswirkungen der Herzmassage und bis zu einem gewissen Grad auch die Wiederaufnahme der Herzaktionen [478]. Wegen des mangelnden kardialstimulierenden Effekts haben sie aber für die Reanimation nicht die Bedeutung des Adrenalins, überdies wären sie auch wegen der ungünstigen Auswirkungen auf die Nieren- und Splanchnikusgefäße nur wenig zu empfehlen. Einige Autoren [022, 132] befürworten das Phenylephrin oder auch das Methoxamin bei paroxysmaler Tachykardie, weil beide reflektorisch eine durch Atropin aufhebbare Bradykardie auslösen.

Alkalisierende Substanzen

Während einer Hypoxie entsteht eine derartige Überproduktion von Wasserstoffionen, daß die physiologischen Kompensationsmechanismen [296, S. 57 ff.] für ihre Elimination nicht ausreichen. Die Azidämie wirkt wie ein Globalgift und beeinträchtigt bereits bei pH-Werten von 7,25 die Funktionen aller Organsysteme [611, S. 184]. Die physiologischen pH-Werte werden mit 7,38–7,43 angegeben [123, S. 565], unterhalb von einem Wert von 7,1 wird die Prognose infaust [290, S. 64]. Anders als bei der respiratorischen Acidose, die durch eine adäquate Beatmung behoben werden kann, kann die metabolische Acidose nur durch Zufuhr von alkalisierenden Substanzen ausgeglichen werden.

Natriumbikarbonat und Trometamol (Tris-Lösung) sind im Grunde genommen gleichermaßen geeignete Substanzen für die Abpufferung der Acidose. Manche Autoren beurteilen das Trometamol, insgesamt betrachtet, sogar als vorteilhafter [302, 367, 413, 414, 415; 524, S. 218 f.; 692]. Daß das Bikarbonat dem Trometamol bei der Reanimation trotzdem vorgezogen wird, dürfte zwei Gründe haben. Der erste ist, daß die Erfahrungen mit dem Trometamol in der Wiederbelebung geringer sind als mit dem Natriumbikarbonat [472, S. 138]; der zweite und wesentlichere ist, daß Trometamol nur in einer sehr aggressiven Konzentration stabil ist und die frische Zubereitung einer verträglichen Lösung zeitraubend ist [531, S. 110]. Die Flüssigkeitsbelastung [365, S. 138] hingegen dürfte weniger von Bedeutung sein, als es immer wieder ins Treffen geführt wird. Die Anwendungsrichtlinien sind – von einigen kleinen Abweichungen abgesehen – für beide Substanzen gleich.

Natriumbikarbonat. Das Natriumbikarbonat wird als das zweitwichtigste Medikament in der Behandlung des Kreislaufstillstands angesehen [524, S. 218; 623]. Es begünstigt bei Acidämie die kardialen [374] und vaskulären Wirkungen, bremst die bestehende erhöhte myokardiale Irritabilität [81] und reduziert die pathologische Kapillarpermeabilität. Eine Überdosierung erzeugt andererseits eine Alkalämie und führt zu Verschlechterung der Sauerstoffdissoziation, verstärkt die Neigung zu kardialen Rhythmusstörungen [247, 333] und verändert die Herzmuskulatur [531, S. 108]. Bei der Applikation von Natriumbikarbonat ist deshalb zu beachten, daß die vorher bestehende Acidose nicht in eine Alkalose übergeführt wird. Der Bikarbonatbedarf ist während der Herzmassage infolge der schlechten Gewebsperfusion geringer, als früher angenommen wurde und steigt dann scheinbar an, wenn wieder eine ausreichende Spontanzirkulation vorhanden ist. Die Initialdosierung wird, wenn keine Blutgasanalyse sofort verfügbar ist, mit 1–2 mVal/kg KG seltener auch mit mehr, angegeben [004, S. 586; 193, S. 332; 251, S. 64; 495; 524, S. 218], die Repetitionsmengen mit etwa 0,5 mVal/kg pro 5–10 min [531, S. 110]. Da die Wasserstoffionenproduktion bei Hypoxie zeitabhängig ist [472, S. 139], ist es sinnvoll, die Dauer des Kreislaufstillstands für die Dosierung rechnerisch zu berücksichtigen. Gilston [173] empfiehlt die Benützung folgender Formel für die Berechnung der Bikarbonatmenge: kg KG · min Herzstillstand · 0,1

Eine andere einfache Methode benützen Kaindl und Zilcher für die Schätzung der erforderlichen Bikarbonatdosis [290, S. 168]. Sie verabreichen Bikarbonat so lange, bis der Harn alkalisch wird.

Die ohne Blutgasanalyse erfolgte Acidosetherapie erzielt aber — welche Kriterien auch immer in Betracht gezogen werden — eine sehr ungenaue Abpufferung, und Über- oder Unterkorrekturen größeren Ausmaßes sind dadurch nicht selten. Eine Blutgasanalyse sollte deshalb so bald wie möglich vorgenommen werden. *Eine genaue Titierung erfordert wiederholte Blutgasanalysen in kurzen Intervallen,* denn sie erfassen nicht den wahren intrazellulären pH-Wert [367]. Gerade bei Hypoperfusion ist aber ein erheblicher Unterschied zwischen den extra- und intrazellulären pH-Werten gegeben.

Die Berechnung der für die Abpufferung in mVal benötigten Natriumbikarbonatmengen für Erwachsene wird nach der bekannten Formel von Mellemgaard-Astrup [384] berechnet:[1]

$$(-) \text{ BE} \cdot \text{kg KG} \cdot \text{F}$$

F beträgt für Erwachsene 0,3, für Kleinkinder 0,4 und für Säuglinge 0,5 [217, S. 628].

Um exzessive Bikarbonatwerte im Blut zu verhindern, ist es sinnvoll, die erste Hälfte der errechneten Dosis in Form einer Infusion rasch, die zweite langsamer zu verabreichen. Während der Infusionsdauer sind die Beatmungsvolumina anzuheben, weil die Bikarbonatgabe zu einer vermehrten CO_2-Produktion führt [524, S. 218]. Die Gesamtdosis von 200 mVal sollte innerhalb von 24 h nicht überschritten werden. Erweist sich diese Menge für die Abpufferung als nicht ausreichend, dann ist eine weitere Pufferung mit Trometamol fortzusetzen. Wegen der Natriumbelastung des Organsimus nach größeren Bikarbonatmengen ist überdies die Kombination mit Dopamin und Diuretika sinnvoll [290, S. 168].

Natriumbikarbonat: Metabolische Acidose.

Trometamol. (Tris-Lösung) wird praktisch nur in Ergänzung zum Natriumbikarbonat gegeben und zwar v.a. dann, wenn die zur Abpufferung erforderliche Bikarbonatmenge 200 mVal/24 h übersteigen müßte [290, S. 167]. Für die Berechnung der Trometamoldosis wird eine modifizierte Formel von Mellemgaard-Astrup verwendet, in dem der Faktor F außer acht bleibt [217, S. 628].

Trometamol weist in einer 0,3 molaren Lösung bei 37 °C einen pH-Wert von 10,2 auf und ist somit stark alkalisch [001, 367]. Es sollte deshalb nur in große Venen infundiert werden. Paravasate führen fast ausnahmslos zu Gewebsnekrosen. Bei reduzierter Nierenfunktion entsteht in der Infusionsfolge eine passagere Hyperkaliämie; bei einer Dosierung über 8 mVal/kg ist mit Hypoglykämie, Hypotension und Kammerflimmern zu rechnen [367, 563; 611, S. 184].

Antiarrhythmika

Die Indikation für die Anwendung von Antiarrhythmika ist gegeben, wenn die vorhandenen Rhythmusstörungen Vorboten eines drohenden Kreislaufstillstands sind, oder die Herzaktionen durch Störungen der Erregungsbildung bzw. -leitung entscheidend beeinträchtigt werden [481, S. 496]. Bei Kreislaufstillstand können Antiarrhythmika die elektrische Defibrillation nicht ersetzen. Sie sind deshalb erst nach erfolgter oder zumindest versuchter Defibrillation anzuwenden. Obwohl eine exakte Klassifizierung antiarrhythmisch wirken-

---

[1] BE bedeutet Basenüberschuß; F ist eine Konstante. Die Anwendung der Formel setzt allerdings ein normales extrazelluläres Volumen voraus

der Substanzen nicht möglich ist, weil sie pharmakologisch zu unterschiedliche Substanzen sind, wird angenommen, daß ihre Wirkung im wesentlichen auf der Normalisierung der Kationenfluxe an der Zellmembran beruht [654, S. 493 ff.]. Die Zahl der antiarrhythmogen wirkenden Drogen ist sehr groß, ihr Wirkungscharakter weist beträchtliche Unterschiede auf.

Lokalanästhetika, β-Rezeptorenblocker und verwandte Stoffe, wie Verapamin, Antihistaminika, Chinidin und noch viele andere Substanzen kommen für die Rhythmisierung der Herztätigkeit in Frage. Für die Reanimation kann man trotzdem mit einer relativ kleinen Zahl von Medikamenten dieses Typs auskommen, denn es kommen nur solche Substanzen in Frage, die ihre Wirkung sofort entfalten und die übrigen Kreislauffunktionen nur minimal beeinträchtigen. Antiarrhythmika werden dann optimal eingesetzt, wenn bei ihrer Anwendung die folgenden Gesichtspunkte berücksichtigt werden [165, S. 263]:
1. Exakte Erkennung der Arrhythmieform,
2. Kenntnis der arrhythmieauslösenden Faktoren,
3. Kenntnis der spezifischen Wirkungsmechanismen des Medikaments,
4. Berücksichtigung der allgemein-klinischen Wirkungen der Substanz.

Bei der Anwendung von Antiarrhythmika muß ferner beachtet werden, daß nie mehr als 2–3 verschiedene Substanzen innerhalb einer kurzen Zeitspanne versucht werden, weil sonst die Wirkungen auf das Myokard unkalkulierbar werden, und unliebsame Überraschungen (im Extremfall eine therapieresistente Asystolie) können die Folge sein. In besonderen Fällen, wenn die Rhythmisierung mit der herkömmlichen medikamentösen Behandlung nicht erreicht werden kann, kann sich die prophylaktische Einschwemmung einer Schrittmachersonde als Vorsichtsmaßnahme vorteilhaft erweisen [290, S. 161].

Lidokain. Lidokain (Xylokain) ist eine der wertvollsten Medikamente für die Behandlung der ventrikulären Rhythmusstörungen [016]. Seine Wirkungsweise unterscheidet sich teilweise von der der klassischen Antiarrhythmika, wie Chinidin und Prokainamid, und ist diesen Substanzen wegen seiner guten Steuerbarkeit und der nur geringfügigen Beeinträchtigung der myokardialen Kontraktionskraft überlegen [119, S. 123; 400, S. 697].
Die klassischen Indikationen seiner Anwendung sind [016; 119, S. 123; 290, S. 160; 103, S. 696 f.; 524, S. 219; 531, S. 110 f.]:
1. Ventrikuläre Arrhythmien und Tachykardie,
2. Nachbehandlung des tachykarden Vorhofflimmerns und -flatterns,
3. elektrotherapieresistentes Kammerflimmern.

Aus pharmakologischen Gründen empfehlen viele Autoren, daß Lidokain zunächst als Bolus (0,75–2 mg/kg KG) vorinjiziert und erst anschließend in Infusionsform (z.B. in 5% Dextrose) weitergegeben wird. Die optimale Infusionsgeschwindigkeit wird bei einem 70 kg schweren Patienten mit maximal 4 mg/min (0,06 mg/kg KG) angegeben [103; 524, S. 219].

Obwohl die negativen Auswirkungen des Lidokains auf die Hämodynamik beim Menschen gering sind [400, S. 697], ist es empfehlenswert, die initiale Dosierung bei verminderter Auswurfleistung, also unmittelbar nach Behebung des Kreislaufstillstands geringer zu halten.

Bei Erfolglosigkeit der Therapie mit Lidokain ist es zweckmäßig, zusätzliche Bolusinjektionen anstelle einer Infusion vorzunehmen. Die Gesamtdosis sollte 225 mg nicht überschreiten [016]. Erweisen sich die wiederholten Bolusgaben als unwirksam, dann müssen andere Substanzen für die Arrhythmiebehandlung herangezogen werden. Die intramuskuläre Gabe [691], die ohnehin nur bei guter Gewebsperfusion in Frage käme, bringt keine Vorteile mit sich. Aufgrund der spezifischen Pharmakokinetik des Lidokains ist anzunehmen, daß die Wirksamkeit der Substanz auf diese Weise deutlich verringert ist.

Reaktionen von seiten des ZNS, wie Sprachstörungen, Benommenheit und zerebral bedingte Krämpfe, sind auf Lidocain nicht ungewöhnlich. Wenn sie auftreten, muß die weitere Lidokaingabe eingestellt werden. Lidokaininduzierte Konvulsionen, die ohne Prädisposition, wie z.B. nach Schädel-Hirn-Traumen sehr selten sind, werden mit Barbituraten oder Diazepam behandelt.

Prokain und Prokainamid. Prokain (Novocain) und Prokainamid (Prokain) unterdrücken, ähnlich dem Lidokain, die ventrikulären Rhythmusstörungen. Im Gegensatz zu den meisten Antiarrhythmika (wie zu Lidokain, Propranolol, Dyphenylhydantoin) inhibieren sie aber die Erregung nicht nur bei erhöhter Schlagfrequenz, sondern auch bei bradykarden Rhythmusstörungen [654, S. 194]. In letzter Zeit wird für die Behandlung der kardialen Rhythmusstörungen in Anbetracht der geringeren Nebenwirkungen praktisch nur mehr das Prokainamid verwendet und seine Gabe v.a. bei den verschiedenartigsten ventrikulären Rhythmusstörungen empfohlen. Bei atrial liegenden Dysrhythmien hingegen ist seine Wirkung unsicher. Bei paroxysmaler Tachykardie sollten Karotis-Sinus-Druck und/oder andere Medikamente wie Verapamin (5 mg i.v.), Digitalis, Propranolol (3–5 mg) oder Edrophonium (10 mg) der Prokaingabe vorgezogen werden [290, S. 160; 400, S. 696], d.h. daß es bei paroxysmaler Tachykardie das letzte Mittel der Wahl darstellt!

Prokainamid ist im gesamten beurteilt für die Reanimation weniger geeignet als Lidokain, weil es eine stärker ausgeprägte Hypotension auslösen kann. Bei digitalisinduzierten Rhythmusstörungen ist es überhaupt, wegen der Gefahr eines totalen AV-Blocks, abzulehnen. Prokainamid sollte, wenn keine augenblickliche Behebung der Rhythmusstörungen erforderlich ist, oral oder intramuskulär zu 500–1000 mg verabreicht werden. Die intravenöse Gabe ist nur bei lebensbedrohlichen Rhythmusstörungen vertretbar. Die initiale Dosis beträgt in solchen Fällen 200–500 mg, auf die dann – ähnlich wie bei Lidokain – eine Infusion zu folgen hat. Die Infusion ist zu stoppen, wenn der Blutdruck um mehr als 15 mmHg (1,99 kPa) gefallen ist, der QS-Komplex sich um 50% verbreitert hat oder bereits 1 g der Substanz verabreicht wurde [016; 400, S. 696].

Prokainamid: Ventrikuläre Rhythmusstörungen.

Bretylium-Tosilat. Bretylium-Tosilat (Bretylan, Darenthin) ist eine quarternäre Ammoniumbase mit komplexem antiarrhythmogenem Effekt, die nach initialer Freisetzung von Katecholaminen eine postganglionäre adrenerge Blockierung bewirkt [311]. Die Substanz wird vorwiegend als Antiarrhythmikum eingesetzt, kann aber auch in der Behandlung von akuten Rhythmusstörungen, wie bei Kammerflimmern oder bei therapieresistenter ventrikulärer Tachykardie und Arrhythmie nach Kardioversion, versucht werden. Seine Dosierung wird bei Kammerflimmern mit 5 mg/kg angegeben. Die elektrische Defibrillation ist unmittelbar nach der Brethyliumgabe vorzunehmen. Anschließend kann die Dosis in Form einer Infusion auf insgesamt 10 mg/kg ergänzt werden. Eine Wiederholung dieser Menge ist nach 30 min zulässig, die Gesamtdosis sollte jedoch 30 mg/kg nicht überschreiten [311]. Bei ventrikulärer Tachykardie ist das therapeutische Vorgehen ähnlich. Es werden zunächst 5–10 mg/kg über etwa 10 min i.v. injiziert und anschließend ist eine Infusion mit 1–2 mg/min bis zur Gesamtmenge von 30 ml/kg vorzunehmen.

Berthylium-Tosilat: Therapieresistente ventrikuläre Tachykardie, Arrhythmien nach Kardioversion.

β-Rezeptorenblocker. Die β Rezeptorenblocker sind relativ junge, multiaktive Substanzen [459]. Sie weisen lokalanästhetische, bronchokonstriktorische und kardiodepressive Wirkung auf. Die β-Rezeptoren werden je nach Typ der chemischen Verbindung in unterschiedlichem Maße beeinflußt.

In Abhängigkeit davon, ob die einzelnen Substanzen dieser Medikamentengruppe mehr an den $β_1$- oder $β_2$-Rezeptoren angreifen, sind die Wirkungscharakteristika der β-Blocker unterschiedlich. Ganz allgemein kann gesagt werden, daß das therapeutische Optimum mit jenem Typus erreicht wird, der eine hohe β-blockierende Eigenschaft bei nur milder Intrinsic-sympathikomimetischer und minimaler chinidinartig-kardiodepressiver Aktivität vereinigt. Aus der Sicht der kardiopulmonalen Reanimation ist zweifelsohne die Beeinflussung der Herzfrequenz und der Myokardkontraktilität durch diese Medikamente der wichtigste Gesichtspunkt. Die kardialen Wirkungen fallen um so drastischer aus, je höher der Sympathikusantrieb zur Zeit der Medikation war. Von den zahlreichen β-Blockern wird vorwiegend das Propranolol für die Behandlung der lebensbedrohlichen tachykarden Rhythmusstörungen empfohlen [016; 119, S. 124; 251, S. 68; 483, S. 18; 524, S. 219]. Der Stellenwert anderer β-Rezeptorenblocker muß in diesem Zusammenhang noch ermittelt werden.

Propranolol. Propranolol (Inderal) ist einer der ältesten und v.a. in den USA gebräuchlichsten β-adrenergen Rezeptorenblocker. Es ist pharmakodynamisch gesehen eine hochaktive Substanz. Die Anwendung des Propranolols — und das gilt für alle Medikamente seiner Klasse — erfordert deshalb eine exakte Indikationsstellung und eine kontinuierliche kardiozirkulatorische Überwachung. Reduzierte myokardiale Pumpleistung und Asthma bronchiale mahnen zur Vorsicht [290, S. 159].

Die Domäne der Propranololmedikation liegt in der Langzeitprävention der kardialen Rhythmusstörungen, der sympathikoadrenerg-stimulierten Sinustachykardie und der Behandlung von wiederkehrenden Episoden ventrikulärer und supraventrikulärer Tachydysrhythmien [016; 082; 119, S. 124 f.; 290, S. 159]. Im Zusammenhang mit der Reanimation muß das Propranolol äußerst vorsichtig verwendet werden, weil es das Herz unwiederbelebbar machen kann. Es ist nur bei einem therapierefraktären Kammerflimmern indiziert [524, S. 221], wenn andere Therapeutika bereits erfolglos waren. Es wird empfohlen, die Substanz in einem solchen Fall in Inkrementen und nur sehr langsam intravenös (1 mg/min) zu applizieren, bis die gewünschte Herzfrequenz eintritt. Da bei seiner Gabe oft eine Verzögerung der vollen therapeutischen Wirkung beobachtet wird, muß die Injektion immer wieder für die Beobachtung des Effekts unterbrochen werden. Die Gesamtdosis sollte 5 mg nicht überschreiten [016; 290, S. 159]. Eine bestehende Digitalisierung stellt keine Kontraindikation dar, Propranolol hebt die positiv inotrope Wirkung von Digitalis nicht auf [119, S. 125].

Propranolol: Therapieresistentes Kammerflimmern.

Diphenylhydantoin

Obwohl zahlreiche Untersuchungen zur Klärung des antiarrhythmogenen Effekts von Diphenylhydantoin (Epanutin) vorliegen, ist seine Wirkungsweise bei kardialen Rhythmusstörungen im Detail ungeklärt. Die Substanz weist eine negative dromo- und inotrope Wirkung auf, beeinflußt aber die myokardiale Kontraktilität weniger negativ als Prokainamid, Chinidin oder die β-Blocker. Diphenylhydantoin ist das wirksamste Mittel gegen digitalisinduzierte Rhythmusstörungen [119, S. 126; 400, S. 698]. Gute Wirkungen zeigt es ferner bei ventrikulärer und paroxysmaler-ventrikulärer Tachykardie auch dann, wenn Quinidin und Prokainamid versagen. Es wird empfohlen, Phenytoin in Einzeldosen von 50–100 mg i.v. zu verabreichen. Diese Dosis kann bei Bedarf alle 5–15 min bis zum Sistieren der Rhythmusstörungen oder bis zur kumulativen Dosis von 1000 mg [290, S. 161], bzw. 10–15 mg/kg [400, S. 698], wiederholt werden. Vor Bolusinjektionen wird gewarnt.

Diphenylhydantoin: Digitalisinduzierte Rhythmusstörungen.

Atropin

Das klassische Parasympathikolytikum Atropin verbessert infolge der Herabsetzung der Vagusaktivität die atrioventrikuläre Überleitung und bewirkt dadurch eine Beschleunigung der Herzfrequenz sowohl bei Sinusbradykardie als auch bei AV-Block I. und II. Grads.

Bei AV-Block III. Grads zeigt Atropin keine Wirkung [266, S. 519; 290, S. 158; 524, S. 219]. Hier ist Isoprenalin [531, S. 112] oder noch besser, Adrenalin bzw. die Legung einer transvenösen Schrittmachersonde das Mittel der Wahl. Auch als Herzstarter ist Atropin unwirksam, wenn auch Brown et al. [076, zit. in 531, S. 112] bei therapieresistenter Asystolie positive Beobachtungen mit der Substanz gemacht haben. Die Indikationsstellung ist für die Atropingabe v.a. nach Wiederherstellung der Herzaktionen bei bestehender Sinusbradykardie, Knotenrhythmus und partiellem AV-Block gegeben, insbesondere dann, wenn die Hämodynamik unbefriedigend ist [004; 095, S. 34 f.; 266, S. 518 f.], weiter bei frequenten ventrikulären Ektopien, wenn diese mit Sinusbradykardie vergesellschaftet sind [016, 501, S. 600]. Bei ventrikulär bedingten Dysrhythmien kann ebenfalls eine zusätzliche Lidokaingabe vorteilhaft sein. Bei der Frequenzanhebung bradykarder Rhythmusstörungen ist aber zu beachten, daß die Schlagfolge einen wichtigen Faktor für den myokardialen Sauerstoffverbrauch darstellt, und eine Steigerung der Schlagfrequenz v.a. bei Luftatmung eine bestehende myokardiale Ischämie verstärkt. Eine Vergrößerung der Infarktzone, aber auch Kammerflimmern [309, 363, 376] wurden nach Atropingabe beobachtet. Atropin wird üblicherweise intravenös verabreicht. Grundsätzlich sind aber auch subkutane und intramuskuläre Injektionen sowie auch der endotracheale Weg [133, S. 134 f.] möglich. Es wird empfohlen, die intravenöse Einzeldosierung zu 0,5 mg unverdünnt vorzunehmen, weil bei Verdünnung zunächst mit einer zusätzlichen Bradykardie zu rechnen ist [266, S. 518]. Diese Menge kann in Intervallen von 5–10 min bis zur Gesamtdosis von 2 mg, in Ausnahmefällen, insbesondere bei älteren Patienten, bis zu 4 mg [095, S. 34 f.; 290, S. 157] erhöht werden. Bei intrapulmonaler [133, S. 134], intramuskulärer oder subkutaner Verabreichung muß die Einzeldosis wegen Wirkungsverlust und -verzögerung höher gestellt werden.

Atropin: Sinusbradykardie, partieller AV-Block.

Calcium

Calcium ist ein Aktivator der Myosin-ATP-ase und spielt beim Kontraktionsvorgang des Myokards eine entscheidende Rolle [290, S. 40; 455, S. 637]. Es erhöht die myokardiale Kontraktilität, begünstigt die ventrikuläre Automatie und die Wiederherstellung der elektrischen Aktivität. Obwohl Calcium für die Wiederbelebung der Herztätigkeit zweifelsohne von Bedeutung ist [295] und seine Gabe für die Behebung des Kreislaufstillstands auch ausdrücklich empfohlen wird [004, S. 586; 016; 531, S. 106 f.], ist seine Bedeutung für die Wiederherstellung des Kreislaufs nicht eindeutig geklärt [224, S. 220]. Die Substanz besitzt zwar stimulierende Einflüsse auf das Myokard, bewirkt aber andererseits eine Dilatation der peripheren Gefäße. Calcium ist deshalb nach heutigen Erkenntnissen [443; 473, S. 116] kein Herzstarter, außer, es liegt der seltene Fall einer hochgradigen Hypokalziämie vor. Hier

ist das Calcium ein kausales Therapeutikum [470]. Für die Kreislaufwiederbelebung wird
Calcium nur nach der Adrenalin- und Bikarbonatgabe empfohlen, und in erster Linie nur
dann, wenn die Auswurfleistung des Herzens gleich Null ist (elektromechanische Dissoziation). Vor einer raschen Calciumgabe ist zu warnen [439, S. 785], ebenso ist auch bei voll-
digitalisierten Patienten Vorsicht am Platz. Die Richtlinien über die optimale Dosierung der
Substanz bei Kreislaufstillstand beruhen nicht auf experimentell erarbeiteten Grundlagen,
sondern sind rein empirischer Natur. Calciumglukonat (Calcium „Sandoz") wird pro Dosis
zu 10 ml i.v. verabreicht, von der stärker ionisierten und deshalb wirksameren Calcium-
chloridlösung (Calcisan) werden 2,5–5 ml gegeben. Eine Dosiswiederholung kann nach
etwa 10 min erfolgen.

Calcium: Elektromechanische Dissoziation, hochgradige Hypokalziämie.

Digitalispräparate

Die Digitalisglykoside können bezüglich ihrer kardialen Wirkungen in großen Zügen so charakterisiert werden, daß sie unter bestimmten Bedingungen die myokardiale Kontraktilität
erhöhen und eine Verbesserung der Koronarperfusion bewirken [401, S. 632]. Trotz der
seit vielen Jahrzehnten bekannten und therapeutisch in großem Umfang genützten Effekte
bei den verschiedensten Formen der Herzinsuffizienz sind Digitalisglykoside jedoch für die
Behandlung des Kreislaufstillstands ohne einen wesentlichen Nutzen [016]. Ihre Bedeutung
für die Reanimation liegt vielmehr darin, daß sie im Rahmen einer Digitalisintoxikation,
die aus verschiedenen Gründen bei der Digitalistherapie auftreten kann, einen Kreislaufstillstand verursachen können [401, S. 632]. Das Zusammenwirken der Digitalisglykoside
mit anderen Substanzen, wie z.B. mit Kalium [531, S. 107] oder Diuretika [531, S. 113]
kann ebenfalls fatale Folgen für den Kreislauf haben. Für die akute Digitalisierung des
insuffizienten Herzens – die nur selten wirklich indiziert ist [290, S. 207; 502, S. 604] –
kommen v.a. Digoxin (Lanicor) und Digitoxin (Digimerck) bzw. ihre Derivate in Frage
[316, S. 428 f.]. Es ist bei der Schnelldigitalisierung jedoch zu beachten, daß das Myokard
in den ersten 24 h des akuten Infarktgeschehens vulnerabel gegen die arrhythmogene Wirkung der Digitalisglykoside ist, weshalb die Dosis um 1/3–2/3 zu reduzieren ist [468].
Die Gefahr der Intoxikation ist in dieser Phase auch entsprechend höher [172].

Die Digitalisierungsintoxikation löst eine Reihe von verschiedenen Rhythmusstörungen
wie paroxysmale Tachykardie, Parasystolie, Überleitungsblockierung, Vorhof- und Kammerflimmern aus. Diese Rhythmusstörungen erfordern eine sofortige Behandlung, denn sie sind
als die Vorboten eines drohenden Kreislaufstillstands zu werten [276]. Die häufigste unmittelbare Ursache des Kreislaufversagens bei Digitalisintoxikation ist schließlich das Kammerflimmern.

Das Erkennen der Digitalisintoxikation ist mit Hilfe von Laboruntersuchungen zeitraubend und folglich für die Wiederbelebung irrelevant. Die Vermutung, daß eine Digitalis-
vergiftung vorliegt (die aufgrund der Anamnese und des klinischen Bilds mit genügender
Sicherheit ausgesprochen werden kann) [401, S. 670], berechtigt in Anbetracht der Dringlichkeit der Behandlung die Einleitung entsprechender therapeutischer Schritte.

Behandlung der Digitalisintoxikation. Digitalisbedingten Rhythmusstörungen können mit einer Reihe von Medikamenten, die nach den verschiedenen Prinzipien wirken, behandelt werden. Das ideale Therapeutikum kann aber nur dann ermittelt werden, wenn die vorliegende
Arrhythmie erkannt und auch ihre Bedeutung richtig eingeschätzt wird (s. S. 72, Kap. 5.2.3).
Auch das Verhalten der Nierenfunktion bzw. der Serumelektrolyte muß in die Beurteilung

der Situation mit einbezogen werden, da die Digitalisüberempfindlichkeit in vielen Fällen auf zu niedrigen Serumkaliumwerten basiert. Eine der effektivsten Substanzen gegen die digitalisbedingten Rhythmusstörungen ist deshalb das Kalium. Es soll, wenn die Zeit erlaubt, oral (Kalioral) appliziert werden und nur bei unmittelbar lebensbedrohlichen Rhythmusstörungen ist das Kalium zu infundieren (Thromcardin). Die intravenöse Kaliumgabe erfordert eine kontinuierliche EKG-Überwachung, Berücksichtigung der Nierenfunktion [401, S. 671] und der Serumwerte. Ein zu rascher Kaliumanstieg im Serum ist unbedingt zu vermeiden, da Hyperkaliämie wiederum zu Erhöhung der myokardialen Irritabilität und zu Kammerflimmern führen kann. Die Gabe von Kalium ist bei AV-Block jeglichen Grads kontraindiziert.

Das Plasmakalium soll im Rahmen der Behandlung an die obere Normgrenze angehoben werden.

Bei normalen Plasmakaliumwerten ist das Diphenylhydantoin (Epanutin) das wirksamste Antiarrhythmikum gegen die digitalisinduzierten Rhythmusstörungen, gefolgt von Lidokain (Xylocain) und Propranolol (Inderal). Diphenylhydantoin und Propranolol sind sowohl gegen Extrasystolen als auch gegen ventrikuläre und supraventrikuläre Tachykardien wirksam, mit dem Unterschied, daß das Propranolol die myokardiale Kontraktilität stärker beeinträchtigt und einen Druckabfall bewirken kann. Lidokain ist v.a. bei ventrikulären Tachykardien induziert. Digitalisbedingte Sinusbradykardie, AV-Block I. und II. Grads erfordern die Gabe von Atropin. Obwohl bei AV-Block III. Grads i.allg. vor der Atropingabe gewarnt wird (s. S. 75), empfehlen Moe und Farah [398, S. 671] auch bei AV-Block III. Grads Atropin.

Digitalisintoxikation:
a) Bei niedrigem Serumkaliumwert: Kalium
b) Bei normalem Serumkaliumwert: 1. Diphenylhydantoin, 2. Propranolol, 3. Lidokain, 4. Atropin

Glukagon

Das Pankreashormon Glukagon (Glucagon) greift in hoher Dosierung auch am kardiovaskulären System an und bewirkt neben einer mäßigen Steigerung der myokardialen Kontraktilität v.a. im Splanchnikusgebiet eine Vasodilatation [326, S. 1528]. Wegen der vasodilatatorischen Wirkung ist das Glukagon kein Herzstarter [473, S. 113] und seine Gabe ist deshalb während der Herzwiederbelebung abzulehnen. Die Substanz wird für die Behandlung der akuten linksventrikulären Insuffizienz fallweise empfohlen [235; 290, S. 206 f.], obwohl seine Bedeutung in dieser Hinsicht noch nicht eindeutig geklärt ist [670, S. 69].

Glukagon: Akute linksventrikuläre Insuffizienz.

Natriumnitroprussid

Das Natriumnitroprussid (Nipride) ist ein stark wirksamer Vasodilatator und wird v.a. als Antihypertensivum eingesetzt [425, S. 715]. Seine Gabe ist, solange keine eigenen Herzaktionen vorhanden sind, während der Reanimation kontraindiziert. In der Behandlung des frischen Myokardinfarkts kann das Nitroprussid, infolge der Senkung des Auswurfwiderstands, jedoch lebensrettend sein [290, S. 234], darf aber erst nach Behebung des Kreislaufstillstands verabreicht werden. Die Behandlung mit Nitroprussid erfordert eine sehr exakt geführte hämodynamische Überwachung.

Natriumnitroprussid: Frischer Myokardinfarkt.

Analgetika auf Opiatbasis

Stark wirksame Analgetika wie Morphium hydrochloricum (Morphium), Pethidin (Alodan) usw. können die definitive kardiale Therapie bei akutem linksventrikulären Versagen und Lungenödem wirksam ergänzen [010]. Die Angriffspunkte des Morphiums in diesem Zusammenhang sind nur wenig geklärt. Es wird jedoch angenommen, daß die zentraldepressive Eigenschaft und eine gewisse Senkung des vaskulären Widerstands für die gelegentlich zu beobachtende dramatische Besserung des Lungenödems und der Dyspnoe verantwortlich sind. Morphium und verwandte Stoffe können sowohl i.v. als auch i.m. verabreicht werden. Sie sind bei Patienten, die eine Spontanatmung haben, wegen der atemdepressorischen Wirkung nur mit größter Vorsicht anzuwenden.

Analgetika auf Opiatbasis: Linksventrikuläres Versagen.

5.2.4 Differentialdiagnose des Kreislaufstillstands

Der EKG-Diagnostik kommt im Rahmen der Reanimationsmaßnahmen eine wichtige Bedeutung zu, denn das therapeutische Vorgehen wird durch die unmittelbare Erscheinungsform des Kreislaufstillstands wesentlich mitbestimmt. Die Therapie kann nämlich gezielt nur dann erfolgen, wenn sie die 3 Formen der fehlenden Kreislauffunktion berücksichtigt (Abb. 41).

Die Asystolie wird primär medikamentös, das Kammerflimmern bzw. -flattern elektrisch und die elektromechanische Dissoziation [153] medikamentös und elektrisch behandelt. Diese Aussage ändert aber zunächst nichts am Behandlungskonzept: Beatmung, extrathorakale Herzmassage, Adrenalin und Bikarbonatgabe müssen in jedem Fall die Hilfeleistung einleiten. Jedoch, sobald es die Umstände zulassen, sollte eine differenzierte, der Kreislaufstillstandsform angepaßte Behandlung fortgesetzt werden.

Auf eine umfangreiche EKG-Diagnostik kann und muß *zunächst* verzichtet werden, weil dafür *in vielen Akutsituationen* weder die apparativen Voraussetzungen gegeben sind, noch der erforderliche Zeitaufwand, der ja schließlich auf Kosten der primär lebensrettenden Maßnahmen gehen kann, gerechtfertigt ist. *Nach Behebung des Kreislaufstillstands* ändert sich jedoch die Situation: In der nun notwendig gewordenen Abklärung der aktuellen hämodynamischen Verhältnisse kommt der EKG-Diagnostik eine entscheidende Bedeutung zu. Die für diesen Zweck erforderlichen Maßnahmen fallen allerdings bereits in den Aufgabenbereich anderer Fachgebiete, so daß die Darstellung einer speziellen EKG-Diagnostik im Rahmen dieses Buchs sich erübrigt. Die in Frage kommenden Personen für die Notfallhilfeleistung (Ärzte und paramedizinisches Personal) müssen in erster Linie jene Rhythmusstörungen erkennen, die akut lebensbedrohlich sind, denn Störungen der Schlagfolge sind nach Behebung des Kreislaufstillstands häufig zu beobachten. Ohne ihre richtige Einschätzung ist einerseits eine therapeutisch herbeigeführte Verbesserung der Hämodynamik nicht möglich, die Erkennung dieser Arrhythmien ist außerdem präventiv von Bedeutung, weil sie in vielen Fällen Vorboten eines erneuten Kreislaufstillstands sind [016, 276; 524, S. 255] (Tabelle 11, Abb. 40a—d bzw. 41).

Für die Notfalldiagnostik wird ein kleineres EKG-Gerät bevorzugt, welches, wenn auch außerhalb des Krankenhauses eingesetzt — auch netzunabhängig arbeiten muß. Die Aktionspotentiale sollen am Oscilloskop angezeigt werden, der Bildschirm darf nicht zu klein sein

Tabelle 11. Die wichtigsten Arrhythmieformen, die beim akuten Einsetzen lebensbedrohliche Zustände repräsentieren

---

Sinustachykardie
Sinusbradykardie
Supraventrikuläre Extrasystolen
Ventrikuläre Extrasystolen
Supraventrikuläre Tachykardie
Ventrikuläre Tachykardie
Vorhofflattern/-flimmern
AV-Überleitungsstörungen
AV-Rhythmus

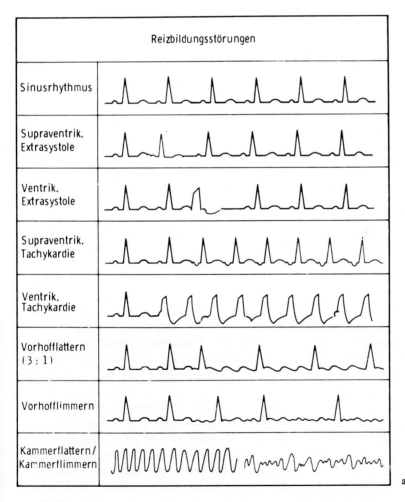

Abb. 40. a–d. Arrhythmien, die als Vorboten eines drohenden Kreislaufstillstands zu werten sind [648, S. 23]. (Für bessere Bezugnahme wurde auch der Sinusrhythmus mit abgebildet).

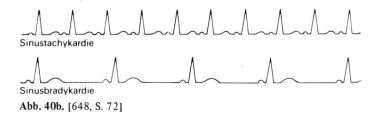

Sinustachykardie

Sinusbradykardie

Abb. 40b. [648, S. 72]

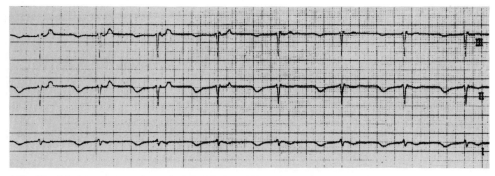

Abb. 40c. Schrittmacherwandern, als Beispiel einer AV-Rhythmusstörung [648, S. 194]

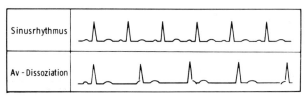

Sinusrhythmus

Av - Dissoziation

Abb. 40d. [648, S. 30]

und muß ein Bild ergeben, welches selbst bei Tageslicht die Beurteilung des EKG-Bilds ermöglicht. Eine zusätzliche Aufzeichnung der Herzaktionen ist für Dokumentationszwecke vorteilhaft, stellt aber für die Notfallversorgung keine unbedingte Voraussetzung dar. Viel wichtiger hingegen ist die optische und akustische Anzeige der Herzaktionen, weil sie frühzeitig Arrhythmien erkennen lassen, ohne daß dafür die Aufmerksamkeit eines Helfers ständig auf die angezeigten Aktionspotentiale gerichtet werden muß. Die Abnahmeelektroden müssen rasch anbringbar sein und eine weitestgehend störungsfreie Übertragung der Aktionspotentiale ermöglichen. Vor der Anlegung der Elektroden ist darauf Rücksicht zu nehmen, daß sie weder die extrathorakale Herzmassage noch eine eventuell erforderliche elektrische Defibrillation behindern. Safar bevorzugt wegen ihrer Handlichkeit Nadelelektroden [531, S. 122], unserer Erfahrung nach bewähren sich aber auch die modernen Klebeelektroden ebenso gut. Ableitungen der Aktionspotentiale über Extremitäten haben zwar den Vorteil, daß sie bei der Herzmassage und Defibrillation nicht im Wege sind, die Anlegung der Elektroden ist aber bei bekleideten Patienten eine zeitaufwendige Angelegenheit. Bei der Beurteilung der angezeigten Aktionspotentiale muß berücksichtigt werden, daß gerade unter Notfallbedingungen trotz technischer Verbesserungen in vermehrtem Maße mit Abnahmefehlern zu rechnen ist (Abb. 42). Ob die EKG-Telemetrie, die in einigen Notfallzentren (z.B. in Pittsburgh, PA) praktiziert wird, im Ambulanzbetrieb sich bewährt, kann mangels eigener Erfahrungen auf diesem Sektor nicht beurteilt werden. Bei guter

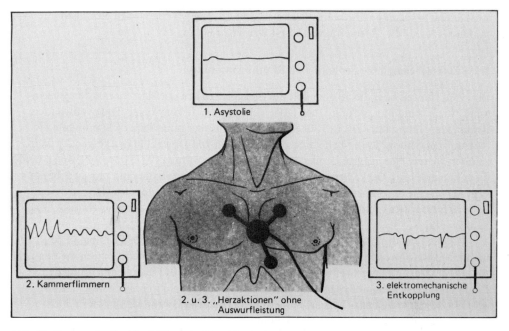

Abb. 41. Formen des Kreislaufstillstands. [Aus 193, S. 230]

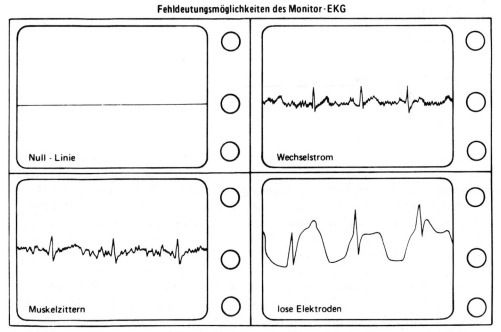

Abb. 42. EKG-Erscheinungen infolge von Abnahmefehlern. 1. Zu niedrige Einstellung der Eingangs-
empfindlichkeit, 2. Wechselstromüberlagerung, 3. Verzittern der Aktionspotentiale, 4. lose Elektroden.
[Aus 193, S. 95]

Ausbildung des paramedizinischen Personals und v.a. wenn Ärzte zu den Notfällen mitfahren, kann auf die Telemetrie verzichtet werden.

5.2.5 Elektrobehandlung der kardialen Rhythmusstörungen

Der erste Hinweis über die Möglichkeit der Stimulierbarkeit des Herzens mit dem elektrischen Strom stammt von Aldini, der 1819 Versuche an Herzen von zu Tode verurteilten Kriminellen unternahm [zit. in 130, S. 505]. Er schlug aufgrund seiner Experimente die Nutzung des Stroms für die Behebung von Synkopen vor. Obwohl in den folgenden Jahrzehnten weitere einschlägige Beobachtungen publiziert wurden [033, 034, 249, 464], fanden diese Berichte bis 1950 keinen nennenswerten Anklang. Erst ab diesem Zeitpunkt begann man sich für die experimentellen Grundlagen der Elektrostimulation des Herzens systematisch zu interessieren und sie dann als neue Therapie in die Klinik einzuführen [694; 695, S. 282; 696].

Während ein drohendes Kammerflimmern durch medikamentöse Therapie in den meisten Fällen abwendbar ist, kann ein bereits eingetretenes Kammerflimmern medikamentös kaum oder nur äußerst selten beendet werden [503, S. 504]. Eine Umkehrung der Flimmertätigkeit in hämodynamisch wirksame Herzaktionen durch mechanische Reize ist nicht möglich, weil eine Vagusstimulierung die Ventrikel, wenn sie flimmern, nicht erreicht. Eine spontane Beendigung des Flimmerns kommt beim Menschen nur äußerst selten vor [618]. Wie die experimentellen Untersuchungen von Beck [033], Kouwenhoven [315] und Zoll [694; 695, S. 282] gezeigt haben, weist das Myokard ein differenziertes Ansprechen auf elektrische Impulse verschiedenen Typs auf. Diese Forscher legten mit ihren Experimenten die Grundlagen der modernen Elektrotherapie der Rhythmusstörungen nieder [035].

Die Elektrotherapie der kardialen Rhythmusstörungen beinhaltet die Defibrillation, die Kardioversion und die Schrittmacherbehandlung. Für die Behebung des Kreislaufstillstands kommt in erster Linie die Defibrillation in Frage, Kardioversion und Schrittmacherbehandlung stellen nur in Ausnahmesituationen akuttherapeutische Probleme dar.

5.2.5.1 Defibrillation

Die Defibrillation ist indiziert bei ventrikulärer Tachykardie, wenn keine Auswurfleistung mehr zustande kommt und der Patient bereits bewußtlos ist, bei Kammerflimmern, bzw. Kammerflattern, sowie bei der elektromechanischen Dissoziation. Sie wird in der überwiegenden Zahl der Fälle über Brustwandelektroden vorgenommen (externe Defibrillation), kann aber auch transösophageal bzw. direkt, d.h. durch Anlegung der Elektroden auf das Myokard erfolgen. Der Defibrillationsstrom ist meistens ein Gleichstrom der über Kondensatoren aufgeladen, zustande kommt. Obwohl Wechselstromdefibrillatoren einfacher zu bauen sind und in bestimmten Fällen in der Wirkung den Gleichstromgeräten überlegen sind, werden Wechselstromdefibrillatoren weniger bevorzugt, weil sie nicht netzunabhängig arbeiten und außerhalb des Krankenhauses deshalb nur sehr beschränkt anwendbar sind. Die vom Gerät erzeugte Stromspannung beläuft sich auf einige 1000 V, die Spitzenströme erreichen bis zu 100 A, die Impulsdauer wird mit etwa 2 ms angegeben [648, S. 249 u. 255]. Defibrillatoren sind relativ wartungsintensive, voluminöse Geräte.

Für eine erfolgreiche extrathorakale Defibrillation wird bei Erwachsenen eine Stromenergie von 400 Wattsekunden, für Kinder 100–200 und für Säuglinge 50–100 Ws benötigt. Diese Angaben stellen allerdings Richtwerte dar [224] und beruhen auf der Erfahrung, daß die genannten Energiemengen in der überwiegenden Zahl der Fälle das Kammerflimmern beenden. Bei vielen Patienten würde zwar auch eine geringere Stromenergie das Flimmern beenden, aber dort, wo sie ungenügend wäre, müßte ein nochmaliger Stromstoß mit höherer Intensität vorgenommen werden. Da die Schädigung des Myokards durch wiederholte Stromstöße selbst bei geringerer Energie größer ist als ein einziger energiereicher Stromstoß [524, S. 227] und eine Ad-hoc-Bestimmung der individuell erforderlichen Stromenergie z.Z. nicht möglich ist [131, S. 304 f.; 166; 308, S. 156 ff.], muß sicherheitshalber der Weg der überschüssigen Stromenergie gewählt werden. Die Effektivität des Stromstoßes kann selbst bei Kammerflimmern durch die Vorgabe von Adrenalin erhöht werden. Während die Zweckmäßigkeit der Adrenalingabe bei flimmernden Herzen vor der elektrischen Defibrillation nicht absolut anerkannt ist, wird die Adrenalinapplikation vor dem Schocken eines Herzens mit elektromechanischer Dissoziation unbedingt empfohlen, ebenso dann, wenn wiederholte Defibrillationsversuche erfolglos waren. Hypoxie und Azidose erschweren die Defibrillation [531, S. 131].

Extrathorakale Defibrillation

Bei der extrathorakalen Defibrillation wird der Stromstoß über 2 großflächige Elektroden, die in anterioposterior [503, S. 504] oder in anterio-lateraler [524, S. 227] Position fest an die Brustwand aufgesetzt werden, übertragen. Da die Gefährdung des Patienten v.a. durch die Möglichkeit der Hautverbrennung an der Kontaktstelle gegeben ist, muß der Übergangswiderstand von den Elektrodenplatten zu der Haut mittels Elektrodengels oder kochsalzgetränkten Kompressen minimal gehalten werden. Safar gibt aus praktischen Gründen den letzteren den Vorzug [524, S. 226]. Um die Helfer durch den Stromstoß nicht zu gefährden, muß jene Person, welche den Defibrillator betätigt, seine Absicht, defibrillieren zu wollen, deutlich kundtun und vor Betätigung des Stromschalters sich nochmals davon überzeugen, daß zwischen Patienten und dem übrigen Hilfspersonal kein leitender Kontakt vorhanden ist. Die Beschaffenheit des angeschlossenen EKG-Geräts muß ebenfalls berücksichtigt werden, denn nicht alle Apparate sind gegen die Stromstöße geschützt.

Nach erfolgter Defibrillation besteht in vielen Fällen eine Neigung zu Arrhythmien, die erneut in Kammerflimmern, aber auch in Asystolie übergehen können. Wenn dieser Fall eintritt, müssen Beatmung und Herzmassage wieder aufgenommen bzw. fortgesetzt werden, ebenso wie auch die entsprechende medikamentöse Therapie. Bei einer folgenden Asystolie ist das Adrenalin das Mittel der Wahl, bei Kammerflimmern muß erneut defibrilliert werden. Unabhängig von dem vorliegenden EKG-Bild nach der Defibrillation müssen Karotispuls bzw. Blutdruck in kurzen Zeitabständen kontrolliert werden, weil selbst unauffällige Aktionspotentiale nicht unbedingt eine ausreichende Auswurfleistung garantieren.

Ein erfolgloser Defibrillationsversuch sollte erst nach einer ausreichenden Reoxygenierung, der Zufuhr von peripher-vasokonstriktorisch wirksamen Substanzen (Adrenalin) und Bikarbonatgabe wiederholt werden [284; 531, S. 134], ein Vorgang, auf den nur in einer Ausnahmesituation verzichtet werden sollte. Sie wäre dann gegeben, wenn der Helfer das Flimmern bei monitiertem Geschehen miterlebt bzw. Serienschocks verabreicht werden müssen. Die Erhöhung der Stromenergie ist ebenfalls zweckmäßig. Ein Fortdauern des Kammerflimmerns trotz wiederholten Defibrillationsversuchen macht die Gabe von

Antiarrhythmika, insbesondere des Lidokains erforderlich. Auch Serienschocks können
in hartnäckigen Fällen zielführend werden. Bei einem therapierefraktär erscheinenden
Kammerflimmern ist der Defibrillationsvorgang inklusive der medikamentösen Behandlung
so lange zu wiederholen, bis der irreversible Funktionsverlust des Myokards [481, S. 505]
bzw. des Gehirns nicht offenkundig geworden ist. Der irreversible Zusammenbruch der
myokardialen Leistung ist erkennbar an der fehlenden Auswurfleistung trotz elektrischer
Aktionspotentiale bzw. an der fehlenden Reizbeantwortung eines implantierten Schrittmachers.

Direkte Defibrillation

Die direkte Defibrillation wird mit 2 löffelförmigen Elektroden vorgenommen, von denen
die eine hinter den linken Ventrikel plaziert, die andere an die Vorderfläche des Herzens
gelegt wird. Obwohl die Defibrillationsenergie sehr niedrig gehalten werden kann (50 W/s)
muß das Myokard durch kochsalzgetränkte Kompressen vor Verbrennung infolge des höheren Übergangswiderstands an der Elektrodenkontaktstelle geschützt werden [526, S. 237].
   Die transösophageale Defibrillation wurde 1968 vorgestellt [491]. Sie ermöglicht die
Herabsetzung der für die Beendigung des Kammerflimmerns erforderlichen elektrischen
Energie und verringert dadurch die thermische Schädigung des Myokards. (Die Herabsetzung
der Stromenergie wird durch den geringeren Gewebswiderstand gegenüber der extrathoraka-
len Defibrillation ermöglicht, indem eine der Elektroden näher an das Herz, in den
Ösophagus gelegt wird. Auf diese Weise reichen etwa 1/4–1/7 jener Energiemengen aus, die
für die Defibrillation über Brustwandelektroden notwendig sind [138, S. 171].) Ein weiterer
Vorteil ist, daß ein Defibrillator für die Produktion dieser geringeren Energie kleiner gebaut
werden kann und dadurch mobiler ist. Die Nachteile der Methodik liegen in der möglichen
Hitzeschädigung des Ösophagus, sowie darin, daß die Ösophaguselektrode während der extrathorakalen Herzmassage wegen der Gefahr der mechanischen Schädigung der Ösophagus-
wand entfernt werden muß. Die transösophageale Defibrillation ist nicht oder zumindest
nicht weltweit im klinischen Gebrauch.

5.2.5.2 Akute synchronisierte Kardioversion

Die akute Kardioversion ist die sicherste Behandlungsmethode jener supraventrikulären
oder ventrikulären Tachykardien, die im kardiogenen Schock auftreten, oder selbst Anlaß zum Schock geben [290, S. 159] (Tabelle 12). Es ist jedoch zu beachten, daß der
Stromstoß durch das QRS-Potential in die ST-Strecke gesteuert werden muß [648, S. 248]

Tabelle 12. Indikationen für die akute synchronisierte Kardioversion. [Nach 632, S. 324]

I.   Ventrikuläre Tachykardie
II. Supraventrikuläre Tachykardie, wenn dadurch die Herzauswurfleistung stark beeinträchtigt wird
     1. Koronarsklerose mit Angina pectoris oder akuter Linksherzinsuffizienz
     2. Rheumatisch bedingte Mitralstenose mit Lungenödem
     3. Linksventrikuläre Hypertrophie unter bestimmten Umständen:
        a) Idiopathische hypertrophe subaortale Stenose
        b) Aortenstenose
        c) Kardiovaskuläre Erkrankungen mit Hochdruck
III. Diskordante ventrikuläre-supraventrikuläre Tachykardie

(„synchronisierte Kardioversion"), weil ansonsten die Gefahr besteht, daß der Stromstoß Kammerflimmern auslöst [355]. (Eine Fehlsynchronisation kann bei modernen Defibrillatoren allerdings dadurch ausgeschlossen werden, daß die EKG-Ableitung so gewählt wird, daß große R- und niedrige T-Zacken zur Darstellung kommen.) Die Kardioversion wird mit Elektrodenplatten, die ca. 10 cm Durchmesser haben und in $V_1 - V_6$ oder A-p-Position angelegt werden, vorgenommen. Die erforderliche Energie beträgt 50–100 W/s. Höhere Energiemengen sind nicht von Vorteil, weil sie digitalisierten Patienten (und das sind ja die meisten, die kardiovertiert werden), eine lebensbedrohliche Rhythmusstörung auslösen können [632, S. 325] und darüber hinaus das Myokard unnötigerweise schädigen. Patienten, die bei Bewußtsein sind, sollten für die Kardioversion eine Kurznarkose erhalten [290, S. 159; 648, S. 249]. Als Narkosemittel kommt insbesondere das Diazepam wegen seiner geringen kardiotoxischen Wirkung in Frage. Unmittelbar nach der Kardioversion können in vielen Fällen noch für einige Zeit passagere Rhythmusstörungen nach der elektrischen Defibrillation mit Antiarrhythmika, v.a. mit Lidokain oder Prokainamid behandelt werden.

5.2.5.3 Schrittmachertherapie

Die Elektrostimulation des Herzens hat sich innerhalb kurzer Zeit [140, 311, 348, 352, 354, 424, 694, 695] zur klinischen Routine entwickelt und zählt zu den bedeutendsten Errungenschaften der Kardiologie in den letzten 2 Jahrzehnten [130, S. 505 f.]. Die Schrittmacher werden zwar in der überwiegenden Zahl der Fälle für die Behebung einer bereits länger bestehenden kardialen Rhythmusstörung eingesetzt, können aber auch temporären Bedürfnissen gerecht werden [089, 092, 093, 142, 161, 162, 214, 279, 291, 486, 646, 661]. Sie gehören deshalb nur am Rande zum Gebiet der eigentlichen Reanimation. Die Schrittmachertherapie ist grundsätzlich immer dann indiziert, wenn die medikamentöse Therapie einer kardialen Rhythmusstörung zu keiner befriedigenden Hämodynamik geführt hat oder, wie beim totalen AV-Block, führen würde.

Tabelle 13. Korrelation zwischen der Indikation zur Schrittmacherbehandlung und Lokalisation der Impulsgebung. [290, S. 157 ff.]

Stimulationsmodus	Indikationen
Ventrikulärer Schrittmacher	Sinusbradykardie Sick-Sinus-Syndrom Vorhofflimmern Totaler AV-Block
Vorhofschrittmacher	Bradykarde Rhythmusstörungen mit normaler Sequenz zwischen Vorhof- und Kammererregung
Bisequentielle Stimulation	Bradykarde Rhythmusstörungen mit fehlender oder abnormer Sequenz zwischen Vorhof- und Kammererregung

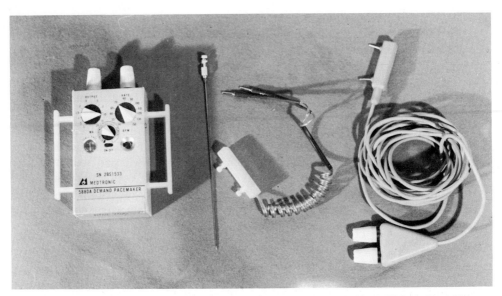

Abb. 43. Externes Steuergerät mit Verbindungskabel und Punktionskanüle für die Elektrostimulation des Herzens

Die zahlreichen Indikationen der Schrittmachertherapie (Tabelle 13) können für die Wiederbelebung auf 2 Zielsetzungen reduziert werden:
1. Frequenzanhebung im kardiogenen Schock [290, S. 158],
2. Beantwortung der Frage, ob das Myokard noch zu einer Auswurfleistung fähig sei [503, S. 505].

Von den verschiedenen Schrittmachertypen kommen nur jene für die Reanimation in Frage, die rasch in Position gebracht werden können und ihre Wirkung somit prompt entfalten. Die Impulsgebung dieser Schrittmacher erfolgt über extrakorporal liegende Steuergeräte (Abb. 43).

Die perkutane Stimulation [695, S. 282 f.]

ist die einfachste und rascheste Möglichkeit für die Übertragung von Schrittmacherimpulsen. Sie wird mit Plattenelektroden, die ähnlich wie bei der Kardioversion auf die Thoraxwand gelegt werden, durchgeführt. Wegen den zahlreichen Nachteilen wird diese Methode jedoch kaum praktiziert.

Die transthorakale Stimulation [261, 262]

ermöglicht bei nur minimaler Komplikationsrate [214, 280] ebenfalls eine rasche Hilfeleistung und wird zudem – im Gegensatz zu der perkutanen Methode – von den Patienten, die bei Bewußtsein sind, nicht als störend empfunden. Die Methode wird trotzdem nur äußerst selten angewendet, weil ihr Nutzen vielfach bezweifelt wird. So vertritt z.B. Nixon die Ansicht [646], daß in jenen Fällen, wo die vasoaktiven Amine nicht einmal mehr kurzfristig das Myokard in Aktion bringen, auch die elektrische Stimulation versagt, dort jedoch, wo sie wirksam sind, auch immer noch ausreichend Zeit für die Legung einer transvenösen Schrittmachersonde vorhanden wäre.

Die transösophageale Stimulation [083, 404, 491, 508]

ist beinahe ebenso rasch einsetzbar, wie die transthorakale Schrittmachertherapie, ist aber weniger invasiv und zeigt Ergebnisse, die mit denen der transvenösen Schrittmacherbehandlung vergleichbar sind [661]. Da die Ösophagussonden aber die Wand der Speiseröhre bei längerer Liegedauer doch erheblich schädigen, sollten sie bald durch transvenös eingeschwemmte Elektroden ersetzt werden.

Die transvenöse Elektrostimulation

ist die gebräuchlichste Form der akut angelegten Schrittmachertherapie und wird vorwiegend beim totalen AV-Block, bei Bradyarrhythmien und zur Frequenzanhebung nach Myokardinfarkt eingesetzt [152, S. 329; 290, S. 156].

Ein geschädigtes linkes Herz kann bei Bradykardie – im Gegensatz zum gesunden Organ – kein adäquates Herzzeitvolumen aufrechterhalten. Das Herzzeitvolumen verringert sich proportional zur Schlagfrequenz: Klinisch resultiert ein Bradykardie-Hypotonie-Syndrom. Sie wird gekennzeichnet – neben der Bradykardie und der Hypotonie – durch Beeinträchtigung der Koronardurchblutung, Zunahme der myokardialen Irritabilität mit Neigung zu ventrikulären Tachyarrhythmien, Verstärkung der Azidose und Abnahme der myokardialen Kontraktilität. Beim Hypotonie-Bradykardie-Syndrom sind medikamentöse Versuche mit dem Bestreben, die Herzfrequenz anzuheben, wenn sie nicht sofort zum Erfolg führen, abzubrechen und durch einen Schrittmacher zu ersetzen.

Die Insertion eines transvenösen Schrittmachers ist zwar zeitaufwendiger als die der vorhin genannten Schrittmachertypen, kann aber wesentlich länger in situ belassen werden. Diese Eigenschaft ist gerade bei akuten Rhythmusstörungen von Bedeutung, weil sie oft den Charakter ändern und die Frage, ob und welche Art von Pacing auf die Dauer erforderlich sein wird, erst nach Wochen endgültig beantwortet werden kann. Transvenöse Schrittmacher sind zwar nicht komplikationsfrei, die Komplikationen können aber durch eine sorgfältige Technik weitgehend ausgeschaltet werden. Die medikamentöse Behandlung der Rhythmusstörungen ist bis zur Inbetriebnahme des Schrittmachers beizubehalten.

5.2.6 Die direkte (offene) Herzmassage

Die extrathorakale Herzmassage, die in den 50er Jahren systematisch erforscht wurde, hat das Hinaustragen der Wiederbelebung aus dem Krankenhausbereich ermöglicht und in den Folgejahren selbst im Krankenhausbereich die direkte Herzmassage weitgehend verdrängt. Es ist aber keine Frage, daß die offene Herzmassage bessere zirkulatorische Verhältnisse erzielt [118] und der extrathorakalen Herzmassage in hämodynamischer Hinsicht eindeutig überlegen ist. Die offene Herzmassage besitzt deshalb nach wie vor einen fest umschriebenen Platz im Rahmen der kardiopulmonalen Reanimation [619, S. 102; 620, 621]. Leider zeigt sich, daß die heutige Ärztegeneration kaum mehr Erfahrungen mit dieser Technik aufweist und auf sie auch dann vielfach verzichtet, wenn die Voraussetzungen für die Durchführung der offenen Herzmassage gegeben wäre. Es soll hier aus diesem Grund mit Nachdruck auf die hämodynamischen Vorteile der direkten Herzkompressionen hingewiesen werden und darauf, daß die Methode in der Hand eines entsprechend ausgebildeten Arztes, der zudem auch noch über das notwendige Instrumentarium verfügt, ein sicheres Verfahren darstellt [619, S. 112]. Die Indikationen für die direkte Herzmassage sind kurz charakterisiert in 3 Situationen gegeben:

1. Intraoperativer Kreislaufstillstand, wo bedingt durch das Operationsfeld (Eingriffe im Bereich des Oberbauchs und des Brustkorbs) ein unmittelbarer Zugang zum Herzen vorhanden ist.
2. Klar erkennbare ungünstige anatomische Verhältnisse, die den Erfolg der extrathorakalen Herzmassage ausschließen.
3. Ungünstige, jedoch nicht sofort ersichtliche Verhältnisse, die letztlich daran erkennbar sind, daß trotz korrekt ausgeführter extrathorakaler Herzmassage keine Zirkulation zustande kommt. Die Erkennung einer solchen Situation ist gewiß nicht leicht, die Beschlußfassung zur Thorakotomie noch weniger, denn der Helfer arbeitet unter Zeitdruck. Gerade aber in Anbetracht des Zeitdrucks sollte die Thorakotomie für die Herzmassage im Zweifelsfall eher bejaht als abgelehnt werden [524, S. 237]. (Bezüglich einer detaillierten Zusammenstellung der Indikationen für die offene Herzmassage s. Tabelle 14.)

Tabelle 14. Indikationen für die offene Herzmassage. [Nach 524, S. 236 f.; 619, 620]

1. Intraoperativer Kreislaufstillstand, wo ein direkter Zugang zum Herzen besteht
2. Ungünstige anatomische Verhältnisse im Bereich des Brustkorbs (Kyphoskoliose, Trichter- bzw. Keilbrust, hochgradiges Altersemphysem)
3. Akute intrathorakale Prozesse, welche die Herzaktionen behindern (Thoraxwandbruch, bilateraler Pneumothorax, Spannungspneumothorax)
4. Pathologische Zustände im Bereich des Herzens (Ventrikelherniation nach Thorakotomie, intrakradiale Obstruktion durch Embolus, Thrombus, Klappenabriß, rupturiertes Aortenaneurysma, Ventrikelaneurysma)
5. Situationen, in denen keine ausreichende Perfusion mit der extrathorakalen Herzmassage erzielt werden kann, wie z.B. nicht behebbares Kammerflimmern, fortgeschrittene Gravidität usw.

Der Zugang zum Herzen kann sowohl transthorakal als auch transabdominell gewählt werden, wobei der günstigere Weg eindeutig der transthorakale ist. Die Schnittführung muß groß genug ausfallen, denn es müssen gegebenenfalls nicht nur beide Hände für die Herzmassage im Brustkorb Platz haben, sondern auch die Möglichkeit muß vorhanden sein, das Herz visuell zu prüfen. Bei der Herzmassage ist zu beachten, daß die Ein- und Ausströmungsgebiete durch die Finger der massierenden Hände nicht eingeengt werden, und daß sie keine Verletzungen des Organs verursachen. Insbesondere sind die Vorhöfe großer Herzen vulnerabel. Auf die Perikarderöffnung kann zwar bei der Herzmassage oft verzichtet werden, man darf aber auch diesen Schritt nicht scheuen: Ein Verdacht auf Herzbeuteltamponade und auf Kammerflimmern sind klare Indikationen dafür. Bei Kammerflimmern ist eine direkte Defibrillation vorzunehmen (s. S. 82, Kap. 5.2.5). Im Gegensatz zu den extrathorakalen Reanimationsbemühungen sind intrakardiale Injektionen in die linke Kammer ausdrücklich gestattet [378, S. 30; 524, S. 236 f.]. Die Effektivität der Herzmassage kann durch kurzfristige Abklemmung der Aorta descendens erhöht werden: Auf diese Weise wird eine augenblickliche Verbesserung der Koronar- und Zerebralperfusion erreicht.

5.2.7 Komplikationen der kardiopulmonalen Wiederbelebung

Eine Schädigung des Patienten durch die Hilfeleistung anläßlich eines Kreislaufstillstands kann nie gänzlich von vornherein ausgeschlossen werden. Die Gefährdung ist einerseits durch die individuelle körperliche Verfassung (Alter, Leiden, Erkrankung, anatomisch bedingte Anomalien, Füllungszustand des Magens), die natürlich außerhalb des Einfluß-bereichs der Helfer liegen, und andererseits durch das Vorgehen des Helfers bei der Hilfeleistung gegeben. Das Ausmaß der Schädigung kann daher v.a. durch die Handlungs-weise der hilfeleistenden Personen entscheidend beeinflußt werden. Die bei der Hilfe-leistung gesetzten Schäden können unbedeutend aber auch gravierend sein, der Patient kann sie ohne Dauerfolgen überleben, er kann aber auch unmittelbar oder mittelbar an diesen Verletzungen versterben. Es ist jedoch bei erlittenen und überlebten Schäden immer zu bedenken, daß ein Kreislaufstillstand unbehandelt sich kaum einmal zum Guten wendet und die einzige Chance des Patienten zum Überleben im Empfang lebensrettender Sofortmaßnahmen liegt.

Als Leitgedanke der Hilfsmaßnahmen soll vielleicht der Satz mitgegeben werden: Hilf so sanft wie nur möglich, aber mit einer solchen Kraftanwendung, wie es notwendig ist, um wirksame Kreislaufaktionen zu erzielen.

Eine exzessive Kopfüberstreckung kann insbesondere im Zusammenhang mit der Seit-wärtsdrehung des Schädels bei älteren, gefäßsklerotischen Patienten eine Verschlechterung der zerebralen Perfusion zur Folge haben. Betroffen ist dadurch in erster Linie das Gebiet der A. vertebralis (Hirnstamm) es kann aber auch eine der Halsschlagadern auf diese Weise komprimiert werden [127, S. 525], so daß die Durchblutungsstörungen auch in anderen Hirnarealen in Erscheinung treten können. Bei jüngeren Patienten ist die Gefährdung der Zerebralperfusion durch die Knickung der Gefäße („Kinking") äußerst selten. Eine weitere Gefahrenquelle durch extreme Kopfbewegungen ist bei einem Bruch der Halswirbelsäule gegeben. Sie können eine Akutlässion des Halsmarks zur Folge haben.

Bei der Beatmung eines nicht intubierten Patienten ist das teilweise Entweichen der Beatmungsluft in den Magen ein kaum vermeidbares Problem. Je länger auf die Intubation verzichtet werden muß, um so eher ist deshalb mit der Möglichkeit einer stillen, oder massiven Aspiration zu rechnen. Die Aspirationsgefahr ist bei nicht nüchternen Patienten naturgemäß hoch [519, S. 268]. Sie wird nicht nur durch die zunehmende Auffüllung des Magens mit einem Teil der Beatmungsluft, sondern auch durch die extrathorakale Herzmassage noch weiter erhöht. Eine Verletzung der Lungen mit anschließendem Pneu-mothorax ist v.a. bei Kleinkindern und bei Patienten mit vorgeschädigten Lungen durch hohe Beatmungsvolumina möglich [531, S. 182]. Die Benützung eines Atembeutels von womöglich nicht passender Größe begünstigt diese Gefahr. Auch eine Magenruptur [088, 273, 457] kann vereinzelt durch hohe Beatmungsvolumina bei nicht Intubierten eintreten, sie kann aber auch durch die Herzmassage kommen. Die Verwendung von Luftbrücken löst diese Probleme nicht, sie erleichtern bei der Wahl der richtigen Tubusgröße nur die Offen-haltung des Luftwegs im Bereich der Hypopharynx. Die Benützung von Airways ist bei einem Patienten, dessen pharyngeale Reflexe erhalten sind, nicht gestattet, denn sie kön-nen ein Erbrechen oder einen Laryngospasmus induzieren. Verletzungen durch die Airways sind selten und kaum von Bedeutung, es sei denn, daß v.a. die nasopharyngealen Tubusse unter Gewaltanwendung eingesetzt werden.

Verletzungen durch einen Ösophagusverschlußtubus [293] sind relativ häufig, die In-tubation des Ösophagus ist mit einer Komplikationsrate von etwa 10% behaftet und es wird nach wie vor lebhaft diskutiert [138, S. 71 f.], ob, und v.a., welcher Personenkreis Ösopha-gusverschlußtubusse benützen soll. Wie die geringe Komplikationsrate der endotrachealen Intubation vermuten läßt, könnte die Benützung von Ösophagustubussen wesentlich gerin-gere Komplikationen nach sich ziehen, wenn die Ausbildung der Helfer mit diesem Behelf gründlicher wäre.

Akut lebensbedrohliche Komplikationen durch die orotracheale Intubation sind selten, weil die Intubation nur von entsprechend geschulten Helfern [193, S. 132] vorgenommen werden darf. Sie sollte unter Notfallbedingungen nur nach Sichtinspektion des Mund-Rachen-Raumes auf Fremdkörper vollzogen werden, da die unbeabsichtigte Auffädelung eines Fremdkörpers mit dem Tubus [456] und seine Verlagerung in tiefer liegende Luftwege durchaus im Bereich des Möglichen ist. Die am meisten gefürchtete Spätkomplikation der endotrachealen Intubation ist die Trachealstenose. Sie resultiert aber wahrscheinlich weniger aus Akuttraumen, sondern v.a. aus der Langzeitintubation. Andere Probleme [310] sind weniger gravierend und extrem selten. Es besteht aber kein Zweifel darüber, daß die Komplikationen nach endotrachealer Intubation doch beträchtlich geringer sind, als jene nach einer *Nottracheostomie* [154].

Die Benützung von Sedativa und/oder Muskelrelaxantien kann die Intubation unruhiger Patienten erleichtern und die Frequenz der Intubationsverletzungen herabsetzen, birgt aber zusätzlich Gefahren in sich [347]. Bei Kreislaufstillstand erübrigt sich natürlich die Frage nach der Sedierung oder Relaxierung.

Die nasotracheale Intubation ist i. allg. problematischer als die orotracheale. Abgesehen von dem größeren Zeitaufwand, den die Einführung des Tubus beansprucht, können mitunter Schleimhautablösungen im nasopharyngealen Bereich, die beim Intubationsvorgang entstehen, schwere Blutungen zur Folge haben. Bei Verdacht auf eine Schädelbasisfraktur ist die nasotracheale Intubation wegen der Gefahr einer aszendierenden Infektion grundsätzlich abzulehnen. Die nasotracheale Intubation ist, im gesamten beurteilt, während der Akutversorgung nicht empfehlenswert.

Rippenbrüche stellen den höchsten Prozentsatz der Verletzungen im Rahmen der kardiopulmonalen Wiederbelebung dar [237, 280]. Sie sind während der extrathorakalen Herzmassage selbst bei korrekter Technik nicht absolut vermeidbar [016, 247]; bei der offenen Herzmassage sind sie zwar seltener, jedoch auch nicht gänzlich auszuschließen. Der Bruch einzelner Rippen ist für den Patienten zwar schmerzhaft, aber für seine Genesung belanglos. Eine solche Verletzung bleibt in vielen Fällen klinisch stumm und wird auch röntgenologisch nicht immer erfaßt [412]. Man muß aber nach jeder Reanimation an die Möglichkeit von Rippenfrakturen denken, weil eine derartige Verletzung grundsätzlich die Gefahr von Pneumothorax in sich birgt. Nach Behebung der Akutsituation muß deshalb ein Thoraxröntgen angefertigt werden. Der Bruch mehrerer Rippen oder gar ein Thoraxwandbruch ist im Gegensatz zu einer solitären Rippenfraktur immer ein ernsthaftes Problem. Solche Verletzungen erfordern bis zur Konsolidierung eine pulmonal ausgerichtete Intensivbehandlung und verschlechtern die Prognose erheblich [280]. Bei anatomisch sehr ungünstigen Thoraxverhältnissen sollte mit Rücksicht auf diese Komplikationen schon von vornherein die offene Herzmassage in Betracht gezogen werden.

Bedingt durch die hohe Kraftaufwendung bei der externen Herzdruckmassage kann mit Herz- und Lungenkontusionen gerechnet werden, die, wie auch der Hämatothorax und das Hämatoperikard, teilweise direkte Folgen von Kompressionsverletzungen der Organe sind, sie können aber auch auf Rippenbrüche, bzw. Frakturierung des Sternums und anschließende Verletzungen der Organe zurückgeführt werden. Eine Ruptur des Myokards ist selten und praktisch immer mit einem Infarktgeschehen vergesellschaftet. Andere Verletzungen wie Ruptur einer Koronararterie [084], Verletzung der V. cava, Leber-, Milz- und Pankreasruptur [247, 273, 457], Ruptur der Bronchien [561] sind seltene, jedoch v.a. die zuletzt genannten Verletzungen oft vermeidbare, und beinahe immer tödlich verlaufende Komplikationen.

Transthorakal vorgenommene intrakardiale Injektionen stellen eine gefährliche Maßnahme dar. Da sie durch intravasal verabreichte Injektionen voll ersetzbar sind, sind sie absolut abzulehnen [221, 222, 277]:

1. Sie können schwerwiegende Verletzungen, wie Pneumo- und Hämatothorax, Herzbeuteltamponade und Anstechen der Koronargefäße zur Folge haben.

2. Sie unterbrechen die Herzmassage und die Beatmungsfolge.

Intrakardiale Injektionen unter Sicht sind hingegen erlaubt [524, S. 237], denn die ernsthaften Verletzungen des Herzens sind auf diese Weise weitgehend ausschließbar.

Verletzungen des Herzens durch die Defibrillationsenergie wurden nicht oft beschrieben [457]. Sie sind bis zu einem gewissen Grad durch eine richtige Defibrillationstechnik vermeidbar.

Schwere Komplikationen nach der Kanülierung der V. jugularis interna bzw. der V. subclavia sind kaum zu erwarten, wenn die entsprechenden Vorsichtsmaßnahmen, wie z.B. die angiographische Kontrolle des Katheters auf die korrekte Lage [652] beachtet werden, dasselbe gilt auch für die transvenös eingeschwemmten Schrittmacher. Beide Maßnahmen können aber zeitraubend sein und sind daher für eine akute Problemlösung nicht geeignet. Bei Akutaufnahme nach Reanimationen auf der Straße muß das Krankenhaus (wenn das Notfallteam nicht wie im Idealfall im Klinikbereich stationiert ist [576, S. 19] und deshalb bereits beim Ausrücken der Hilfsmannschaft informiert wurde, über die bevorstehende Einlieferung eines Notfalls) rechtzeitig unterrichtet werden, damit Vorsorge für eine optimale Versorgung des Patienten getroffen werden kann. Der Einweisende soll bei der Wahl des Aufnahmekrankenhauses berücksichtigen, daß nicht die erstbeste Klinik, sondern jene anzusteuern ist, welche personell und organisatorisch am besten für die Versorgung der Vitalfunktionen und von „postresuscitation disease" in der Lage ist. (Es bleibt aber unbestritten, daß die Akutversorgung vorrangig ist, und nachdem sie in jedem Krankenhaus vorgenommen werden kann, die Entscheidung: nächstes Krankenhaus oder Schwerpunktklinik nicht eindeutig bejaht oder verneint werden kann. Die Durchführung eines Sekundärtransports mit dem Ziel dem Patienten weitere therapeutische Vorteile zu verschaffen ist nämlich bei Idealbedingungen fast problemlos.) Bei kardialen Notfällen, die sich innerhalb des Krankenhausbereichs ereignen, hat sich die folgende Organisation bewährt [524, S. 245 f.; 531, S. 204 f.]:

a) Eigenes Notrufsystem für den Kreislaufstillstand, welches alle anderen zur gleichen Zeit geführten Telefongespräche oder Funkrufe unterbricht. Mit Hilfe dieses Notrufs ist das Notfallteam zu verständigen.

b) Bis zum Eintreffen des Notfallteams muß die Hilfeleistung (Schritte A-B-C) durch das anwesende Pflegepersonal oder Ärzte eingeleitet werden, die dann durch die Mitglieder der Notfallmannschaft abzulösen sind. Diese sollten aus mindestens 2 (Arzt – Schwester) oder noch besser aus 3 (2 Ärzte, 1 Schwester) Personen rekrutiert sein. Das Notfallteam muß die wichtigsten Medikamente, Ausrüstung für Beatmung, Intubation, Absaugung und EKG mitführen, ein stärkerer Sauger, Defibrillator usw. muß jenes Personal von sog. Stützpunkten besorgen, in dessen Bereich sich der Kreislaufstillstand ereignet hat.

c) Der Transport des Patienten darf erst nach der Stabilisierung des Kreislaufs vorgenommen werden. Der Kranke sollte in jedem Fall (Ausnahme: offenkundig irreversibler Hirnschaden) auf eine Intensivstation verlegt werden. Dort muß eine genaue Übergabe der bis zu diesem Zeitpunkt eingesetzten Therapie (Behandlungsprotokoll) und Anamnese des Akutereignisses, soweit diese erhebbar, vorgenommen werden.

d) Auf der Intensivstation soll dann die Weiterbehandlung bis zur völligen Stabilisierung der Vitalfunktionen erfolgen. Eine Verlegung ist nur nach dem Beschluß „Beendigung der Intensivbehandlung" (s. S. 113) vorzunehmen.

5.2.8 Organisatorische Fragen

Die Einführung der modernen Technik der kardiopulmonalen Wiederbelebung bzw. seine Propagierung hat die Chance, einen Kreislaufstillstand zu beheben, eindeutig verbessert. Eine weitere Verbesserung der Ergebnisse kann durch organisatorische Maßnahmen, die das Vorgehen bei der Hilfeleistung im einzelnen betrifft, erzielt werden [313; 532, S. 162]. Bekanntlich ist die Zahl der erfolgreich durchgeführten Wiederbelebungen im Operationssaalbereich und auf Spezialabteilungen wesentlich besser (bis zu 50%) als außerhalb des Krankenhauses (wo mit Zerebralschäden in etwa 20% zu rechnen ist), ein Ergebnis, welches mit der raschen Hilfeleistung und der besseren Ausrüstung in diesen Bereichen allein nicht erklärt werden kann, sondern an dem auch die bessere Organisation der zu treffenden Maßnahmen im Klinikbereich einen wesentlichen Anteil trägt. Es wird unter Berücksichtigung dieser Gedanken vermutet, daß die Zahl der auch in zerebraler Hinsicht erfolgreichen Reanimationen von Laienhelfern eingeleitet [106] ebenso günstig ausfallen könnte, wie die jener Wiederbelebungen, die primär schon vom Fachpersonal aufgenommen wird. Die Behandlung des Kreislaufstillstands enthält eine Reihe von Maßnahmen, die jede für sich das Endresultat beeinflußt. Das Endergebnis ist deshalb nur so gut, wie es das schwächste Glied der Versorgungskette zwischen Kreislaufstillstand und Entlassung aus dem Krankenhaus zuläßt. Eine für das Endresultat entscheidende Bedeutung kommt dem Zeitfaktor zu, denn je länger ein Kreislaufstillstand besteht, um so problematischer wird die vollkommene Wiederherstellung der neuronalen Funktionen sein. Der einzig realistische, wenn auch dornenvolle Weg für die Verkürzung der Kreislaufstillstandzeit ist die Ausbildung einer großen Zahl von Laienhelfern. Sie müssen in der Lage sein, elementare Hilfeleistung, nämlich die Schritte A-B-C zu gewähren. Auf diese Weise kann die Zeit bis zum Eintreffen einer effektiveren Hilfeleistung überbrückt werden, um so eher, weil zumindest in 50% der Kreislaufstillstände das Ereignis in Anwesenheit von Mitmenschen eintritt [412, S. 86].

Naturgemäß ist der Weg von der Forderung nach Laienausbildung bis zum Erreichen der Zielsetzung weit und benötigt große Bemühungen, zunächst einmal von Seiten der Ärzteschaft, aber auch der Gesundheitsbehörden. Daß sich aber die Anstrengungen lohnen, zeigt sich am Beispiel der USA, Norwegens und anderer Länder [323, S. 239 ff.], wo bereits ein großer Teil der Bevölkerung Kenntnisse in der kardiopulmonalen Wiederbelebung erworben hat. Vor der Verwirklichung der Laienausbildung auf breiter Basis ist zunächst eine entsprechende Meinungsbildung bei der Bevölkerung über die Notwendigkeit der Lebensrettung erforderlich. Dazu ist allerdings die Mithilfe der Massenmedien notwendig. Als Beispiel einer sehr erfolgreichen Werbung sei hier die Kampagne „Kiss of life" für die Propagierung der Atemspende in den 60er Jahren zu erwähnen. Aufgrund der langjährigen Öffentlichkeitsarbeit in den USA [014, 015, 416] ergab 1977 eine Meinungsumfrage, daß der Großteil der Bevölkerung heutzutage an einer Ausbildung für Wiederbelebung interessiert ist und diese auch für notwendig hält [531, S. 187]. Dementsprechend ist auch die Zahl der ausgebildeten Helfer hoch: A. Laerdal schätzte sie in einem vor kurzem geführten Gespräch auf etwa 15 Mio. oder sogar höher ein.

Ausbildungsprogramme gibt es in großer Zahl [005, 006, 014, 015, 016, 045, 129, 343, 344, 345, 540, 572, 603, 639, 658], so daß der Unterricht den Bedürfnissen verschiedenster

Zielgruppen gerecht werden kann. Der Unterricht muß theoretische und praktische Kenntnisse in gleichem Ausmaß vermitteln, das richtige Verhalten in Notfallsituationen in weite-
rem Sinne aufzeigen. Wichtig ist ferner die Abhaltung von Wiederholungskursen, weil eine
einmalige Schulung nicht ausreichend ist [682]. Angehörige von gefährdeten Personen
(bereits bekannte kardiale Anamnese), müssen eine erweiterte Ausbildung erhalten, denn
sie müssen drohende Situationen als solche frühzeitig erkennen, bei eingetretenem Kreislaufstillstand wirksame Hilfe gewähren und auch wissen, wohin sie sich zwecks weiterer Hilfe-
suche – wie z.B. Herzalarmmobilisierung – wenden können.

Wegen der großen Zahl der Unterrichtsprogramme und der Notwendigkeit der Anpassung an die Aufgaben der Zielgruppen, ist eine zumindest landesweite Standardisierung
der Unterrichtsmethode zu fordern. Für den Unterricht hat sich das Dräger-Laerdal-Pro-
gramm [129] seit Jahren bestens bewährt. Es handelt sich bei diesem Programm um einen
audiovisuellen Kurs: Bild-, Ton- und Übungsmaterial (Abb. 44) sind in idealer Weise aufeinander abgestimmt. Eine seit Jahren immer wieder stichprobenartig durchgeführte Befragung
von Medizinstudenten ergab, daß die weitaus überwiegende Zahl der Studierenden das sog.
Programmpaket den frei gehaltenen Vorlesungen vorzieht (eigene unveröffentlichte Beobachtung).

Eine außerhalb des Krankenhausbereichs durch Laienhelfer aufgenommene Hilfeleistung muß natürlich möglichst bald durch Berufshelfer fortgesetzt werden. Bedingt durch
die von jetzt an gegebene Möglichkeit des Einsatzes technischer Behelfe erfährt die Hilfegewährung damit eine qualitative Verbesserung, deren Höhepunkt schließlich in einer Spezialabteilung erreicht wird. Eine Schlüsselstelle in der Versorgungskette stellt die Entscheidung der Berufshelfer bezüglich der Wahl des Zeitpunkts für den Transport ins Krankenhaus.
Wie die Erfahrungen zeigen, ist die Fortführung der Reanimation während des Krankentransports mehr als problematisch, denn das Transporttrauma vertieft den Schockzustand,
wenn die Kreislaufverhältnisse nicht stabil genug sind [576, S. 18]. Die besten Chancen,

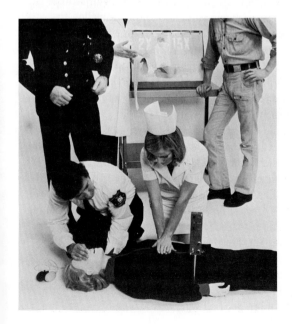

Abb. 44. Mit Hilfe des Dräger-Laerdal-Pro-
gramms kann eine theoretisch-praktische
Ausbildung mit einheitlichen Richtlinien
vorgenommen werden. (Abb. von Laerdal/
Stavanger zur Verfügung gestellt.)

den Transport ohne Schaden zu überstehen, sind dann gegeben, wenn folgende Voraussetzungen zutreffen [016; 524, S. 246]:

1. Die Herztätigkeit ist rhythmisch, der Blutdruck ausreichend stabil.
2. Der Gasaustausch kann durch Spontanatmung oder noch besser durch Beatmung ungestört gesichert werden.
3. Für die Prävention von Aspiration wurde genügend gesorgt.
4. Infusionen können weiterhin gegeben werden.
5. EKG- und Blutdrucküberwachung bleiben gesichert.
6. In jeder Phase des Transports ist die Möglichkeit gegeben, einen drohenden oder bereits eingetretenen Kreislaufstillstand effektiv zu behandeln.

5.3 Phase III: Nachbehandlung des Kreislaufstillstands

5.3.1 Graduelle Anpassung der therapeutischen Bemühungen an die hypoxiebedingte Schädigung des Organismus

Die 3. Phase der Reanimationsbemühungen ist auf die Behandlung des Gesamtorganismus ausgerichtet. Sie befaßt sich sowohl mit der Abklärung der Ursachen, die zum Kreislaufstillstand geführt haben (denn erst auf dieser Basis ist eine kausale Behandlung und somit auch die Prävention neuer Notfallsituationen gegeben), und ebenso bestimmt sie das Ausmaß der einzusetzenden Intensivtherapie. Die nun folgenden Schritte erfordern eine enge interdisziplinäre Zusammenarbeit verschiedener Fachrichtungen und es würde zu weit führen, würde man im Rahmen des vorliegenden Buchs auf Detailfragen in diesem Zusammenhang eingehen wollen. Uns interessieren hier viel mehr allgemeine Fragen des nun folgenden intensivtherapeutischen Vorgehens und speziell die Möglichkeit für die Verbesserung postanoxischer Zerebralschäden.

Die Anpassung der therapeutischen Bemühungen an die individuellen Verhältnisse ist nicht nur in therapeutischer Hinsicht sondern auch aus ethischen und finanziellen Erwägungen notwendig geworden. Es hat sich nämlich gezeigt, daß die zunehmende Anwendung moderner Wiederbelebungsverfahren einschließlich der Intensivbehandlung nicht immer zu einer Wiederkehr der Spontanatmung, geschweige denn des Bewußtseins führt [402; 613, S. 515] und die Therapie somit ihr grundsätzliches Ziel, die Wiederherstellung psychisch-neurologischer Funktionen auf das Niveau der Präarrestphase in vielen Fällen selbst bei unendlicher Behandlungsdauer nicht erreicht.

Das Wesen des Menschen wird durch die höheren Gehirnleistungen, das menschliche Bewußtsein, bestimmt [038; 203, S. 363; 216, 240, 275, 339, 385]. Ist es unwiderruflich verloren gegangen, dann wird logischerweise die Behandlung sinnlos [518, S. 177; 677, S. 93]. Die Möglichkeit der Funktionserhaltung einzelner Organe ist kein Argument für die Fortführung der Intensivtherapie in solchen Fällen, weil die Behandlung eines nicht selbstbewußten Körpers (im engsten Sinne dieser Worte) ohne Hoffnung für die Wiederherstellung der mentalen Leistungen, eine unvorstellbare psychische Belastung der Angehörigen, eine nicht wegdiskutierbare finanzielle Belastung für die engsten Verwandten und letztlich auch für die Gesellschaft bedeutet.

Die Entscheidung, der Behandlung ein Ende zu setzen, wenn das Gehirn irreversibel seine Funktionen verloren hat [518, S. 117; 548, 568, 655] ruft heutzutage nicht mehr solche Emotionen hervor, wie das noch vor Jahren der Fall war, weil inzwischen eine Meinungsbildung zustande kam, die kurz so charakterisiert werden kann, daß der Mensch auch auf ein würdevolles Sterben Anspruch hat [114, 159, 635]. Die Problematik dieses Themas liegt aber nach wie vor darin, daß das Gesamtausmaß der zerebralen Schädigung in einer Großzahl der Fälle ex ante nur mit der größten Vorsicht beurteilt werden kann [402] und daher in vielen Fällen eine frühzeitige Beendigung der Therapie (oder gar eine aktive Sterbehilfe) aus ethischen und rechtlichen Gründen zur Zeit nicht vertretbar ist [026, 038; 063, S. 277; 098, 102, 121, 160, S. 47; 218, 220, 240; 511, S 312f.; 601, 642].

Es sind um so mehr alle Bemühungen, die auf die Suche nach möglichst frühzeitigen und stichhaltigen Kriterien für die prognostische Beurteilung schwerkranker Patienten gerichtet sind. So wurden in den vergangenen Jahren große Anstrengungen unternommen, und es kristallisiert sich mit den zunehmenden Erfahrungen in der Intensivbehandlung heraus [071; 090, S. 19 ff.; 096, S. 9; 098, 104, 115, 201; 255, S. 248; 272, 353, 498, 518, 584, 597; 615, S. 16; 638, 644], daß die Indikationen für die Wiederbelebung im weitesten Sinne zunehmend eingeengt werden können, ohne daß der Vorwurf der Sterbehilfe erhoben werden kann. Besondere Aufmerksamkeit verdient in dieser Hinsicht die Publikation von Grenvik et al., weil die Autoren nicht nur zu dem Problem des irreversiblen Funktionsausfalls des Gehirns, sondern auch zur Beendigung der Behandlung bei schweren Erkrankungen Stellung genommen haben [201]. Grenvik et al. entwickelten ein Triageprogramm für kritisch Kranke, die schließlich 4 Gruppen zugeordnet werden konnten (Tabelle 15). Die Autoren betonen, daß das Programm — wenn es flexibel im Kategorisationssystem gehalten, und wenn das gegebene therapeutische Potential voll ausgenützt wird — sowohl den Patienten als auch ihren Angehörigen in jeder Hinsicht eine große Sicherheit bietet. Für die Ärzte und das Pflegepersonal ermöglicht es wiederum eine schwerpunktmäßige Konzentration der Arbeit und bringt schließlich für die Allgemeinheit dadurch eine Kostenreduktion mit sich, so daß das vorhandene therapeutische Potential rationeller eingesetzt werden kann.

5.3.1.1 Die Aufgabe des Neurologen nach der Reanimation

Für die Einsetzung der zur Verfügung stehenden Behandlungsmittel kommt neben den abzuklärenden Ursachen des Kreislaufstillstands durch die Vertreter der verschiedenen

Tabelle 15. Triagesystem für die Behandlung von kritisch Kranken. [Nach 201]

1. Volles Therapiepotential inkl. kardiopulmonale Reanimation. Alle Patienten werden bei der Aufnahme auf die Intensivstation dieser Gruppe zugeordnet. Ausnahme bilden nur jene, die schwere, irreversible Zerebralschäden aufweisen. Patienten mit solchen Schäden sollten andererseits aber auf einer Intensivstation gar nicht mehr Aufnahme finden [098], es sei denn, sie sind als Organspender vorgesehen
2. Volle Therapie, jedoch bei Kreislaufstillstand keine Reanimation.
   Dieser Gruppe werden Patienten mit reduziertem Bewußtsein und/oder schweren, irreversiblen kardiopulmonalen oder anderen multiplen Erkrankungen der Vitalorgane zugeteilt
3. Keine außergewöhnliche Behandlung ansetzen.
   Diese Patienten haben schwere Zerebralschäden und ihre Erholung ist nicht zu erwarten. Sie werden bei Bedarf beatmet, tracheostomiert usw., aber weiterbehandelt wie potentielle Organspender
4. Hirntod.
   Patienten dieser Gruppe haben einen irreversiblen Ausfall ihrer Zerebralfunktionen. Alle Behandlungsmaßnahmen sind nach Bescheinigung des Hirntodes einzustellen, eine kardiopulmonalorientierte Betreuung ist jedoch für die Ermöglichung von Organspende erlaubt

Fachdisziplinen den klinisch-neurologischen Untersuchungen eine erhöhte Bedeutung zu. Die neurologische Befunderhebung ermöglicht mit einer kaum invasiven Methodik eine sehr genaue Beurteilung der intrakraniellen Verhältnisse. Die Untersuchungen müssen allerdings bereits in der Frühphase des postischämischen Geschehens eine Bestandsaufnahme der aktuellen Situation des Gehirns erfassen, die dann als Bezugspunkt der folgenden Kontrolluntersuchungen dient. Da die klinisch-neurologische Untersuchung zwar die Lokalisation der Symptomatik, nicht jedoch ihre Ursachen anzeigt, müssen im Bedarfsfall Hilfsbefunde [170, S. 364] wie Angiographie, computerisierte Tomographie usw., die neurologischen Untersuchungen ergänzen. Der Bedarf an solchen Hilfsbefunden nach Kreislaufstillstand ist jedoch gering, es sei denn, eine intrakranielle Blutung wäre als Ursache, oder als Folge des Kreislaufstillstands anzunehmen. Die neurologischen Untersuchungen können einerseits für die Grundlage einer gezielten zerebral orientierten Behandlung herangezogen werden und andererseits, wenn die Ausfallerscheinungen seitens des ZNS persistent bleiben, ohne aber daß der Hirntod eingetreten wäre, nach etwa 48 h als prognostische Hinweise bereits genützt werden [524, S. 229].

5.3.1.2 Hirntod

Der Hirntod ist ein wohl definiertes Zustandsbild, welches durch folgende Kriterien gekennzeichnet wird [037, 171; 358, S. 69; 359, 602, 687]:

1. Bewußtlosigkeit,
2. Fehlende Spontanatmung,
3. Bilaterale Mydriasis, fehlende Lichtreaktion,
4. Areflexie,
5. Fehlende elektrische Aktivität des Gehirns.

Der Vollständigkeit halber sei aber zu vermerken, daß diese Symptomatologie nur in Abwesenheit von Hypothermie und Intoxikationen, insbesondere von Barbituratintoxikationen den Hirntod anzeigen. Zusätzliche Befunde [065, 080, 241; 286, S. 77; 287, 568; 614, S. 53; 668, S. 69] können für die Bestätigung des Hirntods eingeholt werden, sie sind aber aus der Sicht der Beendigung der Intensivtherapie irrelevant, weil ein „technisches Verfahren die umfassende Beurteilung durch einen Arzt oder durch ein Team von Ärzten nicht ersetzt". [Erklärung von Sidney, 1968, zit. 160, S. 38.] Grenvik et al. empfehlen die Bescheinigung des eingetretenen Hirntodes durch 2 Ärzte [201].

5.3.2 Wiederherstellung der zerebralen Funktionen auf das Niveau der Präarrestphase

Es wird heute i. allg. angenommen, daß die Hypoxie die Schädigung der Nervenzellen auf zweierlei Weise bewirkt [252, 391, 393, 395, 598]:
1. Verarmung der energiereichen Phosphatverbindungen der Neurone, die zur zellulären Destruktion sozusagen von innen her Anlaß gibt.
2. Die durch Hypoxie bzw. Kreislaufstillstand induzierten Mikrozirkulationsstörungen, die nach der Wiederingangsetzung des Kreislaufs voll zum Tragen kommen, bewirken verschiedene Vorgänge, welche die Zerstörung der Neurone von außen her zur Folge hat.

Eine Verbesserung der Ergebnisse der kardiopulmonalen Reanimation ist durch Verkürzung der Hypoxiezeit allein nur begrenzt möglich. Zusätzlich müssen die Neurone gegen die sog. „postresuscitation disease" geschützt werden, und zwar offenbar um so intensiver, je länger die Hypoxie-Ischämiezeit war [042, 244, 370; 518, S. 195].

Es stehen für dieses Vorhaben bereits jetzt eine Reihe von potentiell interessanten Behandlungsmöglichkeiten zur Diskussion, obwohl es keine Frage ist, daß wir auf diesem Gebiet erst am Anfang des Wegs sind.

So wissen wir, daß eine allgemeine Pflege der Organfunktionen, insbesondere die Immobilisation mit kontrollierter Beatmung [060, 061] und Hypothermie [324, 349, 600] die postischämischen Zerebralschäden verringert. Es kann ferner angenommen werden, daß auch andere Maßnahmen, wie die Verbesserung der Mikrozirkulation [544, S. 182 ff.; 617, S. 208 ff.], Senkung des erhöhten intrakraniellen Drucks [370, 372, 373], die Verwendung von Anästhetika [036, 127; 421, S. 187 ff.] und zahlreiche andere mehr [210, 253, 436, 437, 646], teils spezifisch, teils indirekt günstige Auswirkungen auf die Erholung des Gehirns haben.

Den Widerspruch zwischen den frühen Hypoxieexperimenten, die nur eine kurze Hypoxietoleranz der Neurone zeigten, und den heutigen Ergebnissen [252, 253] versucht man mit dem Begriff des „ruhenden Neurons" zu erklären [569, S. 9 f.]. Dieses Modell, das in den letzten Jahren entwickelt wurde, läßt die Neurone zumindest bei partieller Ischämie sozusagen auf „Sparflamme" weiterleben. Wie lange das möglich ist, ist nicht geklärt; Branston et al. zeigten jedoch, daß das Neuron bei einer Flowmenge zwischen 12–20 ml/100 g Organ (Normwert 50–55 ml/100 g, s. S. 23) selbst eine Stunde überleben kann [068], wenn nach Ablauf dieser Zeit eine Normalisierung der Perfusionsverhältnisse eintritt [312]. Bei früheren Untersuchungen wurde auf die postischämische Perfusion nur wenig Aufmerksamkeit gerichtet und deshalb blieb das Phänomen des ruhenden Neurons unerkannt. Auch die allgemeinpflegerischen Maßnahmen, wie prolongierte Beatmung, etc. wurden überhaupt nicht oder nicht konsequent genug beachtet. Es ist nun eine der zukünftigen Aufgaben der Reanimatologie, die Suche nach therapeutischen Möglichkeiten für die Reduktion der postischämischen neuronalen Schäden zu initiieren, organisieren und koordinieren. Die Forschungsarbeiten müssen sowohl in Laboratorien als auch in der Klinik geführt werden, weil gerade auf dem Gebiet der Erforschung der neuronalen Funktionen die spezies-spezifischen Unterschiede die Anstellung von biologischen Vergleichen problematisch macht. Wir wissen zwar über den Umfang des vollen therapeutischen Potentials noch zu wenig, es zeichnet sich aber bereits ab, daß wir gar nicht so machtlos sind, wie bislang angenommen. Folglich müssen sich die Bemühungen lohnen [418].

5.3.3 Intensivtherapie

Der Kreislaufstillstand führt beinahe augenblicklich zum Zusammenbruch der Organfunktionen [526, S. 17 ff.] die, wenn die Wiederbelebungszeit nicht überschritten wurde, nach einer verschieden lang dauernden Erholungszeit wiederkehren. Die Behandlung der Patienten nach einer Hypoxie, muß den panorganischen Folgen der Hypoxie-Ischämie Rechnung tragen, was nur dann möglich ist, wenn die Überwachung der Organfunktionsstörungen und die Therapie mit aller Konsequenz durchgeführt wird. Das macht die Aufnahme des Kranken auf eine Intensivstation erforderlich. Die Aufnahme auf die Intensivstation nach einer Reanimation sollte in jedem Fall, also auch in jenen seltenen Fällen stattfinden, wo nach Behebung des Kreislaufstillstands das Bewußtsein rasch wieder einsetzt.

Die Patienten sind in der unmittelbaren Postreanimationsphase auch ohne gravierende neurologische Ausfälle einer erhöhten Gefährdung ausgesetzt. Diese ist gegeben einmal durch die instabilen Kreislaufverhältnisse mit Neigung zu Arrhythmien durch die Gefahr der Entwicklung eines Hirnödems und durch die mögliche Schädigung durch die Reanimationsmaßnahmen selbst.

5.3.3.1 Die Pflege des Patienten

Im Rahmen der allgemeinen pflegerischen Handlungen und im speziellen jener, die für die Pflege eines Bewußtlosen notwendig sind [318, S. 134 ff.], ist der Beatmung, den Kreislauffunktionen, der Körpertemperatur und der Lagerung des Patienten eine erhöhte Aufmerksamkeit zu widmen.

Eine kontrollierte Beatmung ist bei anhaltender Bewußtlosigkeit zumindest in der frühen Postreanimationsphase zu fordern [592]. Bei erhaltener Spontanatmung sollte auf eine vorübergehende Muskelrelaxierung nicht verzichtet werden [060, 061], weil die Patienten sich ansonsten nur ungenügend an den Respirator adaptieren. Die Immobilisation mittels Muskelrelaxantien führt im Tierversuch zu signifikanter Verringerung der neurologischen Ausfallserscheinungen nach Hypoxie. Die Ursachen dieses Befunds sind unklar. Safar stellt für dieses Resultat — neben der günstigeren Beatmungsmöglichkeit die Ausschaltung afferenter peripherer Stimuli: Sie soll die streßbedingten Verletzungen des Gehirns hintanhalten [483]. Die Notwendigkeit der kontrollierten Respiration wird damit begründet, daß die Spontanatmung — sofern sie überhaupt vorhanden ist — zunächst in jedem Fall aus kardiopulmonalen und zentralnervösen Ursachen insuffizient ist [518, S. 195 ff.; 526, S. 24] und zu Hypoxämie und Hyperkarbie führt. Beide haben auf die zerebrale Situation nach der Reanimation katastrophale Folgen, denn die postischämische Hyperämie des Gehirns wird dadurch weiter verstärkt. Die Gasaustauschverhältnisse sind so zu steuern, daß der PaO_2-Wert etwa 100 mmHg (13,3 kPa), der $PaCO_2$ 30 mmHg (3,99 kPa) beträgt. Insbesondere der Konstanthaltung der arteriellen Kohlensäurespannung kommt eine besondere Bedeutung zu, weil ein Über- oder Unterschreiten der kritischen Werte zu folgenschwerer Änderung der Zerebralperfusion führt [110].

Die Gefahr der Hypoxie wird aus zerebralen Gründen höher eingeschätzt, als die der pulmonalen Schädigung durch den erhöhten Sauerstoffpartialdruck in der Beatmungsluft. Safar spricht sich aus diesem Grund für die Beatmung mit 100% Sauerstoff in den ersten Stunden nach Behebung des Kreislaufstillstands aus. Wie Nemoto und seine Mitarbeiter zeigten, ist mit einer Hypoxie etwa für 6 h noch nach Behebung des Kreislaufstillstands zu rechnen [421].

Die Anwendung von PEEP (positiv end-expiratory pressure), die nicht nur eine momentane Verbesserung des Gasaustausches, sondern auch prophylaktisch für die Hintanhaltung von ARDS von Bedeutung sein könnte [480; 684, S. 97], ist unmittelbar nach Behebung des Kreislaufstillstands ebenso, wie auch während der Herzmassage nicht von Vorteil, weil die Beatmung mit einem erhöhten endexspiratorischen Druck eine Erhöhung des intrakraniellen Drucks zur Folge hat [002]. (Nachdem aber die positive Auswirkung eines PEEP auf die Verhinderung der Entwicklung des ARDS noch keineswegs als gesichert gilt, kann man auf PEEP sowohl aus pulmonalen als auch aus zerebralen Gründen wirklich leicht verzichten.)

Im Zusammenhang mit den Problemen der Kreislaufüberwachung ist zu beachten, daß beim Kreislaufstillstand in der überwiegenden Zahl der Fälle kardiale Ursachen zugrundeliegen [085], obwohl anamnestisch in vielen Fällen keine Hinweise auf ein Herzleiden bekannt sein müssen [016]. Das Ausmaß der hämodynamischen Beeinträchtigung, dem die Behandlung der Kreislaufinsuffizienz anzupassen ist, erfordert daher eine invasive Diagnostik [290, S. 112 ff.]. Sie dient v.a. im kardiogenen Schock einerseits der Erkennung und Behandlung der Kreislaufinsuffizienz, andererseits der Prävention von einem erneuten Kreislaufstillstand. Ohne hier auf die Problematik der Kreislaufüberwachung und -behandlung genau eingehen zu wollen, sei nur auf die wichtigsten Maßnahmen hinzuweisen. Der Herzrhythmus ist kontinuierlich mit einem EKG-Monitor zu überwachen. Formale Abweichungen der elektrischen Aktivität können aber exakt nur mit Hilfe eines vollständigen, konventionellen EKG erkannt werden. Da nach einem Kreislaufstillstand noch über längere Zeit mit Rhythmusstörungen aus unterschiedlichen Ursachen zu rechnen ist, sollten neben der kontinuierlichen Überwachung zusätzlich in regelmäßigen Abständen vollständige EKG-Aufzeichnungen vorgenommen werden. Die hämodynamische Überwachung soll unbedingt über den linksventrikulären Füllungsdruck, den zentralvenösen Druck und den arteriellen Druck (auf blutigem Wege gemessen) Auskunft geben. Die Messungen des Drucks in der A. pulmonalis, des Herzzeitvolumens usw. sind nur in besonders gelagerten Fällen, nicht jedoch als Routinemaßnahme zu fordern.

Der arterielle Druck ist mit Hilfe von Infusionen, vasokativen Aminen (v.a. mit dem Dopamin) seltener von Vasodilatatoren (Natriumnitroprussid) den individuellen Verhältnissen anzupassen. Bei Normotonikern soll der systolische Druck nicht weniger als 80 mmHg, bei Hypertonikern entsprechend mehr betragen. Länger anhaltende hypo- oder hypertensive Perioden müssen unbedingt verhindert werden, weil sie die zerebrale Prognose ungünstig beeinflussen [061]. Die Zweckmäßigkeit einer milden Hypertension mit systolischen Blutdruckwerten zwischen 130–150 mmHg (17,29–19,95 kPa) bei Normotonikern in der Dauer von 1–5 min ist nicht geklärt. Es ist zwar möglich, daß mit einer „hypertensive brain flush" [524, S. 231] die Mikrozirkulation verbessert wird, es ist aber auch möglich, daß diese Maßnahme die Transsudation fördert und somit die Entstehung eines Hirnödems begünstigt. Es ist außerdem fraglich, ob diese Hyperperfusion bei gestörter Autoregulation des Gehirns den von der Stase betroffenen Arealen auch tatsächlich zugute kommt. Die Aufrechterhaltung der physiologischen Körpertemperatur, v.a. aber die Vermeidung der Temperaturerhöhung ist deshalb wünschenswert, weil der Stoffwechsel temperaturabhängig ist. Anhaltende Hyperthermie verstärkt das energetische Defizit des hypoxischen Gehirns, induziert weitere Hyperthermieattacken und verschlechtert insgesamt die Prognose [097; 318, S. 124; 324, 349, 621, 649, 659].

Nach hypoxisch-ischämischen Attacken besteht gelegentlich eine Neigung zu zentralbedingter Hyperthermie. Eine anhaltende Hyperthermie ist meistens Ausdruck einer Hirnstammläsion oder einer hypothalamischen Dysfunktion und prognostisch ein ungünstiges Zeichen. Wird die Behandlung einer sich anbahnenden Hyperthermie rechtzeitig aufgenommen, dann kann der Organismus und speziell das Gehirn oft noch wirkungsvoll vor einer weiteren Belastung durch die Hyperpyrexie geschützt werden.

Eine therapeutische Hypothermie hat die Aufgabe, die überhöhte Körpertemperatur zu senken; demgegenüber bewirkt die Unterkühlung eine Herabsetzung der normalen Körpertemperatur auf ein unphysiologisches Niveau [318, S. 124 f.]. (In der Literatur werden die Ausdrücke „therapeutische Hypothermie" und „Unterkühlung" nicht immer exakt unterschieden.) Eine andere Klassifikation der Temperaturverringerung unterscheidet zwischen mäßiger (26–31 °C) und tiefer Hypothermie (12–20 °C) [578, zit. in 086, S. 113 f.]. Die tiefe Hypothermie hat sehr gravierende Auswirkungen auf das kardiovaskuläre System, erfordert eine genaue kardiozirkulatorische Überwachung und wird nur in der Kardiochirurgie verwendet. Die therapeutische Hypothermie wird am häufigsten mittels Oberflächenkühlung vorgenommen und der Kühleffekt durch Neuroplegika unterstützt [693, S. 287]. Die Indikation für ihre Durchführung ist u.a. die Behandlung von hypoxischen Schäden nach einem Kreislaufstillstand.

Neuroplegika, wie der „klassische" lytische Cocktail bestehend aus Pethidin (Alodan)
100 mg, Promethazin (Phenergan) 50 mg und Chorpromazin (Largactil) 50 mg bewirken
eine Sympathikolyse und zentrale Dämpfung. Ihre Benützung wird als Adjuvans zur
Oberflächenkühlung von den meisten Autoren, wie z.B. Krenn et al. [318, S. 124],
Zindler et al. [330, S. 284 ff.] empfohlen; andere Autoren [086, S. 120] halten die Anwendung von Neuroplegica für nicht notwendig. Nach Kreislaufstillstand bei noch nicht aus-
korrigierter Hypovolämie ist bei der Verwendung von Neuroplegica wegen der peripheren
Vasoparalyse Vorsicht am Platz.

Die Vorteile der Unterkühlung für das Gehirn wurden von zahlreichen Autoren beobachtet [007, 053, 244, 392, 395, 446; 466, S. 222; 505, 507, 629, 641], und es würde auf
der Hand liegen, sie auch für Reanimationszwecke, d.h. zum Schutz des Gehirns vor den
postischämischen Folgen zu nützen. Nichtsdestotrotz wird die Hypothermie für Wiederbelebungszwecke kaum verwendet, weil sie einerseits umständlich in der Technik ist, ferner
mit zahlreichen unerwünschten Nebenwirkungen v.a. auf den Kreislauf [463; 531, S. 146 f.]
verbunden ist. Es wird zudem auch die Ansicht vertreten, daß Hypothermie, nur vor dem
hypoxischen Insult verabreicht, eine Protektion entfaltet [391]. In Anbetracht dieser kontroversiellen Aspekte der Hypothermie vertritt Safar die Ansicht [524, S. 137], daß eine mäßig-
gradige Hypothermie um 30 °C bei organisch gesunden jungen Leuten in ausgewählten Fällen, wie Schädel-Hirn-Trauma, entzündlich metabolischen Läsionen und anoxischischämi-
schen Folgezuständen zu vertreten wäre. Auch Krenn et al. ziehen aus theoretischen Erwägungen die Hypothermie nach einem Kreislaufstillstand in den Bereich möglicher therapeutischer Konsequenzen [180, S. 125].

Ein Alternativum zur Ganzkörperhypothermie wäre die lokale Anwendung der Kühlung.
Vereinzelte klinische Erfahrungen liegen vor [008, 009, 105, 382]. Mit ihrer Hilfe konnten
bei progressiv fortschreitenden destruktiven Prozessen im Bereich des ZNS in einigen Fällen
schöne Erfolge erzielt werden.

Bei Lagerung des Patienten muß neben den allgemeinen Maßnahmen die Körperpflege
(Dekubitusprophylaxe, Pflege des Respirationstrakts etc.) beachtet werden, daß die mit
diesen Handlungen zwangsläufig gesetzten Reize keine unerwünschten Reaktionen seitens
des Zentralnervensystems zur Folge haben, ferner daß die Positon des Kopfes auf das Verhalten des intrakraniellen Drucks einen nicht unwesentlichen Einfluß ausübt. Der Kopf
soll – gute Kreislaufverhältnisse vorausgesetzt – leicht erhöht und in der Körperachse
liegen. Ähnlich wie nach einem Schädel-Hirn-Trauma besteht auch nach Kreislaufstillstand
eine latente Krampfgefahr [612, S. 434]: Reize, die den Körper treffen, werden mit
zerebralen Krämpfen beantwortet, ebenso wie auch die Gabe bestimmter Medikamente
(wie z.B. die von Penicillin) die Auslösung von Krampfpotentialen in höherem Maße als
sonst zur Folge haben kann. Da die Krämpfe die energetische und metabolische Lage des
Gehirns verschlechtern und die Ödembereitschaft durch Elektrolytverschiebungen begünstigen [319, S. 457], ist die Verwendung von Antiepileptika als generelle Maßnahme und die
zusätzliche Sedierung mit Barbituraten [075], Diazepam (Valium), Lidokain (Xylocain)
und anderen Substanzen zweckmäßig.

Die ideale „Schädellagerung" wird durch eine leichte Hochlagerung des Oberkörpers
erzielt, die so erreicht wird, daß die Basis des Schädels geringfügig über das hydrostatische
Niveau des jugularen Venendrucks gelegt wird [086, S. 243]. Die rein horizontale Lagerung
ist nur für jene kurze Zeitspanne akzeptabel, wo noch unzureichende Kreislaufverhältnisse
vorherrschen. Die Kopftieflage und/oder Flexion mit oder ohne Torsion des Halses ist
zu vermeiden, weil auf diese Weise der venöse Rückstrom behindert wird und der intra-

kranielle Druck – wie auch wir das bei intrakraniellen Druckmessungen wiederholt beobachtet haben – in der Folge ansteigt.

5.3.3.2 Prävention bzw. Behandlung des erhöhten intrakraniellen Druckes

Obwohl der Entstehungsmechanismus des Hirnödems nach einem Kreislaufstillstand keineswegs geklärt ist, wird angenommen, daß das Ödem sowohl durch den Kreislaufstillstand selbst als auch durch Hypoxie, als auch durch postischämische Ereignisse hervorgerufen wird [523, S. 121]. Anhaltende Hypoxie, Verschiebungen im Säure-Basen-Status und v.a. die Hyperkapnie sind ungünstige Faktoren. Die Ausbildung eines Hirnödems kann allein durch Beseitigung dieser Faktoren nicht absolut verhindert werden. Folglich erfordert die Therapie des Hirnödems neben Beatmung, Ausgleich der Störungen im Säure-Basen-Haushalt usw. auch eine unmittelbare entwässernde Behandlung.

Diuretika

Die Vorteile der Diuretika liegen nicht nur in der allgemein entwässernden Wirkung, sondern auch in den damit verbundenen Nebeneffekten. So verbessern sich eindeutig die Mikrozirkulation [555, 556] und somit auch die Zerebralperfusion [188, 434, 582]. Die Nierenfunktion wird wahrscheinlich ebenfalls günstig beeinflußt [052; 407, S. 836]. Diuretika sind also für die Reanimation gleichermaßen aus kardiopulmonalen, wie aus zerebralen Gründen indiziert [164, 447, 489]. Über den optimalen Zeitpunkt des Behandlungsbeginns mit Diuretika nach einer Hypoxie bzw. Ischämie findet man trotzdem kaum konkrete Angaben in der Fachliteratur.

Diuretika sollten mit Rücksicht darauf, daß das Hirnödem weitere Ödembildung induziert, bzw. daß sie eine Steigerung der Perfusion ohne Änderung der intrakraniellen Druckverhältnisse bewirken [557, S. 717], bereits zu einem frühen Zeitpunkt gegeben werden. Es ist andererseits jedoch zu beachten, daß eine Hypovolämie vor der Diuretikagabe bereits ausgeglichen sein muß [500, S. 557 ff.].

Die 2 Hauptgruppen der diuretisch wirksamen Substanzen (Saluretika und Osmodiuretika) entfalten ihre Wirkungen bekanntlich durch verschiedene Angriffspunkte. Es gibt keine sicheren Anhaltspunkte dafür, daß die eine Gruppe der anderen – aus der Sicht der Reanimation betrachtet – überlegen wäre, es sei denn, es liegen Spezialkonditionen, wie z.B. Natrium- oder Wasserretention, in höherem Ausmaß vor. Es wäre deshalb sinnlos, der einen oder der anderen Gruppe für die Behandlung des Hirnödems den Vorzug zu geben. Vielmehr erweist es sich vorteilhaft, sie gegenseitig ergänzend einzusetzen.

Die Anwendung von Diuretika erfordert eine umfangreiche Überwachung mit Beachtung der Nierenfunktion, der myokardialen Leistung sowie ganz besonders der Serumosmolarität, des Elektrolythaushalts [408, S. 753 ff.] und der intrakraniellen Verhältnisse [663]. Eine rasche massive Verkleinerung des Hirnvolumens kann eine intrakranielle Blutung zur Folge haben!

Saluretika. Furosemid (Lasix) und Ethakrynsäure (Edecrin) sind Substanzen mit raschem Wirkungseintritt und deshalb insbesondere beim Lungenödem von Vorteil. Ihr Wirkungseintritt wird mit etwa 5 min, ihre Wirkungsdauer mit einigen Stunden angegeben.

Furosemid weist einen zusätzlichen venodilatatorischen Effekt auf und senkt dadurch den Preload [290, S. 174], was sowohl von Vor- als auch von Nachteil sein kann. In kardial kritischen Fällen ist deshalb eine in hämodynamischer Hinsicht exakte Überwachung zu fordern.

Beim Hirnödem fällt die Beurteilung des Furosemids uneinheitlich aus [165, 178, 179; 488, S. 111; 523, S. 136]. Die Dosierung wird für den „Normalfall" mit 0,5–2 mg/kg für das Furosemid [531, S. 114; 630, S. 930] und mit 0,7–3 mg für die Ethacrynsäure [407, S. 836] angegeben, im kardiogenen Schock oder bei Nierenversagen können aber auch wesentlich höhere Mengen – bis zu 500 mg – erforderlich werden [091]. Bei so hoher Dosierung muß man allerdings mit Zunahme der unerwünschten Nebenwirkungen rechnen [012]. Vorsicht ist bei der Anwendung von Furosemid bei Patienten geboten, die unter Salizylattherapie stehen, bei der gleichzeitigen Anwendung von d-Tubocurarin, während der Schwangerschaft und v.a. bei suspekter intrakranieller Blutung [028, S. 149 ff.]. Wie schon erwähnt, soll die Kombination von Furosemid [108] bzw. von Ethacrynsäure [681] mit Mannit den ödembedingten intrakraniellen Druck besonders günstig beeinflussen.

Osmotisch und onkotisch wirksame Substanzen. Die Wirkung der Osmodiuretika beruht auf der Erhöhung der Plasmaosmolarität, in deren Folge zwangsläufig eine Verringerung des intra- und extrazellulären Ödems eintritt [269].

Die osmotisch wirksamen Substanzen – das sind im Prinzip alle hypertonen Lösungen – sind um so effektiver für die Diurese, je eher sie die folgenden Voraussetzungen erfüllen [407, S. 819]:
1. Freie Filtrierbarkeit durch den Glomerulus,
2. begrenzte Rückresorption durch die Tubuli,
3. pharmakologische Inertheit.

Die Wirksamkeit der Osmodiuretika ist im Zusammenhang mit der kardiopulmonalen Wiederbelebung keineswegs belegt [531, S. 146] und es ist allgemein bekannt, daß das Hirnödem auf die Osmotherapie unterschiedlich anspricht [070, 243, 555]. Die Behandlung mit Osmodiuretika gehört aber trotzdem zu den populärsten Behandlungsmaßnahmen des Hirnödems.

Die unsichere Beeinflussung des Hirnödems durch Osmodiuretika – wie auch der Diuretika im gesamten betrachtet – wird damit begründet, daß dem Ödem pathogenetisch eine Vielfalt von Faktoren zugrundeliegt, deren Behandlung ein differenziertes Vorgehen bedarf. Eine andere Erklärung lautet, daß die Wirksamkeit des Osmodiuretikums von den intakten Zellmembranen und Kapillarwänden abhängt [028, S. 148], was bedeutet, daß die verletzten Areale des Gehirns weniger als die intakten entwässert werden.

Die unangenehmste Nebenwirkung der Osmodiuretika – weil sie in ihrem Ausmaß nur wenig kalkulierbar ist – ist das Rebound-Phänomen. Mit dem Rebound-Phänomen wird im Zusammenhang mit der Behandlung des Hirnödems das Wiederauftreten des durch die Diuretika beseitigten Ödems bezeichnet. Klinisch wird deshalb nach Diuretikagaben nur eine vorübergehende Senkung des intrakraniellen Drucks beobachtet.

Die Vorgänge, die beim Rebound-Effekt ablaufen, sind im Detail nicht geklärt. Es wird aber angenommen, daß die höhere Natriumkonzentration [487] oder andere hyperosmolare Moleküle, die als Nebeneffekt der Osmodiurese intrazellulär zurückbleiben, dort nach Ausscheidung des Diuretikums nun ihrerseits wieder osmotisch aktiv werden. Der Rebound-Effekt erzeugt deshalb entgegen früheren Annahmen – kein überschießendes Ödem. In der Regel fällt der sekundäre Druckanstieg sogar milder aus. Dem Rebound-Effekt hat man früher eine größere Bedeutung beigemessen, bis es evident wurde, daß dieser sekundäre Druckanstieg durch Kombination von Diuretika verschiedenen Typs, Kortikosteroide, Barbiturate usw. verringert werden kann.

Bei Patienten, die kranial dekompensiert sind und eine eingeschränkte Nierenfunktion haben, oder wenn eine höhergradige Verschiebung im Elektrolythaushalt vorliegt, also in jedem Fall unmittelbar nach Behebung des Kreislaufstillstands, ist auch bei der Anwendung von Osmodiuretika Vorsicht am Platz.

Das erste wirksame Osmodiuretikum in der klinischen Anwendung war die Urea [270], sie wurde aber später (wie übrigens auch das Glyzerin) durch Mannit verdrängt. Urea ruft neben einer kräftigen Diurese als Nebeneffekt eine Steigerung des zerebralen Blutflusses hervor. Die Genese dieser Wirkung ist im Detail nicht geklärt: Aktive [188] oder passive [388] Vasodilatation werden als mögliche Erklärungen diskutiert. Die empfohlene Dosierung beträgt 1,0–1,5 g/kg [407, S. 822], sie wird (in einer 30%igen Lösung) rasch infundiert. Die maximale Wirkung tritt in 20–30 min ein, die Wirkungsdauer wird mit etwa 5 h angegeben [187; 528, S. 431]. Ein sekundäres Ödem (Rebound-Phänomen), dessen Ausmaß von der Infusionsrate abhängig ist, kann nach 12–18 h auftreten [044].

Glyzerin gehört zu den oberflächenaktiven Substanzen [637, S. 946], und somit zu einer anderen Gruppe von Stoffen als die meisten Osmodiuretika. Es kann sowohl oral, als auch intravenös appliziert werden [117; 125, S. 152; 557, S. 718], wird aber wegen der Nachteile (Irritierung der Magenschleimhaut und der Venenwände, Hämolyse und Depression der Leuko- und Thrombozyten) nur ungern verwendet. Der Wirkungseintritt wird mit 1 h, die Wirkungsdauer mit 2–12 h angegeben. Der Rebound-Effekt ist nach Glyzeringabe gering [653].

Mannit und Sorbit sind die am häufigsten verwendeten Osmodiuretika: Sie haben einerseits weniger unerwünschte Nebeneffekte als Urea oder Glyzerol, sind aber andererseits recht verläßlich wirkende Osmodiuretika [150, 178, 179, 375, 582]. Mannit und Sorbit unterscheiden sich grundsätzlich darin, daß Sorbit metabolisiert werden kann und daher auch bei stark eingeschränkter Nierenfunktion verwendbar ist. Die Dosierung wird für Mannit mit 0,5–1 g/kg, bzw. 100 ml einer 20%igen Lösung [523, S. 136; 612, S. 431] für Sorbit mit 100–125 ml einer 40%igen Lösung angegeben. Die antiödematöse Wirkung setzt bei beiden Substanzen rasch ein und hält bei Mannit 8–10 h, bei Sorbit hingegen nur 3–5 h an. Der Rebound-Effekt ist bei Sorbit stärker ausgeprägt. Andere hypertone Lösungen, wie *Glukose* (in 33%iger Konzentration) und *Fruktose* (in 40%iger Konzentration) werden zwar ebenfalls als Osmodiuretika verwendet [557, S. 717 f.; 612, S. 430], haben aber den vorhin genannten Substanzen gegenüber keine Vorteile. Ihr Hauptnachteil ist, daß sie die Venenwände reizen.

Substanzen mit einem erhöhten onkotischen Druck sind diuretisch nicht wirksam, ihr entwässernder Effekt beruht nur auf dem, dem onkotischen Druck entsprechenden Wasserentzug aus dem Gewebe. Humanalbumin weist in 20/25%iger Lösung eine milde antiödematöse Wirkung auf und bewirkt überdies eine länger anhaltende Zunahme des intravasalen Volumens. Seine Anwendung ist deshalb v.a. bei einer relativen Hypovolämie, z.B. im Rahmen eines Schockgeschehens von Vorteil. Nach Humanalbumingabe wird der Rebound-Effekt kaum beobachtet, so daß das Albumin auch für die Begegnung des Rebound-Phänomens empfohlen wird. Die Dosierung der 20%igen Lösung wird mit 50–100 ml pro Dosis angegeben [612, S. 431].

Die Vorteile der Diuretika können, wie schon erwähnt, durch die Kombination der verschiedenen Substanzen möglicherweise besser zur Geltung gebracht werden. So empfahl 1966 Schmidt Rheomakrodex mit Sorbit [556] und Hemmer die Kombination von Sorbit bzw. Fruktose mit Mannit [233, S. 678 ff.].

Azetazolamid. Der Carboanhydrasehemmer Azetazolamid (Diamox) wurde früher auch für die Senkung eines ödembedingten intrakraniellen Drucks empfohlen, aber in erster Linie bei Hydrozephalus eingesetzt [260]. Heute wird es für die Ödembehandlung nicht empfohlen. Sein Einfluß auf das Hirnödem wird zwar unterschiedlich, aber im großen und ganzen negativ beurteilt [369; 407, S. 827]. Azetazolamid verhindert signifikant die Liquorpunktion, kann aber den intrakraniellen Druck durch Steigerung der Zerebraldurchblutung trotzdem erhöhen.

5.3.3.3 Adrenokortikosteroide

Die Adrenokortikosteroide haben durch ihre antiinflammatorische und antiödematöse Wirkung, aber auch infolge der Einflußnahme auf den Elektrolythaushalt und die zerebrale Durchblutung [229, S. 1478 ff.] für die Reanimation eine zunehmende Bedeutung erlangt [179, 180, 281; 558, S. 344 f.; 489]. Sie verringern die akuten pulmonalen Komplikationen nach Aspiration [680], begünstigen die myokardiale Auswurfleistung bzw. das Schockgeschehen [342, 259, 448] und reduzieren möglicherweise auch die Vulnerabilität der Neurone. Die ersten positiven Beobachtungen bezüglich der Beeinflussung des Hirnödems durch Kortikosteroide wurden bereits 1945 von Prados et al. gemacht [460, 461]. Nichtsdestotrotz sind die Diskussionen über die Zweckmäßigkeit der Kortikosteroide im Schockgeschehen und beim Hirnödem noch keineswegs abgeschlossen, so daß ihr Stellenwert für die Reanimation im gesamten betrachtet noch unklar ist [008, 011, 016, 163, 184, 199, 244, 399, 452, 454; 523, S. 137 f.; 531, S. 115; 553, 640]. Obwohl es nicht erwiesen ist, daß die Kortikosteroide die akute intrakranielle Drucksteigerung verhindern, werden sie bei der Vermutung eines Hirnödems gerne verwendet. Für die Wahl des Präparats und seiner Dosierung liegen in der Literatur keine einheitlichen Richtlinien vor. Sie würden aber nach Ansicht von Haynes u. Larner auch kaum sinnvoll sein, denn einerseits reagiert der Organismus wahrscheinlich auf ein und dieselbe Dosis je nach aktueller Hormonsituation unterschiedlich und es besteht andererseits auch eine deutliche Interaktion mit vielen anderen Substanzen, wie z.B. mit den sympathikomimetischen Aminen, die ebenfalls die Dosis- und Wirkungsrelation beeinflußt [229, S. 1478]. Eine dosisäquivalente Umrechnung unter den verschiedenen Kortikosteroiden ist aus diesen Gründen problematisch, so daß Wahl und Dosierung des Präparats letzten Endes den individuellen Erfahrungen der behandelnden Ärzten überlassen werden muß. Einige Dosierungsvorschläge: Bei Laryngo- und Bronchospasmus, die auch Hinweise für eine Aspiration sein können [547], sowie bei manifester Aspiration wird die Gabe von 50–100 mg Prednisolon empfohlen, die nach 8 h wiederholt werden kann [229, S. 1501]. Für die Prävention bzw. Behandlung des ARDS und im kardiogenen Schock werden das Methylprednisolon (Urbason) oder das Methylprednisolonhämisuccinat (Solumedrol) bevorzugt; die Dosierungsangaben liegen für die Einzeldosierung zwischen 5–30 mg/kg, wobei sowohl eine einmalige Bolusgabe als auch wiederholte Kurzinfusionen empfohlen werden [015, 016, 342, 553, 672].

Beim Hirnödem wird v.a. das Dexamethason verwendet. Die Dosierungsangaben bewegen sich zwischen 16–100 mg pro Tag [151, S. 363; 180; 518, S. 201; 531, S. 142; 656], gelegentlich auch höher. Die Wirkung ist laut Gobiet dosisabhängig [179]. *Kortikosteroide sind aufgrund des verzögerten Wirkungseintritts für die akute Senkung des erhöhten intrakraniellen Drucks nicht geeignet,* sie sollten aber trotzdem bereits frühzeitig verabreicht werden [146, S. 342]. Mit dem Wirkungseintritt kann nämlich erst nach 4 [229, S. 1501] bis 18 [028, S. 155] h gerechnet werden.

Wenn auch Dexamethason und Methylprednisolon i. allg. gut verträglich sind, so müssen doch trotzdem die allgemein üblichen Vorsichtsmaßnahmen, die im Zusammenhang mit der Adrenokortikosteroidmedikation notwendig sind, beachtet werden [229, S. 1496 ff.]. Es sei in diesem Zusammenhang auf die Folgen der NNR-Suppression und auf die erhöhte Infektionsgefährdung, insbesondere auf die mögliche Exazerbation eines tuberkulösen Prozesses hinzuweisen. Entzündlich-ulzeröse Prozesse im Bereich des Gastrointestinaltrakts stellen hingegen weniger gravierende Probleme dar, denn Streßulzera treten bei Läsionen im Bereich des ZNS mit und ohne Kortikosteroide in der gleichen Frequenz auf [011].

5.3.3.4 Anästhetika

Obwohl die Vorgänge, die beim Zustandekommen der Narkose ablaufen, bislang im einzelnen nur wenig erforscht werden konnten [099, S. 152], steht es fest, daß die Substanzen, die eine Anästhesie herbeiführen, die Erregbarkeit der Neurone herabsetzen. Da der Erregungszustand der Nervenzellen und ihr Sauerstoffverbrauch bei Normothermie sich äquivalent verhalten, sind alle narkotisch wirksamen Drogen für den Schutz der Neurone bei Hypoxie potentiell interessant [574].

Im Zusammenhang mit der Entstehung der Narkose werden 2 Theorien diskutiert, zwischen denen allerdings Michenfelder keinen großen Unterschied sieht [390].
1. Die Narkotika bewirken primär die Reduktion des Energieumsatzes, eine Verringerung der neuronalen Aktivität ist die daraus resultierende Folge.
2. Die Narkotika dämpfen die neuronale Aktivität und die reduzierte Tätigkeit der Nervenzellen erfordert dann weniger Energieumsatz.

Viele Zeichen deuten darauf hin, daß die zweite Hypothese für das Zustandekommen einer Anästhesie zutrifft. Das Verständnis dieser Theorie stößt aber deshalb auf Schwierigkeiten, weil sie gleichbedeutend mit einer begrenzten Schutzwirkung wäre, die sich dosisabhängig und nur auf den Funktionsstoffwechsel erstrecken würde [589].

Dieser Mechanismus würde ferner nur die Prophylaxewirkung der Barbiturate erklären, nicht jedoch ihren Schutzeffekt auf das bereits von der Hypoxie betroffene Gehirn. Da ein solcher Schutzeffekt gegenwärtig durchaus angenommen werden kann, müssen Anästhetika und ganz speziell die Barbiturate auch noch andere Effekte entfalten, die dann die Gesamtheit des Schutzes ausmachen. Diese Vorstellung würde gleichzeitig auch besser verstehen lassen, warum bislang nur sehr wenigen Narkotika eine erhöhte protektive Wirkung bescheinigt werden konnte.

Für die Reanimation des ZNS kommen nach bisherigen Erfahrungen nur wenige Narkotika in Frage, allein schon deshalb, weil viele von ihnen das kardiovaskuläre System negativ beeinflussen und die gesamte intrakranielle Situation [145] oft beeinträchtigen. So führen insbesondere die volatilen Anästhetika mit Ausnahme des Stickoxyduls zu einer kaum beeinflußbaren Erhöhung des intrakraniellen Drucks [094, 124, 297, 554, 579, 622], weil sie den zerebralen Blutfluß steigern [499]. (Die stickoxydulbedingte Drucksteigerung kann sowohl durch Etomidate als auch durch Thiopental vollkommen aufgehoben werden [567].)

Von den intravenös applizierbaren Hyponotika und Sedativa liegen im Zusammenhang mit der zerebralen Reanimation bislang die meisten Erfahrungen mit Barbituraten vor. Sie sind aber auch die am meisten untersuchten Hypnotika, nachdem bereits in 1937 beschrieben wurde, daß der intrakranielle Druck unter Barbituratseinwirkung abnimmt [250], und Goldstein et al. 1964 und 1966 sowie Wilhjelm und Arnfred zeigen konnten, daß Barbiturate die Hypoxietoleranz erhöhen [185, 186, 679].

Weitere interessante Substanzen sind Etomidate, Diazepam (Valium), Flunitrazepam (Rohypnol) und Lidokain (Xylocain), weil sie den akut erhöhten intrakraniellen Druck senken bzw. den Druckanstieg präventiv verhindern [036; 086, S. 58; 115, 127]. Sie sind z.Z. jedoch für Reanimationszwecke nur wenig erprobt.

Barbiturate

Zur Zeit zählen zweifelsohne die Barbiturate zu den interessantesten Substanzen für die zerebrale Wiederbelebung, nachdem es wiederholt beschrieben wurde, daß sie sowohl bei partieller als auch bei globaler zerebraler Anoxie eine Schutzwirkung auf die Neuronen entfalten, und sowohl prophylaktisch als auch nach einem Insult verabreicht wirksam sind. Über die Wirkungsweise der Barbiturate in diesem Zusammenhang gibt es nur wenige gesicherte Erkenntnisse [421, S. 189; 497, 529], aber viele Vermutungen. Es wird angenommen, daß sie multiaktive Substanzen sind und ihrer protektiven Wirkung ein komplexes Geschehen zugrunde liegt [245, 394, 430, 580]. Folgende Mechanismen werden in der Litaratur diskutiert:

1. Verringerung der zerebralen Perfusion,
2. Umverteilung des intrazerebralen Blutvolumens,
3. Verringerung des erhöhten intrakraniellen Drucks,
4. Prävention der Erhöhung des intrakraniellen Drucks,
5. Herabsetzung des zerebralen Stoffwechsels,
6. Anästhesie der Neurone,
7. Unterdrückung des katecholamininduzierten Hypermetabolismus,
8. Stabilisierung des Membranpotentials,
9. Abfangen freier zytotoxischer Radikale.

Die Barbiturate weisen demnach sowohl allgemeine — nämlich den Anästhetika gemeinsame (1–7) —, als auch spezifische Angriffspunkte (8 u. 9) auf. Diese sollen hier im einzelnen kurz diskutiert werden:

Die Verringerung der zerebralen Perfusion durch einige Narkotika und speziell durch Barbiturate ist in der Literatur gut belegt [248, 449; 466, S. 218 f.].

Es wird angenommen, daß dieser Effekt zumindest teilweise auf die Zunahme des zerebral-vaskulären Widerstands beruht [465, S. 98].

Eine Umverteilung des intrazerebralen Blutvolumens kann dadurch zustande kommen, daß der vaskuläre Widerstand unter dem Barbiturateinfluß in jenen Gefäßarealen zunimmt, wo die Autoregulation noch funktioniert [370]. Die Folge ist eine relativ gesteigerte Perfusion in den stärker geschädigten Gefäßabschnitten (inversed steal), wodurch die „Auswaschung" toxischer Stoffwechselprodukte möglich ist. (Allerdings müßte diese Hyperperfusion auch die Ödembereitschaft im geschädigten Areal erhöhen.) Die Existenz dieses, auch als Robin-Hood-Effekt bezeichneten Phänomens, kann allerdings durch direkte Strömungsmessungen kaum nachgewiesen werden. Der indirekte Beweis gelang Nemoto et al., die bei Ratten eine Verbesserung der Oxygenation in den stärker geschädigten kortikalen Arealen nach Barbituratgabe gesehen haben [423]. Nemoto ist aufgrund seiner Untersuchungen der Ansicht, daß die Reperfusionsgröße nach Ischämie nicht nur regional, sondern auch innerhalb einer Region unterschiedlich sein kann [420]. Die Beantwortung der Frage, ob die Umverteilung des intrazerebralen Blutvolumens barbituratspezifisch sei, muß z.Z. offen bleiben [049, S. 416].

Die Reduktion des erhöhten intrakraniellen Drucks durch die Barbiturate ist zwar schon lange bekannt [250], sie wurde aber erst viel später beachtet und therapeutisch genützt

[185, 186, 370, 371, 372, 396, 580]. Die Pathomechanismen, welche die Abnahme des intrakraniellen Drucks bewirken, sind weitgehend ungeklärt [077]. Einige Autoren vertreten die Ansicht, daß die Drucksenkung die Folge eines verringerten zerebralen Blutflusses ist [248, 449; 466, S. 218], andere [196] machen dafür eine direkte zelluläre Wirkung verantwortlich. Eine Erklärung dafür, warum dieser Druckabfall individuell so stark variieren kann, fehlt vollkommen.

Zu den bestdokumentierten und daher zu den bekanntesten Wirkungen der Barbiturate zählt die Herabsetzung des zellulären [228, S. 104] und im speziellen des neuronalen Stoffwechsels [239, 393, 395, 431, 581, 590, 669]. Das Ausmaß der Stoffwechselsenkung ist bis zum Erlöschen der elektrischen Aktivität der Neurone dosisabhängig, der zerebrale Blutfluß (CBF = cerebral blood flow) und der zerebrale Sauerstoffverbrauch (CMR$_{O_2}$ = cerebral metabolic rate) nehmen bis zum Erlöschen der elektrischen Aktivität annähernd im gleichen Maße ab [177, 357, 390]. Die Stoffwechselsenkung beträgt am Punkt der Einstellung der elektrichen Aktivität der Neurone etwa 50%, die Abnahme für CMR$_{O_2}$ wird mit 52%, die des CBF mit 48% für die anästhetisch wirksamen Mengen von Thiopental angegeben, weitere Barbituratgaben bewirken keine nennenswerte Stoffwechselsenkung mehr. Welche Mechanismen für diese Stoffwechselreduktion verantwortlich sind, ist ungeklärt, weil Durchblutungsgröße, Sauerstoffverbrauch und Aktivitätszustand der Neurone bei Normothermie nicht entkoppelbare Funktionen sind.

Gesichert ist, daß die anästhetische Wirkung der Barbiturate offenkundig von Bedeutung für den neuronalen Schutz ist. Steen und Michenfelder zeigten nämlich im Tierexperiment, daß das anästhetisch wirksame (−) Isomer des Mephobarbitals die Hypoxietoleranz signifikant günstiger beeinflußt als das narkotisch wirksame (+) Isomer [606].

Gesichert ist ferner, daß die Barbiturate weder in den Glukosestoffwechsel eingreifen, noch haben sie auf die zerebrale Konzentration von ATP, Phosphokreatinin, Laktat und Pyruvat einen direkten Einfluß [428]. Nach Ansicht vieler Autoren [421, S. 189 f.; 569, 570, 589, 608] ist die Barbituratschutzwirkung deshalb auch nicht allein mit einer Stoffwechseldepression erklärbar und somit von der Protektion durch Hypothermie grundverschieden. Das Ausmaß der neuronalen Stoffwechselsenkung ist möglicherweise nicht bei allen Barbituraten im gleichen Ausmaß vorhanden.

Neurotransmitter und insbesondere Katecholamine spielen nach einer Hypothese Nemotos [420] am Zustandekommen von postischämisch-anoxischer Schädigung des Gehirns eine zentrale Rolle. Nachdem die Barbiturate die Katecholaminsynthese nach der Reoxygenierung bremsen, üben sie auf diese Weise einen indirekten zellulären Schutz aus.

Ein direkter Einfluß der Barbiturate auf die Zellmembran wird ebenfalls in Erwägung gezogen [018, 042, 120, 244, 575, 591, 628, 675], nachdem der Nachweis gelang, daß die Barbiturate bei Hypoxie den progressiven Anstieg des extrazellulären Kaliums verhindern, bzw. die Aktivität der freien Glukoronidase signifikant niedriger halten. Diese Befunde werden nämlich als Hinweise auf die Erhaltung der zellulären Integrität gewertet. Es bleibt indessen unklar, ob die genannten Veränderungen in der Folge einer Stabilisierung des Membranpotentials oder der Neutralisierung von zytotoxischen Radikalen ausbleiben.

Zytotoxische Radikale sind Produkte des anaeroben Stoffwechsels und leiten die Auflösung der Zellen ein, indem sie die Lipidstrukturen der Zellmembran und der Zellorganiellen mittels Peroxydation zerstören. Wie weit dieser in vitro nachgewiesene Mechanismus auch in vivo zum Tragen kommt, ist derzeit noch fraglich, möglicherweise ist aber der Verlust der Membranstabilität ein entscheidender Faktor in der Entstehung des Hirnödems.

Wahl, Applikationsmodus und Dosierung. Von den etwa 2500 bekannten Barbituratderiva-
ten kommen für die Therapie postischämisch-anoxischer Zustände nur jene Barbiturate in
Frage, die eine gute Lipoidlöslichkeit und geringe kardiovaskuläre Wirkungen aufweisen.
Es ist nicht geklärt, ob die verschiedenen Präparate, die diese Kriterien erfüllen, für den neuronalen Schutz von unterschiedlichem Wert wären [527]. Die meisten Erfahrungen liegen
mit Thiopental (Pentothal) vor [058, 569, 570, 675], während andere Präparate, wie
Phenobarbital (Luminal), Pentobarbital (Nembutal), Methohexital (Brietal) und Mepho-
barbital (Mebaral) bislang nur vereinzelt eingesetzt wurden [372, 496, 606, 607, 690].

Die Barbiturate werden für die zerebrale Reanimation in der Humanmedizin intravenös
appliziert. In Tierversuchen sind aber auch andere Verabreichungswege beschrieben worden.
Der Verabreichungsweg scheint für die Schutzwirkung kaum von Bedeutung zu sein, wichtig
ist nur der rasche Weitertransport der Substanz zu den Neuronen.

Über die optimale Dosierungshöhe und die Therapiedauer liegen im Tierexperiment
keine einheitlichen Literaturangaben vor, weder was die Einzel- noch was die Gesamtdosis
betrifft. Für die Humanmedizin ist die Situation nicht anders. Safar vertritt jedoch die
Ansicht, daß etwa ein Drittel der „Affendosis" für den Menschen als adäquat anzunehmen
sei [524, S. 230].

Diese Angabe ist jedoch mit Vorsicht aufzunehmen, weil viele Autoren behaupten, daß
die dosisbezogene Barbituratschutzwirkung spezies-spezifisch sei, und sie reiche über den
Punkt hinaus, wo die elektrische Aktivität der Neurone erlöscht [394, 423, 684]. Nach dem
Erlöschen des EEG besteht aber keine Möglichkeit, das Ausmaß der noch notwendigen
Barbituratdosis für einen optimalen Schutz zu messen.

In Tierversuchen wurden auch innerhalb einer Rasse Dosierungen zwischen 14—
210 mg/kg verwendet [058, 245, 338, 421, 423, 596, 598, 607, 608]. In der Humanmedizin liegen die Dosisangaben zwischen 1—26 mg/kg, gelegentlich aber auch beträchtlich
höher [042, 246, 372, 373, 496, 675]. Derartig hohe Barbituratmengen sind ausgeprägt
kreislaufdepressiv. Die Barbiturattherapie ist deshalb letzten Endes eine Gratwanderung
zwischen Kreislaufdepression und maximal möglichem neuronalem Schutz. In der Praxis
wird wegen des raschen Wirkungseintritts, der anzustreben ist, mit einer Bolusdosis begonnen und der Rest auf die geplante Gesamtmenge in einer Infusion nachgereicht. Hohe
Barbituratdosierungen können natürlich nur dann sicher vorgenommen werden, wenn
keine Hypovolämie vorliegt, die myokardiale Auswurfleistung nicht schwerwiegend beeinträchtigt ist, der Kreislauf kontinuierlich und ausreichend überwacht, sowie der Gasaustausch durch Beatmung gesichert wird [523, S. 137].

Die Dosierungsangaben beinhalten in der überwiegenden Zahl der Publikationen keine unmittelbaren zeitlichen Korrelationen, weshalb sie untereinander kaum vergleichbar
sind. Als grober Richtwert für die Barbituratgabe kann aber gelten, daß bei Kurzzeittherapie höhere Einzelgaben bevorzugt werden. Berücksichtigt man die bisher gesicherten theoretischen Grundlagen der Barbituratwirkungen auf das ZNS, insbesondere die
dosisabhängige Senkung von CMR_{O_2}, dann ist eine Dosierung anzustreben, die eine
möglichst weitgehende Reduktion des CMR_{O_2} zur Folge hat. Die maximal mögliche
Depression des zerebralen Stoffwechsels durch Barbiturate beträgt bei Normothermie 40%
des Normwerts. Sie wird mit der Barbituratdosis von 30 mg/kg erreicht [518, S. 198]
und liegt bereits jenseits der elektrischen Aktivität der Neurone. Die genannte Barbiturat-
menge sollte nach Wiederherstellung des Kreislaufs möglichst rasch verabreicht werden.

Beginn und Beendigung der Barbiturattherapie. Über den optimalen Zeitpunkt von Therapiebeginn und -dauer mit den Barbituraten liegen in der Literatur nur vage Angaben vor. Eine der Ursachen ist dafür die kreislaufdepressive Wirkung der Barbiturate, denn das Erreichen von stabilen Kreislaufverhältnissen nach einem Kreislaufstillstand — die ja die Voraussetzung des Beginns der „Barbituratloading" ist — kann beträchtlich unterschiedliche Zeiten im Einzelfall in Anspruch nehmen. Es kann aufgrund der tierexperimentellen Befunde aber angenommen werden, daß die Barbiturate sowohl vor [569, 570] als auch nach dem Insult [058] verabreicht, eine bessere Erholung der von der Hypoxie betroffenen Neurone ermöglichen. Im Tierexperiment haben u.a. Levy und Brierley [338] beobachtet, daß erst eine Verzögerung der Barbituratapplikation von 2 h eine signifikante Verschlechterung der neurologischen Funktionen zur Folge hat. Ähnliche Beobachtungen beim Menschen liegen kaum vor. Als Hinweis auf die prophylaktische Schutzwirkung der Barbiturate beim Menschen kann aber gewertet werden, daß selbst eine prolongierte Hypoxie während einer Barbituratintoxikation nicht zwangsläufig zu einer neuronalen Schädigung führt [057].

Wie lange nach Beginn der Hypoxie die Barbituratgabe in der Humanmedizin noch sinnvoll ist, ist nicht bekannt. Mit Rücksicht auf die oft insuffizienten Kreislaufverhältnisse, die unmittelbar nach der Wiederbelebung vorherrschen, auf organisatorische Probleme und aufgrund der Tierexperimente wird angenommen, daß die Barbiturate, wenn sie innerhalb von 2 h nach der Hypoxie eingesetzt werden, noch einen neuronalen Schutz entfalten.

Ähnlich dem maximal zulässigen Zeitpunkt des Barbiturat-loading-Beginns ist auch die Therapiedauer nicht definiert. Es sei aber darauf hingewiesen, daß die chronische Toxizität der Barbiturate, insgesamt betrachtet, als gering zu bezeichnen ist [228, S. 106 ff.]. Sie können also ohne exzessive Gefährdung der Organe bzw. des gesamten Organismus über lange Zeit verwendet werden. Während der Überwachung der Patienten sind bei Langzeittherapie die Nieren- und Leberfunktion zu beachten, bei der Kurzzeittherapie bzw. beim Therapiebeginn stehen die kardiovaskulären Funktionen im Vordergrund.

Erfahrungen mit einer prophylaktischen Barbituratgabe vor einer hypoxischen Attacke, wie z.B. bei bestimmten intrakraniellen oder kardiochirurgischen Eingriffen, liegen bei Menschen bislang nur sehr spärlich vor [664, zit. in 451]. Die Barbiturate werden zwar häufiger für die Behandlung von posthypoxischen Zuständen eingesetzt, aber immer noch zu selten [408, S. 53], obwohl gerade in dieser Hinsicht ihre Schutzwirkung im Tierexperiment gut belegt ist [058, 421, 543, 569, 570] und die große Zahl der zerebral geschädigten Personen nach einem Kreislaufstillstand [518, S. 177] doch jeden Behandlungsversuch, v.a. dann, wenn dieser mit wenig Risiken verbunden ist, rechtfertigen würde.

Natürlich gibt es auch negative Beobachtungen und warnende Stimmen [292, 592, 608; BRCT-meetings in Pittsburgh 1981, Oslo 1981, Hamburg 1980]. Sie sind kurz zu erörtern:

1. Der Pathomechanismus der hypoxischen Schädigung der Neuronen ist nur in sehr groben Zügen bekannt: Man weiß nur, daß die Hypoxie einerseits und die posthypoxischen Zirkulationsstörungen andererseits von Bedeutung sind. Welchen dieser Mechanismen welche Bedeutung zukommt, ist nicht geklärt.

2. Die gesamte Therapie der hypoxischen Folgezustände ist nicht standardisiert, so auch die Barbituratbehandlung nicht. Folglich können Vergleiche zwischen den Resultaten verschiedener Forschungsgruppen weder im Tierexperiment und schon gar nicht in der Klinik vorgenommen werden [530].

3. Die Wirkungsweise der Barbiturate ist im Zusammenhang mit der Hypoxieprotektion nur wenig erforscht. Die Schutzwirkung kann deshalb nicht erklärt werden, stößt daher auf Unverständnis und die Barbiturate werden deshalb oft nur mehr als Ultima ratio eingesetzt.
4. Nachdem es keine klar erarbeiteten Indikationsstellungen für die Barbiturattherapie gibt, werden sie bei verschiedenartigsten Krankheitsbildern eingesetzt. Es ist aber klar, daß Intoxikationen, SHT, tumorbedingte Hirnfunktionsstörungen, das Reye-Syndrom usw. in ihrem Verlauf nicht vergleichbar sind.

Die warnenden Stimmen beziehen sich auf die negativen Kreislaufwirkungen der Barbiturate, aber auch darauf, daß wir z.Z. noch viel zu wenig über die Langzeitauswirkungen der Barbiturattherapie wissen. So kann noch nicht abgeschätzt werden, ob sie im Endeffekt die neurologischen Ausfallerscheinungen nach einer Reanimation verringern werden, oder aber ihre Schutzwirkung eher die Zahl der Überlebenden mit Dauerschäden hebt, statt die Frequenz der Geschädigten zu senken [497].

In Anbetracht des geringen Wissens, über das wir z.Z. noch verfügen, kann man aber festhalten, daß die Erforschung der Möglichkeiten von neuronalen Schutzwirkungen eine sich lohnende Aufgabe darstellt, weil die Vulnerabilität der Neurone biologisch doch nicht so eng begrenzt ist, wie das noch bis vor einigen Jahren angenommen wurde. Ein vielversprechendes Mittel scheint die Barbiturattherapie zu sein. Um sie aber endgültig beurteilen zu können, müssen für die Zukunft folgende Forschungsarbeiten vorgenommen werden:
1. Standardisierung eines Hypoxiemodells im Tierexperiment.
2. Festlegung von unspezifischen und spezifischen Behandlungsmaßnahmen im Tierexperiment.
3. Standardisierung spezifischer und unspezifischer Therapiemaßnahmen auch in der Humanmedizin. Beide Forschungsgebiete (Laboratorium- und Klinikbereich) sind bis zu einem gewissen Grad parallel zu führen [533], weil die Tierversuchsergebnisse (allein schon wegen der Spezies-Spezifität der Vulnerabilität des Gehirns) auf dem Gebiet der Reanimatologie nur bedingt auf den Menschen übertragbar sind.

Zur Zeit befaßt sich eine multinationale Studie, die von Safar und seiner Arbeitsgruppe initiiert wurde, mit der Prüfung von Möglichkeiten für eine zerebral orientierte Reanimation. Im Rahmen dieser Langzeitstudie werden unter standardisierten Bedingungen in der Humanmedizin solche therapeutischen Maßnahmen geprüft, von denen ein neuronaler Schutz erwartet werden kann, aber bislang keinesfalls gesichert ist [525].

Die Studie [525], die unter der Bezeichnung „Brain Resuscitation Clinical Trials" (BRCT) definitiv 1979 begonnen wurde, geht in ihrer Entwicklung auf den Anfang der 70er Jahre zurück [058, 059, 060; 521, S. 196 f.]. Sie strebt an, anhand eines großen Krankenkollektivs (300 Fälle) und entsprechender statistischer Analysen folgende Ziele zu verfolgen.
1. Bestimmung der Barbiturateffektivität bei „pharmakologischer Dosierung",
2. Erkennung der Nebeneffekte, v.a. der Gefahren der hochdosierten Barbiturattherapie,
3. Bestimmung der Mortalität und Morbidität nach Reanimation (Einjahresgrenze),
4. Erarbeitung und Erkennung eines brauchbaren Therapiekonzepts für eine klinisch anwendbare zerebrale Wiederbelebung.

Zusammenfassung der Gesichtspunkte der Barbituratbehandlung aus heutiger Sicht
1. Barbiturate allein sind für die Behandlung der hypoxisch-ischämischen Schädigung der Neuronen sicherlich nicht ausreichend, die Ergebnisse der experimentellen Studien sind

aber bezüglich eines Schutzeffekts seitens der Barbiturate ermutigend [522]. Im Hinblick darauf und wegen der geringen Toxizität sollte auf diese Substanz nicht verzichtet werden.
2. Die empfohlene Dosierung beträgt bei einer Kurzzeittherapie insgesamt 30 mg/kg KG; 10—20 mg/kg ist so rasch wie möglich zu infundieren, der Rest ist innerhalb von 6 h zu verabreichen. Sollten zerebrale Krämpfe auftreten oder bei relaxierten Patienten im EEG Krampfpotentiale registriert werden, dann sind weitere Barbituratgaben evtl. in Unterstützung von anderen Antikonvulsiva vorzunehmen.
3. Die Barbiturattherapie ist im Grunde genommen gut steuerbar und risikoarm, weil sie leicht unter Kontrolle zu halten ist. Die Überwachung der Therapie kann deshalb wegen Zeitersparnis zunächst klinisch erfolgen [524, S. 202]. Hämodynamisches Monitoring, Labordiagnostik [028, 372], EEG-Registrierung [521, S. 203] und die Messung des intrakraniellen Drucks [077, 078, 292], um nur einige Überwachungsmöglichkeiten zu nennen, bilden eine weitere wertvolle Ergänzung zu der klinischen Beobachtung. Sie sind nach und nach für die Überwachung aber v.a. bei längerer Behandlungsdauer, wie bei metabolisch-toxischer Enzephalopathie [527], Zustand nach Schädel-Hirn-Trauma [675], intrakranielle Eingriffe mit Hypoxie usw. heranzuziehen. Mit Hilfe einer speziellen Labordiagnostik kann die Bestimmung des Barbituratgehalts im Plasma erfolgen. Ihr kommt insbesondere für die Langzeitbehandlung eine erhöhte Bedeutung zu. Der Nachteil liegt in der Aufwendigkeit der Methodik sowie in der wenig aktuellen Korrelation zwischen Laborergebnis und Aktualwert einerseits, und Plasmaspiegel und klinische Relevanz andererseits, denn es entwickelt sich mit zunehmender Behandlungsdauer eine Tachyphylaxie [228, S. 111]. Der anzustrebende Plasmagehalt am Barbiturat wird mit 2,5—4 mg% angegeben [033, 372].

Obwohl eine Langzeit-EEG-Überwachung problematisch ist [319, S. 441 ff.; 360, S. 367 ff.], sollte auf sie nicht verzichtet werden. Auch die Messung des intrakraniellen Drucks, die immer mehr an Bedeutung gewinnt, erhöht die Sicherheit des therapeutischen Barbituratkomas und sollte daher Anwendung finden. Die fortlaufende Registrierung der intrakraniellen Druckverhältnisse ist ferner ein wichtiger prognostischer Hinweis [145, 490].

Lokalanästhetika und Sedativa

Lokalanästhetika üben eine zwiespältige klinische Wirkung auf das Gehirn aus. In niedriger Dosierung sind sie wirksame Antikonvulsiva, in höheren Mengen verabreicht stimulieren sie das Organ und lösen Krämpfe aus [116, 665, 666]. Die Auswirkungen der Lokalanästhetika auf den neuronalen Stoffwechsel sind nur wenig erforscht. Den vorliegenden Berichten zufolge, bewirken sie aber in niedriger Dosierung eine signifikante Verringerung des zerebralen Sauerstoffverbrauchs und eine Senkung des erhöhten intrakraniellen Drucks [196, 410, 545]. Lokalanästhetika erscheinen für die zerebrale Wiederbelebung aufgrund dieser Eigenschaften als potentiell interessante Substanzen, zumal sie in niedriger Dosierung im Gegensatz zu den Barbituraten die Myokardkontraktilität nicht beeinträchtigen, die Herzaktionen jedoch rhythmisieren. Diese Kreislaufwirkungen sind gerade nach Reanimationen von großem Vorteil. Die vorhin genannten zerebralen Auswirkungen sind wahrscheinlich bei allen Lokalanästhetika im gleichen Ausmaß vorhanden, wegen der größeren therapeutischen Breite wird aber das Lidokain (Xylocain) bevorzugt.

Im Zusammenhang mit der zerebralen Reanimation wurde das Lidokain in der letzten Zeit wiederholte Male eingesetzt [036, 127] und dabei die grundsätzliche Frage aufgeworfen, ob für die Senkung eines erhöhten intrakraniellen Drucks das Lidokain den Barbituraten vorgezogen werden sollte. Lidokain bewirkt nämlich eine Senkung des intrakraniellen Drucks bereits in einer Dosierung von 1,5–3 mg/kg, während die krampfauslösende Dosis bei etwa 27 mg/kg liegt. Da das Lidokain als eine der stärksten Substanzen für die Unterbrechung des Hustenreflexes gilt [458, 616], sollte zumindest auf die Wirkung im Rahmen der pflegerischen Maßnahmen – wie endotracheale Absaugung, Kanülenwechsel usw. – nicht verzichtet werden [127]. Es wäre auch denkbar, daß durch Lidokaingabe die Barbituratdosis herabgesetzt werden könnte und so die ungünstigen kardiovaskulären Auswirkungen der Barbiturate geringer ausfallen würde.

Andere analgetisch und sedativ wirkende Substanzen werden für die Senkung eines erhöhten intrakraniellen Drucks nur selten verwendet, obwohl einige durchaus in Frage kämen [113]. Diazepam (Valium) – welches den intrakraniellen Druck senken vermag – wird ähnlich dem Phenytoin (Epanutin) in erster Linie für die Unterdrückung von zerebralen Krampfpotentialen eingesetzt. Beide Medikamente haben eine große therapeutische Breite. Die Einzeldosis wird für Diazepam mit 5 mg, für Phenytoin mit 125 mg angegeben. Bei Bedarf können sie aber auch beträchtlich höher dosiert werden [086, S. 245; 686].

5.3.3.5 Sonstige Medikamente

Über die Möglichkeit, die Hirndurchblutung und das Hirnödem mittels vasoaktiven bzw. gefäßdichtenden Medikamenten sozusagen kausal zu behandeln, sind in den letzten Jahren begründete Zweifel entstanden [674, S. 180 ff.]. Versucht wurde die Gabe von Vitamin C, Rutin, Calcium, Roßkastanienpräparaten, Vasodilatatoren, vasokonstringierend wirkende Pharmaka, Antikoagulanzien, Fibrinolytika, Anticholinergika und von solchen Substanzen, welche die Glukoseaufnahme steigern. Obwohl von derartigen Präparaten immer wieder positive Effekte berichtet werden [064, 070, 237, 436, 573], dürfen sie in ihrer Bedeutung nicht überschätzt werden. Ihnen kommt, wenn überhaupt, nur ein additiver Erfolg zu [612, S. 431].

5.3.3.6 Mechanische Druckentlastung und hyperbare Oxygenation

Die chirurgische Dekompensation des erhöhten intrakraniellen Drucks hat sich trotz einer großen Zahl von Versuchen ebenso wenig bewährt, wie die hyperbare Oxygenation [086, S. 110; 612, S. 430].

6 Aufnahme und Beendigung der Wiederbelebungsaufnahmen

Bezüglich Aufnahme und Beendigung der Wiederbelebungsmaßnahmen können aufgrund einer sehr umfangreichen einschlägigen Literatur [004, S. 584; 016, 115, 121, 160, 201, 216, 255, 272, 304, 351, 364, 385, 467, 548, 549, 571, 587, 597, 609; 610, S. 93; 613, 614, 615] 2 Anhaltspunkte klar angegeben werden:

1. Unter den zahlreichen Definitionen des Kreislaufstillstands [281, S. 3 ff.] erfüllt nur das plötzliche Aussetzen eines suffizienten Kreislaufs das Kriterium von „hearts, that were too good to die" [695, S. 281]. Mit anderen Worten gesagt bedeutet das, daß nur solche Herzen wiederbelebt werden sollen, deren Leistungsreserven durch Krankheit, Alter usw. noch nicht aufgebraucht wurden.

2. Der irreversible Verlust der Gehirnfunktionen macht die Wiederbelebungsmaßnahmen zu einem sinnlosen Unterfangen (s. Kap. 4.1).

Diese Aussagen müssen jedoch in der Praxis durch den Umstand begrenzt werden, daß ihre Beachtung das Vorhandensein von ausreichenden Informationen über den Patienten voraussetzt. Da der Informationsstand unter Notfallbedingungen anders ist als bei stationär behandelten Kranken, lautet die Indikationsstellung für die Aufnahme bzw. die Beendigung der Wiederbelebungsmaßnahmen unter Berücksichtigung der Gegebenheiten differenzierter.

Unter Notfallbedingungen ist die Notwendigkeit der sofortigen Einleitung der Reanimation in den meisten Fällen zu bejahen, denn die Abwägung von Für und Wider ist Laienhelfern nicht zumutbar, und der Arzt, der als nächste Instanz zu Hilfe geholt wurde, kann aufgrund der Dringlichkeit sachgemäßer Hilfegewährung keine ausreichenden Informationen bezüglich der näheren Umstände des Kreislaufstillstands einholen. Einzige Ausnahme vom Gebot der Handlung stellt ein für jedermann erkennbares, irreversibles Geschehen dar, wie z.B. eine Dekapitation, schwerste Zerstörung des Körpers bei fehlenden Lebenszeichen oder das Vorhandensein von sicheren Todeszeichen. Beendet werden dürfen die Wiederbelebungsmaßnahmen nur dann, wenn eines der folgenden Ereignisse eintritt.

a) Auftreten einer ausreichenden spontanen Atem- und Kreislauftätigkeit.

b) Der irreversible Tod ist eindeutig evident geworden.

c) Der Helfer ist wegen Erschöpfung außerstande, die Wiederbelebungsmaßnahmen fortzusetzen.

Eine Übertragung der Reanimationsmaßnahmen an eine andere Person ist nur dann gestattet, wenn diese über die notwendigen Kenntnisse verfügt. Mit der Übertragung der Fortführung der Hilfsmaßnahmen wird auch die Verantwortung für die folgenden Ereignisse mit übergeben.

Unter stationären Bedingungen können die eingangs angeführten Punkte ohne Einschränkung für eine Entscheidung herangezogen werden. Kann aber die erste Frage nicht eindeutig beantwortet werden, dann muß die Reanimation mit anschließender Intensivbehandlung einsetzen und so lange weitergeführt werden, bis alle Organfunktionen einschließlich der psychisch-neurologischen Funktionen das Präarrestniveau erreichen, oder eine weitere Besserung durch die Intensivbehandlung nicht mehr zu erwarten ist. Ein irreversibles Erlöschen des Bewußtseins berechtigt zum Einstellen der Wiederbelebungsbemühungen einschließlich der Intensivbehandlung.

Die Entscheidung für die Beendigung erfolglos gebliebener Wiederbelebungsmaßnahmen ist *unter Notfallbedingungen* zumindest *von einem Arzt* zu treffen. Dieselbe Entscheidung ist für die *Einstellung der Intensivbehandlung* mindestens von *2 Ärzten zu bescheinigen.* Die Einholung aller Hilfsbefunde, die den Hirntod beweisen, wird als nicht notwendig erachtet [523, S. 118–119], es sei denn, die Organe werden für eine Weiterverwendung benötigt.

Literatur

1. Abbott Lab (1973) THAM-E Tromethamine with electrolytes. Abbott Laboratories, North Chicago Ill
2. Abbushi W, Herkt G, Birk M, Speckner E (1980) Beeinflussung des Hirndruckes bei Patienten mit Schädel-Hirn-Trauma durch PEEP-Beatmung und Oberkörperhochlagerung. Anaesthesist 29:521
3. Adgey AAJ, Mulholland HC, Geddes JS, Keegan DAJ, Pantridge JF (1968/II) Incidence, significance and management of early bradyarrhythmia complicating acute myocardial infarction. Lancet 1097
4. Ahnefeld FW (1977) Reanimation. In: Benzer H, Frey R, Huegin W, Mayrhofer O (Hrsg) Lehrbuch der Anaesthesiologie, Reanimation und Intensivtherapie. Springer, Berlin Heidelberg New York
5. Ahnefeld FW, Dick W, Doelp R, Gorgass B (1957) Ein Lehr- und Übungsgerät für die Wiederbelebung, der „Ambu-Simulator". Anaesthesist 24:547
6. Ahnefeld FW, Hennes HH (1962) Atemspende-Ausbildung an Phantomen. Anaesthesist 11:307
7. Albert FN, Fazekas JF (1956) Cerebral hemodynamics and metabolism during induced hypotherma. Curr Res Anesth 35:381
8. Albin MS (1978) Resuscitation of the spinal cord. Critical Care Medcine 6:270
9. Albin MS, Bunegin L (1978) Flow rates and cord temperatures during selective spinal cord hypothermia. Fed Proc 37
10. Alderman EL (1974) Analgetics in the acute phase of myocardial infarction. JAMA 229:No 12: 1646
11. Alho A, Saikku K, Eerola P, Koskinen M, Hamalainen M (1978) Corticosteroids in patients with a high risk of fat embolism syndrome. Surg Gyn Obstet 117:358
12. Allison ME, Kennedy AC (1971) Diuretics in chronic renal disease: a study of high dosage furosemide. Clin Sci 41:171
13. Allwood MJ, Ginsburg J (1964) Peripheral vascular and other effects of dopamine infusions in man. Clin Sci 27:271
14. Am Heart Ass (1973) Proceedings of the cardiopulmonary resuscitation/emergency cardiac care conference. National Academy of Sciences, Washington DC
15. Am Heart Ass (1974) Standards for cardiopulmonary resuscitation (CPR) and emergency cardiac care (ECC). JAMA Suppl 227:No 7
16. Am Heart Ass (1980) Standards and guidelines for cardiopulmonary resuscitation (CPR) and emergency cardiac care (ECC). JAMA 224:453
17. Ames AR, Wright R, Kowada M, Thurston JM, Majno G (1968) Cerebral ischemia II. The nonreflow phenomenon. Am J Path 52:437
18. Astrup J, Nordstroem LH, Rehncrona S (1977) Rate of rise in extracellular potassium in the ischemic rat brain and the effect of preischemic metabolic rate: evidence for a specific effect of phenobarbitone. Acta Neurol Scand [Suppl] 64:148
19. Aubaniac R (1952) L'injection intraveneuse sousclaviculaire. Presse Med 60:1456
20. Augustin HJ (1977) Der Einfluß von Dopamin auf die Nierenfunktion. Anaesthesist 27:96
21. Augustin HJ (1979) Experimentelle und klinische Untersuchungen über den Einfluß von Dopamin auf die Niere. Giulini Pharma, Hannover
22. Aviado DM (1975) Cardiovascular effects of some commonly used pressor amines. Anesthesiology 20:71
23. Babbs CF (1980) New versus old theories of blood flow during CPR. Crit Care Med 8:191
24. Babbs CF (1980) Opening remarks. Knowledge gaps in CPR: synopsis of a panel discussion. Crit Care Med 8:181
25. Babbs CF, Voorhees WD, Fitzgerald KR, Holmes HR, Geddes LA (1980) Influence of interposed ventilation pressure upon artificial cardiac output during cardiopulmonary resuscitation in dogs. Crit Care Med 8:127

26. Bahrmann E, Fahlisch K, Grünewald G, Kerde Ch, Prokop O (1968) Zur Problematik der Toterklärung bei noch nicht erloschenem EEG bei schwerem Schädel-Hirn-Trauma. Dtsch Gesundh Wesen 23:2403

27. Bailey H (1941) Cardiac massage for impending death under anaesthesia. Brit Med J 2:84

28. Bakay L, Glasauer F, Alker GJ (1980) Head injury. Little Brown Co., Boston

29. Balassa J (1858) Orv Hetilap 2:653 zit in: Lee AJ, Atkinson RS Synopsis der Anaesthesie. VEB Verl Volk und Gesundheit, Berlin

30. Bartels H (1970) Der Gaswechsel (Atmung). In: Keidel WD (Hrsg) Kurzgefaßtes Lehrbuch der Physiologie. Thieme, Stuttgart

31. Baum RS, Alvarez H, Cobb LA (1974) Survival after resuscitation from out-of-hospital ventricular fibrillation. Circulation 50:1231

32. Bayliss WM (1961) On the local reaction of the arterial wall to changes of internal pressure. J Physiol 28:417

33. Beck CS (1941) Resuscitation for cardiac standstill and ventricular fibrillation occurring during operation. Am J Surg 54:273

34. Beck CS, Pritchard H, Feil SH (1947) Ventricular fibrillation of long duration abolished by electric shock. JAMA 135:985

35. Beck CS, Weckesser EC, Barry FN (1956) Fatal heart attack and successfull defibrillation. New concepts in coronary artery disease. J Amer med Ass 161:434

36. Bedford RF, Persing JA, Pobereskin L, Butler A (1980) Lidocaine or thiopental for rapid control of intracranial hypertension? Anesth Analg 59:435

37. Beecher HK (1968) A definition of irreversible coma. Report of the ad hoc comminittee of the Harcard Medical School to examine the definition of brain death. JAMA 205:337

38. Beecher HK (1968) Ethical problems created by the hopelessly unconscious patient. New Engl J Med 278:1425

39. Beecher HK, Linton RL (1947) Epinephrine in cardiac resuscitation. JAMA 135:30

40. Beer R, Beer D (1977) Anaesthesie in der Thoraxchirurgie. In: Benzer H, Frey R, Huegin W, Mayrhofer O (Hrsg) Lehrbuch der Anaesthesiologie, Reanimation und Intensivtherapie. Springer, Berlin Heidelberg New York

41. Bell JA, Hodgson JHF (1974) Coma after cardiac arrest. Brain 97:361

42. Belopavlovic M, Buchthal A (1980) Barbiturate therapy in the management of cerebral ischemia. Anaesthesia 35:271

43. Bering EA (1974) Effects of profound hypothermia and circulatory arrest on cerebral oxygen metabolism and CSF electrolyte composition in dogs. J Neurosurg 40:199

44. Bering EA, Auman N (1960) The use of hypertonic urea solutions in hypothermia. An experimental study. J Neurosurg 17:1073

45. Berkebile P, Benson DM, Ersoz CJ, Barnhill B, Safar P (1973) Public education in CPR: Evaluation of three self-training methods. Proceedings of the AHA/NRC CPR/ECC Conference. National Academy of Sciences, Washington DC

46. Berkebile P, Benson DM, Ersoz CJ, Barnhill B, Safar P (1975) Public education in heart-lung resuscitation. Evaluation of three self-training methods in teenagers. Proceedings of the National Conference for Cardiopulmonary Resuscitation and Emergency Cardiac Care. Univ of Pittsburg

47. Bernsmeier A, Gottstein U (1958) Hirndurchblutung und Alter. Verh dtsch Ges Kreisl Forsch 24:248

48. Betz E (1972) Cerebral blood flow: its measurement and regulation. Physiol Rev 52:595

49. Betz E (1972) Pharmakologie des Gehirnkreislaufes. In: Gaenshirt (Hrsg) Der Hirnkreislauf. Thieme, Stuttgart

50. Betz E (1973) Regulation der Gehirndurchblutung. Verh dtsch Ges Kreisl Forsch 39:1

51. Betz E, Kozak R (1967) Der Einfluß der Wasserstoffionenkonzentration der Gehirnrinde auf die Regulation der corticalen Durchblutung. Pfluegers Arch ges Physiol 293:56

52. Beyer J, Sebening F, Struck E (1970) Die Mannitol-Infusion zur Prophylaxe und Therapie von Nierenfunktionsstörungen in der Herzchirurgie. Thorax- u vask Chir 18:1

53. Bibelow WG, Lindsay WK, Harrison RC, Gordon RA, Greenwood WF (1950) Oxygen transport and utilisation in dogs at low body temperatures. Am J Physiol 160:125

54. Bielfeld LH, Regula GA (1978) A new technique for external heart compression. JAMA 293:2468

55. Biesold D (1977) Neurochemie. In: Biesold D, Matthies H (Hrsg) Neurobiologie. Gustav Fischer, Stuttgart New York

56. Binder H (1981) Zum Problem der neurologischen Überwachung von Intensivpatienten unter besonderer Berücksichtigung der Barbiturattherapie. 10. Int. Fortbildungskurs für klinische Anaesthesiologie. Egermann, Wien

57. Bird TD, Plum F (1968) Recovery from barbiturate overdose coma with a prolonged isoelectric electroencephalogram. Neurology 18:456

58. Bleyaert A, Nemoto E, Safar P, Stezoski SW, Mickell JJ et al. (1978) Thiopental amelioration of brain damage after global ischemia in monkeys. Anesthesiology 49:390

59. Bleyaert A, Safar P, Stezoski W, Nemoto E (1977) Augmentation of neurologic deficit following global brain ischemia in monkeys by arterial hypertension. Americ Soc of Anesthesiologists meeting. Abstracts, New Orleans

60. Bleyaert AL, Safar P, Stezoski W, Nemoto E, Moossy J (1978) Amelioration of postischemic brain damage in the monkey by immobilization and controlled ventilation. Crit Care Med 6:112

61. Bleyaert A, Safar P, Nemoto E, Moossy J, Sassano J (1980) Effect of postcirculatory arrest life-support on neurological recovery in monkeys. Crit Care Med 8:153

62. Bloomfield DK, Mannick JA (1958) Successfull resuscitation in acute myocardial infarction. Report of a case. New Engl J Med 258:1244

63. Bockelmann P (1973) Rechtsfragen beim Hirntod. In: Kroesl W, Scherzer E (Hrsg) Die Bestimmung des Todeszeitpunktes. Maudrich, Wien

64. Bok SW (1980) The influence of hyaluronidase on cerebral edema. Anaesthesist 29:245

65. Bongartz EB, Bock WJ, Grote W (1977) Definition und Feststellung des Hirntodes. Anaesth Prax 13:59

66. Bongas TP, Cook CD (1960) Pressure flow characteristics of needles suggested for transtracheal resuscitation. N Engl J Med 262:511

67. Borneman C, Scherf D (1969) Paroxysmal ventricular tachycardia abolished by a blow to the precordium. Dis Chest 56:83

68. Branston NM, Symon L, Crochard NA (1976) Recovery of cortical evokes response following temporary middle cerebral artery occlusion in baboons. Relation to local blood flow and pO_2. Stroke 7:151

69. Breivik H, Fabritius R, Lind B, Lust P, Mullie A et al. (1978) Brain resuscitation clinical feasibility trials with barbiturate. Crit Care Med 6:93

70. Brenner H (1967) Studie zur Reproduktion und quantitativen Erfassung eines experimentellen Hirnödems. Klin Med (Wien) 22:521

71. Brinkmann R, Cramon von D, Schultz H (1976) The Munich coma scale (MCS). J Neurol Neurosurg Psychiat 39:788

72. Brodersen P, Paulson OB, Bolwig TG, Rogon ZE, Rafaelsen OJ et al. (1973) Cerebral hyperemia in electrically induced epileptic seizures. Arch Neurol (Chic) 28:334

73. Brodie B, Nelson SR (1968) The effect of diphenylhydantoin on energy reserve levels in the brain. Fed Proc 27:751

74. Brooks DK, Feldman SA (1962) Metabolic acidosis. Anaesthesia 17:161

75. Brown AS, Horton JM (1967) Status epilepticus treated by infusion of thiopentone sodium. Brit Med J 1:27

76. Brown DC, Lewis AJ, Criley JM (1979) Asystole and its treatment: the possible role of the parasympathetic nervous system in cardiac arrest. J Am Coll Em Phys 8:448

77. Bruce AD, Gennarelli AT, Langfilt WT (1978) Resuscitation from coma due to head injury. Crit Care Med 6:254

78. Bruce DA, Raphaely RA, Swedlow D, Shut L (1979) The effectiveness of iatrogenic barbiturate coma in controlling increased ICP in forty-seven children. 4th International Symposium on Intracranial Pressure. Williamsburg, Virg June 1979

79. Bruns O (1927) Über Wiederbelebung durch künstliche Atmung. Klin Wschr 6:1548

80. Bücheler E, Käufer C, Duex A (1970) Zerebrale Angiographie zur Bestimmung des Hirntodes. Fortschr Röntgenstr 113:278

81. Bücherl ES, Dorman R, Jagdschian V (1959) Behandlung von posthyperkapnischen Herzrhythmusstörungen durch Natriumbicarbonat. Anaesthesist 8:173

82. Bueky B (1970) Propranolol treatment of paroxysmal tachycardia occurring during anesthesia in infants and children. Anaesthesist 19:125

83. Burack B, Furman S (1969) Transoesophageal cardiac pacing. Amer J Cardiol 23:469

84. Burnside J, Daggett WM, Austen WG (1970) Coronary artery rupture by mitral valve prothesis after closed-chest massage. Ann Thorac Surg 9:267

85. Camarata SJ, Weil MH, Hanashiro PK, Shubin H (1971) Cardiac arrest in the critically ill. A study of predisposing causes in 132 patients. Circulation 44:688

86. Campkin VT, Turner JM (1980) Neurosurgical anaesthesia and intensiv care. London Boston

87. Carctu RC, Ames A (1969) Distribution of vascular lesion caused by cerebral ischemia. Neurolog 19:128

88. Cassebaum WH, Carberry DM, Stefko P (1974) Rupture of the stomach from mouth-to-mouth resuscitation. J Trauma 14:811

89. Chamberlain DA, Leinbach RC, Vassaux CE (1970) Sequential atrioventricular pacing in heart block complicating acute myocardial information. New Engl J Med 282:577

90. Chang PC, Weil MH, Portigal LD, Shoemaker W (1977) Prognostic indices and predictors for patients in circulatory shock. In: Ledingham I (ed) Recent advances in intensive therapy I. Churchill, Livingstone, Edingburgh London New York

91. Chapelle M, Benaim R, Meyrier A, Haiat R, Witchitz P, Chicke P (1972) Therapy of severe acute pulmonary edema with elevated doses of furosemide. Coeur Med Interne 11:135

92. Chardack WM, Gage AA, Dean DC (1964) Slowering of the heart by paired pulse pacemaking. Amer J Cardiol 14:374

93. Cheng TO (1971) Atrial pacing: its diagnostic and therapeutic applications. Progr Cardiovasc Dis 14/2:230

94. Christensen MS, Hoedt-Rasmusen, Lassen NA (1965) The cerebral blood flow during halothane anaesthesia. Acta Neurol Scand [Suppl] 14:152

95. Chung EK (1976) Prophylactic antiarrhythmic therapy in acute myocardial infarction. In: Chung EK (ed) Controversy in cardiology. The practical clinical approach. Springer, New York Heidelberg Berlin

96. Civetta JM (1977) Selection of patients for intensive care. In: Ledingham I, McA (ed) Recent advances in intensive therapy. Churchill, Livingston, Edinburgh London New York

97. Clasen RA, Pandolfi, Laing I (1974) Experimental study of fever in cerebral edema. J Neurosurg 41:576

98. Cohen CB (1977) Ethical problems of intensive care. Anesthesiology 47:217

99. Cohen PJ (1975) History and theories of general anesthesia. In: Goodman LS, Gilman A (eds) Gilman AG, Koelle GB (ass eds) The pharmacological basis of therapeutics. Macmillan, New York Toronto London

100. Cohen PJ, Alexander SC, Smith TC, Reivich M, Wollman H (1967) Effects of hypoxia and normocarbia on cerebral blood flow and metabolism in conscious man. J Appl Physiol 23:183

101. Cohn JD, Guercio del LR, Feins NR, Coomaraswamy R, Mantel L (1965) Cardiorespiratory determinations of clinical resuscitation. Surg Forum 16:182

102. Collins VJ (1980) The doctors dilemma — when not to resuscitate. In: Frey R, Safar P (eds) Resuscitation and life support relief of pain and suffering. Springer, Berlin Heidelberg New York

103. Collinsworth K, Kalman SM, Harrison DC (1974) The clinical pharmakology of lidocaine as an antiarrhythmic drug. Circ 50:1217

104. Conn AW, Montes JE, Barker GA, Edmonds JF (1980) Cerebral salvage in near-drowning following neurological classification by triage. Canad Anaesth Soc J 27:201

105. Connolly JE, Boyd RJ, Calvin JW (1962) The protective effect of hypothermia in cerebral ischemia. Experimental and clinical application by selective brain cooling in the human. Surgery 52:15

106. Copley D, Mantle J, Rogers W, Russel R, Rackley C (1977) Improved outcome for prehospital cardiopulmonary collapse with resuscitation by bystanders. Circulation 56:901

107. Cotton M, Moran NC (1961) Cardiovascular pharmacology. Ann Rev Pharmacol 1:261

108. Cottrell JE, Robustelli A, Post K, Turndorf H (1977) Furosemide and mannitol induced changes in intracranial pressure and serum osmolality and electrolytes. Anesthesiology 47:28

109. Crile GW, Dolley DH (1906) Experimental research into resuscitation of dogs killed by anesthetics and asphyxia. J Exp Med 8:713

110. Crockard HA, Coppel DL, Morrow WF (1973) Evaluation of hyperventilation in treatment of head injuries. Br Med J 4:634

111. Cullen JP, Aldrete A, Jankovsky L, Romo-Salas F (1979) Protective action of phenitoin in cerebral ischemia. Anesth Analg 58:165

112. Cullen W (1791) A letter of Lord Cathcard concerning the recovery of persons drowned and seemingly dead. Creech, Edingburgh 1791

113. Cunitz G, Gaab M (1979) The effect of some analgesic/sedative drugs and intravenous anesthetics on ICP in man. Program and abstracts. Fourth international symposium on intracranial pressure. Williamsburg, Virginia USA

114. Curran WJ (1978) The brain-death concept: Judical acceptance in Massachussetts. N Engl J Med 298:1008

115. Czech K, Mauritz W, Spiss Ch, Sporn P (1981) Reanimation bei Intensivpatienten; Indikation und Durchführung. 10. Internationaler Fortbildungskurs für klinische Anaesthesiologie. Egermann, Wien

116. De Jong R (1969) Local anesthetic seizures. Anesthesiology 30:5

117. De Souza SW, Dobbing J, Adlard BPF (1975) Glycerol in treatment of cerebral edema. Lancet 1:835

118. Del Guercio LR, Feins NR, Cohn JD, Coomaraswamy R, Wollman SB, State D (1965) Comparison of blood flow during external and internal cardiac massage in man. Circulation [Suppl 1] 31:171

119. Dembo DH (1977) Electrophysiologic principles of antiarrhythmic drugs. In: Safar P (ed) Advances in cardiopulmonary resuscitation. Springer, New York Heidelberg Berlin

120. Demopoulos HB, Flamm ES, Seligmann ML, Ransohoff J, Jorgensen E (1977) Antioxidant effects of barbiturates in model membranes undergoing free radical damage. Acta Neurol Scand 56 [Suppl] 64:152

121. Deutsche Gesellschaft für Chirurgie (1979) Ausschuß: Behandlung Todkranker und Sterbender. Anaesthesist 28:357

122. Die Bibel. 2. Buch der Könige, Totenerweckung 4. 8–37

123. Diem K, Lentner C (1975) Wissenschaftliche Tabellen. Thieme, Stuttgart

124. Digioeranni AJ, Goodrick J, Neigh JL, Harp JR, Kennell EM (1974) The effect of halothane anesthesia on intracranial pressure in the presence of intracranical hypertension. Anaesth Analg 53:832

125. Don Michael TA, Lambert EH, Mehran A (1968) „Mouth-to-lung airway" for cardiac resuscitation. Lancet 2:1329

126. Donegan J (1979) The leg heel versus the standard arm hand method of external cardiac compression. Anaesth Analg 58:170

127. Donegan MF, Bedford RF, Dacey R (1979) Lidocaine for prevention of intracranial hypertension. Anesthesiology 51:201

128. Dorndorf W, Gaenshirt H (1972) Die Klinik der arteriellen zerebralen Gefäßverschlüsse. In: Gaenshirt H (Hrsg) Der Hirnkreislauf. Thieme, Stuttgart

129. Draeger-Laerdal (1977) Übungssystem zur Herzlungenwiederbelebung. Laerdal, Stavanger

130. Draegert W, Büchner CH (1977) Die Therapie mit Schrittmachern. In: Reindell H, Roskamm H (Hrsg) Herzkrankheiten. Springer, Berlin Heidelberg New York

131. Eckenhoff JE, Bart AJ, Brunner EA, Holley HS, Linde HW (1980) The year book of anesthesia. Year Book Med Pub, Chicago London

132. Eckstein JW, Abboud FM (1962) Circulatory effects of sympathomimetic amines. Am Heart J 63:119

133. Elam JO (1977) The intrapulmonary route for CPR drugs. Discussion. In: Safar P (ed) Advances in cardiopulmonary resuscitation. Springer, New York Heidelberg Berlin

134. Elam JO (1977) Bag-valve-mask O₂ ventilation. In: Safar P (ed) Advances in cardiopulmonary resusciation. Springer, New York Heidelberg Berlin

135. Elam JO (1977) Rediscovery of exspired air methods for emergency ventilation. In: Safar P (ed) Advances in cardiopulmonary resuscitation. Springer, New York Heidelberg Berlin

136. Elam JO, Brown ES, Elder JD jr (1954) Artificial respiration by mouth-to-mask method: a study of the respiratory gas exchange of paralyzed patients ventilated by operator's exspired air. N Engl J Med 250:749

137. Elam JO, Lim-Tan P, Shafieha M, Robert M (1977) Airway management with the esophageal pharyngeal airway. In; Safar P (ed) Advances in cardiopulmonary resuscitation. Springer, New York Heidelberg Berlin

138. Elam JO, Reque EV, Rattenborg CC (1977) Esophageal electrocardiography and low-energy ventricular defibrillation. In: Safar P (ed) Advances in cardiopulmonary resuscitation. Springer, New York Heidelberg Berlin

139. Elam JO, Ruben HM, Bittner PH (1961) Training laymen in emergency resuscitation. Anesth Analg 40:603

140. Elmquist R, Senning A (1959) An implantable pacemaker for the heart. Proc 2nd Int Conf on Med Electronics (Paris 1959)

141. Emerson JH (1948/49) A manual method of artificial respiration by lifting the hips. Emerson, Cambridge Mass

142. Escher DJW (1976) The use of artificial pacemakers in acute myocardial infarction. In: Chung EK (ed) Controversy in cardiology. The practical clinical approach. Springer, New York Heidelberg Berlin

143. Eve FC (1932) Activation of inert diaphragm by gravity method. Lancet 2:995

144. Farley M (1973) The esophageal obturator airway. Respir Ther 3:95

145. Fasol P, Binder H, Sebek W (1981) Therapeutische Beeinflussung des erhöhten intrakraniellen Druckes. 10. Internationaler Fortbildungskurs für klinische Anaesthesiologie. Egermann, Wien

146. Faupel G, Reulen HJ, Schurmann K (1976) Double blind study of the effects of steroids on severe closed head injury. In: Pappius HM, Feindel W (eds) Dynamics of brain edema. Springer, New York

147. Feindel W (1976) Introduction. In: Pappius HM, Feindel W (eds) Dynamics of brain edema. Springer, Berlin Heidelberg New York

148. Feldman HA (1972) Some recollections of the meningococcal disease. The first Harry F. Dowling lecture. JAMA 220:1107

149. Fischer EG (1973) Impaired perfusion following cerebral vascular stasis. Arch Neurol 29:361

150. Fishman RA (1975) Brain edema. N Engl J Med 293:706

151. Fishman RA (1976) Clinical panel discussion: Current modes of therapy. In: Pappius HM, Feindel W (eds) Dynamics of brain edema. Springer, Berlin Heidelberg New York

152. Fletcher GF (1978) Insertion of a temporary transvenous pacemaker. In: Schwartz GR, Safar P, Stone JH, Storey PB, Wagner DK (eds) Principles and practice of emergency medicine. Sounders, Philadelphia London Toronto

153. Forbat AF, Zarday Z (1978) Cardiac arrest with electromechanical dissociation. Anesth Analg 57:498

154. Forgacs I, Magyari A (1970) Komplikationen nach Nottracheotomie. Anaesthesist 19:155

155. Frey R, Hügin W, Mayrhofer O (1955) Lehrbuch der Anaesthesiologie. Springer, Berlin Göttingen Heidelberg

156. Frey R, Jude J, Safar P (1962) Die äußere Herzwiederbelebung – Indikation, Technik, Ergebnisse. Dtsch med Wschr 17:857

157. Frey R, Nolte H (1968) Wiederbelebung am Unfallort und auf dem Transport. Anaesthesist 17:113

158. Friese G (1962) Die Behandlung des Herzstillstandes und des Herzkammerflimmerns bei geschlossenem Thorax. Anaesthesist 11:8:263

159. Fritsche P (1977) Das Recht auf ein menschenwürdiges Sterben (aus der Sicht des Mediziners). In: Fritsche P, Eser A (Hrsg) Le malade – le medicin – la mort. Müller, Heidelberg

160. Fritsche P (1979) Grenzbereich zwischen Leben und Tod. Klinische, juristische und ethische Probleme. Thieme, Stuttgart

161. Frommer PL, Robinson BF, Braunwald E (1966) Paired electrical stimulation. Amer J Cardiol 18:738

162. Furman S, Robinson G (1958) The use of an intracardiac pacemaker in the correction of total heart block. Surg Forum 9:245

163. Galicich JH, French LA, Melby JC (1961) Use of dexamethasone in treatment of cerebral edema associated with brain tumors. Lancet 81:46

164. Galle P, Staudacher M (1968) Einfluß entwässernder Medikamente auf den Liquordruck beim Schädelhirntrauma. Med Klinik 63:16

165. Geddes LA, Surawicz B (1972) Principles of antiarrhythmic therapy in patients with acute myocardial infarction. In: McEltzer LE, Dunning AJ (eds) Textbook of coronary care. Charles Press, Philadelphia Amsterdam

166. Geddes LA, Tacker WA, Rosborough J, Moore AG, Cabler P et al. (1974) The electrical dose for ventricular defibrillation applied directly to the heart. J Thorac Cardiovasc Surg 68:593–602

167. Geiger A (1958) Correlation of brain metabolism and function by the use of brain perfusion method in situ. Physiol Rev 38:1

168. Geiger A, Magnes J (1947) The isolation of the cerebral circulation and the perfusion of the brain in the living cat. Amer J Physiol 149:517

169. Gersmeyer EF, Hüp WW, Horstmann WF, Schröder P, Wagner K (1978) Schock und hypotone Kreislaufstörungen. In: Gersmeyer EF, Yasargil EC (Hrsg) Schock und hypotone Kreislaufstörungen. Thieme, Stuttgart

170. Gerstenbrand F (1972) Die Rolle des Neurologen im Team einer Intensivbehandlungsstation. In: Kucher R, Steinbereithner K (Hrsg) Intensivstation, -pflege, -therapie. Thieme, Stuttgart, S 359–366

171. Gerstenbrand F, Lücking CH (1970) Die akuten traumatischen Hirnstammschäden. Arch Psychiat Nervenkr 213:264

172 Gilbert R, Cuddy RP (1975) Digitalisintoxication following conversion to sinus rhythm. Circulation 32:58

173. Gilston A (1965) Clinical and biochemical aspects of cardiac resuscitation. Lancet II:1039

174. Ginsberg MD, Medoff R, Reivich M (1976) Heterogeneities of regional cerebral blood flow during hypoxia ischemia in the rat. Stroke 7:132

175. Ginsburg MD, Meyers RE (1972) The topography of impaired microvascular perfusion in the primate brain following total circulatory arrest. Neurol 22:998–1011

176. Giuffrida JG, Bizzari D (1957) Intubation of the esophagus. Am J Surg 93:329

177. Gleichmann U, Ingvar DH, Lassen NA, Luebbers DW, Siesjoe BK, Thews G (1962) Regional cerebral cortical metabolic rate of oxygen and carbondioxide related to the EEG in the anesthetized dog. Acta Physiol scand 55:82

178. Gobiet W (1975) Gesichtspunkte zur Überwachung von Patienten mit schwerem Schädel-Hirn-Trauma. Anaesth Prax 10:75

179. Gobiet W (1978) Diagnostik und Therapie der akuten Hirnschwellung. Intensivbehandlung 3:121

180. Gobiet W, Bock WJ, Liesegang J, Grote W (1976) Treatment of acute cerebral edema with high dose of dexamethasone. In: Beks JWF, Bosch DA, Brock M (eds) Intracranial pressure. Springer, New York

181. Goldberg LI (1972) Cardiovascular and renal actions of dopamine: Potential clinical application. Pharm Rev 24:24

182. Goldberg LI (1974) Dopamine: The different catecholamine. In: Schröder R (ed) Dopamin. Arbeitstagung über die klinische Anwendung. Berlin Juli 1974

183. Goldberg LI (1974) Dopamine – clinical uses of an endogenous catecholamine. N Engl J Med 291:707

184. Goldman E, de Campo T, Aldrete JA (1979) Failure of steroids to improve haemorrhagic pulmonary edema. ASA-Abstracts, Anesthesiology 51:178

185. Goldstein A, Wells BA, Keats AS (1964) Effects of anesthesia on the tolerance of dog brain to anoxia. Anesthesiology 25:98

186. Goldstein A jr, Wells BA, Keats AS (1966) Increased tolerance to cerebral anoxia by pentobarbital. Arch Int Pharmacodyn Ther 161:138

187. Goldstein SL, Himwich WA, Knapp FM, Rovine BW (1964) Effects of urea and other dehydrating agent upon dog brain. J Neurosurg 21:672

188. Goluboff B, Shenkin HA, Haft H (1964) The effects of urea and mannitol on cerebral hemodynamics and cerebrospinal fluid pressure. Neurology (Minneapolis) 14:891

189. Gordon AS (1977) Improved esophageal obturator airway (EOA) and new esophageal gastric tube airway (EGTA). In: Safar P (ed) Advances in cardiopulmonary resuscitation. Springer, New York Heidelberg Berlin

190. Gordon AS, Belton AK, Ridolpho PF (1977) Emergency management of foreign body airway obstruction. In: Safar P (ed) Advances in cardiopulmonary resuscitation. Springer, New York Heidelberg Berlin

191. Gordon AS, Frye CW, Gittelson L, Sadove MS, Beattie EJ (1958) Mouth to mouth versus manual artificial respiration for children and adults. JAMA 167:320
192. Gordon AS, Sadove MS, Raymon F, Ivy AC (1951) Critical survey of manual artificial respiration. JAMA 147:1444
193. Gorgass B, Ahnefeld FW (1980) Der Rettungssanitäter. Springer, Berlin Heidelberg New York
194. Gorkill G, Chikovai OIL, McLeish I (1976) Timing of pentobarbital administration for brain protection in experimental stroke. Surgical Neurology 5:147
195. Gottstein U (1965) Physiologie und Pathophysiologie des Hirnkreislaufs. Med Welt p 715
196. Gottstein U (1969) Störungen des Hirnkreislaufs und zerebralen Stoffwechsels durch Hypoglykämie. In: Quandt J (Hrsg) Die zerebralen Durchblutungsstörungen des Erwachsenenalters. Schattauer, Stuttgart
197. Gottstein U, Held K, Sebening H, Walpurger G (1965) Der Glucoseverbrauch des menschlichen Gehirns unter dem Einfluß intravenöser Infusionen von Glucose, Glukagen und Glucose-Insulin. Klin Wschr 43:965
198. Gottstein U, Held K (1967) Insulinwirkung auf den menschlichen Hirnmetabolismus von Stoffwechselgesunden und Diabetikern. Klin Wschr 45:18
199. Grabner W (1975) Zur Schockbehandlung mit Kortikoiden. Klinikarzt 4:215
200. Grennbaum DM, Poggi J, Grace WJ (1974) Esophageal obstruction during oxygenadministration: a new method for use in resuscitation. Chest 65:188
201. Grenvik A, Powner DJ, Snyder JV, Jastremski MS, Babcock RA, Loughhead MG (1978) Cessation of therapy in terminal illness and brain death. Crit Care Med 6:284
202. Grote J, Kreuscher H, Schubert R, Russ HJ (1971) Investigations on the influence of $PaCO_2$ and PaO_2 on the regulation of cerebral blood flow in dogs. In: Ross Russell RW (ed) Brain blood flow. Pitman, London
203. Gründel J, Reisner H, Bockelmann P, Grassberger R (1973) Allgemeine Diskussion. In: Krösl W, Scherzer E (Hrsg) Die Bestimmung des Todeszeitpunktes. Maudrich, Wien
204. Guildner CW (1977) Comperative study of techniques for opening the airway obstructed by the tongue. In: Safar P (ed) Advances in cardiopulmonary resuscitation. Springer, New York Heidelberg Berlin
205. Guildner CW, Williams D, Subitch T (1976) Airway obstructed by foreign material. The Heimlich maneuver. JACEP 5:657
206. Gunnar RM, Loeb HS (1972) Use of drugs in cardiogenic shock due to acute myocardial infarction. Circulation 45:111
207. Gurvitch AM, Blinkov SM, Valanchute AL, Nikolayenko EM (1976) Types of no-reflow phenomenon observed during arrest of cerebral circulation and postischemic periode. Crit Care Med 4:132
208. Gurvitch AM, Mutuskina EA (1976) Assessement of contribution of extra- and intracerebral pathogenic factors to brain pathology during resuscitation. Crit Care Med 4:133
209. Haegerdal M, Harp J, Nilsson L, Siesjoe BK (1975) The effect of induced hypothermia upon oxygen consumption in the rat brain. J Neurochem 24:311
210. Haegerdal M, Keykah M, Perez E, Harp JR (1979) Additive effects of hypothermia and phenobarbitol upon cerebral oxygen consumption in the rat. Acta anaesth Scand 23:89
211. Haeggendal E (1965) Blood flow autoregulation of the cerebral grey matter with comments on its mechanism. Acta Neurol Scand [Suppl] 14:104
212. Haeggendal E, Johansson B (1965) Effects of arterial carbon dioxide tension and oxygen saturation on cerebral blood flow autoregulation in dogs. Acta Physiol Scand [Suppl] 258:27
213. Haerich BKS, Probst M, Ahnefeld FW (1979) Ein Beitrag zur Verbesserung der extrathorakalen Herzdruckmassage (HDM) nach hämodynamischen Kriterien am Menschen. Intensivmed 16:249
214. Hager W, Seling A (1974) Praxis der Schrittmacherimplantation. Schattauer, Stuttgart New York
215. Hahn P, Reindell A (1977) Psychosomatik des Herzinfarktes. In: Reindell H, Roskamm H (Hrsg) Herzkrankheiten. Springer, Berlin Heidelberg New York
216. Haid B (1958) Religiös-sittliche Fragen betreffend die Wiederbelebung. (Resuscitation-Reanimation, Papst Pius XII.) Anaesthesist 7:241
217. Halmagyi M (1977) Infusionstherapie. In: Benzer H, Frey R, Huegin W, Mayrhofer O (Hrsg) Lehrbuch der Anästhesiologie, Reanimation und Intensivtherapie. Springer, Berlin Heidelberg New York
218. Hamburger J (1967) Kongreß für ärztliche Ethik. Paris, Mai 1966. Ref Doc Geigy (Juni 1967)

219. Hamperl H Lehrbuch der allgemeinen Pathologie und der pathologischen Anatomie. Springer, Berlin Heidelberg New York

220. Hanack EW (1969) Zur strafrechtlichen Problematik vom Beginn und Ende menschlichen Lebens. Nervenarzt 40:505

221. Hao-Hui C (1981) Closed chest intracardiac injection. Resuscitation 9:103

222. Hao-Hui C (1981) On the intracardiac use of combined adrenaline, isoprenaline and noradrenaline in the resuscitation of the heart beat. A review of resuscitation, part II. Resuscitation 9:53

223. Harden K, McKenzie IL, Ledingham I (1963) Spontaneous reversion of ventricular fibrillation. Lancet 2:1140

224. Harken DE (1976) Symposium on defibrillators. Med Instrum 10/3:139

225. Harper AM, Bell RA (1963) The effect of metabolic acidosis and alkalosis on the blood flow through the cerebral cortex. J Neurol Neurosurg Psychiat 26:341

226. Harris LC, Kirimli B, Safar P (1967) Ventilation – cardiac compression rates and ratios in cardiopulmonary resuscitation. Anesthesiology 28:806

227. Harris LC jr, Kirimli B, Safar P (1967) Augmentation of artificial circulation during cardiopulmonary resuscitation. Anesthesiology 28:730

228. Harvey SC (1975) Hypnotics and sedatives. The Barbiturates. In: Goddman LS, Gilman A (eds) Gilman AG, Koelle GB (ass eds) The pharmacological basis of the therapeutics. Macmillan, New York Toronto London

229. Haynes RC, Larner J (1975) Adrenocorticotropic hormone; adrenocortical steroids and their synthetic analogs; inhibitors of adrenocortical steroid biosynthesis. In: Goodman LS, Gilman A (eds) The pharmacological basis of therapeutics

230. Heilman KM, Muschenheim C (1965) Primary cutaneous tuberculosis resulting from mouth-to-mouth respiration. N Engl J Med 273:1035

231. Heimlich HJ (1975) A life-saving maneuver to prevent food choking. JAMA 234/4:398

232. Heimlich HJ, Hoffmann KA, Conestri FR (1975) Food choking and drowning deaths prevented by external subdiaphragmatic compression. Ann Thorac Surg 20:188

233. Hemmer R (1969) Die Therapie raumfordernder intrakranieller Prozesse und des Liquordruckes. In: Hartmann K, von Monakow (Hrsg) Therapie der Nervenkrankheiten. Akt Fragen Psychiat Neurol, Bd 7, Karger, Basel

234. Hempelmann G, Hartmann W, Gille J, Fabel H, Dickmann P (1974) Untersuchungen zur Reanimation mit einem Herz-Lungen-Rettungsgerät. Intensivmedizin 11:155–164

235. Hempelmann G, Karliczek G, Helms U, Rumpf KD (1972) Hämodynamische Wirkung von Glucagon nach herzchirurgischen Eingriffen. Anaesthesist 21:460

236. Hendricks AA, Shapiro EP (1980) Primary herpes simplex infection following mouth-to-mouth resuscitation. JAMA 243:257

237. Herrschaft H (1978) Die Wirkung von Pyritinol auf die Gehirndurchblutung des Menschen. Med Wschr 39:1263

238. Hess H (1961) The rates of respiration of neurones and neuroglia in human cerebrum. In: Kety SS, Elkes J (eds) Pergamon Press, London

239. Himwich WA, Homburger E, Maresca R, Himwich HE (1947) Brain metabolism in man: unanesthetized and in pentothal narcosis. Amer J Psychiat 103:689

240. Hinderling H (1971) Diskussionsbemerkungen. In: Hutschenreuter K, Wiemers K (Hrsg) Grenzen der Wiederbelebung und Intensivtherapie. Springer, Berlin

241. Hirsch H (1971) Grenzen der Wiederbelebung und Intensivtherapie. Podiumsgespräch. In: Hutschenreuter K, Wiemers K (Hrsg) Intensivbehandlung und ihre Grenzen. Springer, Berlin Heidelberg New York

242. Hodgkin BC, Lambrew CT, Lawrence III F, Anpelakos ET (1980) Effects of PEEP and of increased frequency of ventilation during CPR. Crit Care Med 8:123

243. Hoff H, Jellinger K (1962) Das Hirnödem. Wien Z Nervenheilk 19:305

244. Hoff JT (1978) Resuscitation in focal brain ischemia. Crit Care Med 6:245

245. Hoff JT, Smith AL, Hankinson HL, Nielsen SL (1975) Barbiturate protection from cerebral infarction in primates. Stroke 6:28

246. Hoffmann L, Gethmann JW, Schmidt D, Schwarz M, Rating D (1979) Hochdosierte Thiopentalgabe zur Therapie der postischämischen Anoxie des Gehirns. Anaesthesist 28:339

247. Holmdahl MH (1968) Discussion on complications of cardiopulmonary resuscitation. In: Aspects of resuscitation. Acta anaesth Scand [Suppl 29] 12:321

248. Homburger W, Himwich WA, Etsten B, York G, Maresca R, Himwich HE (1946) Effect of pentothal anesthesia on canine cerebral cortex. Amer J Physiol 147:343

249. Hooker DR, Kouwenhoven WB, Langworthy OR (1933) The effect of alternating electric currents in the heart. Amer J Physiol 103:444

250. Horsley JG (1937) Intracranial pressure during barbital narcosis. Lancet 141

251. Hossli G (1976) Kardiale Funktion. In: Ahnefeld FW, Bergmann H, Burri C, Dick W, Halmagyi M, Rügheimer E (Hrsg) Notfallmedizin. Springer, Berlin Heidelberg New York

252. Hossmann KA (1976) Limiting factors for the recovery of the brain following prolonged cerebral ischemia. Crit Care Med 4:132

253. Hossmann KA, Kleihues P (1973) Reversibility of ischemic brain damage. Arch Neurol 29:375

254. Hoyer S (1970) Der Aminosäurestoffwechsel des normalen menschlichen Gehirns. Klin Wschr 48:1239

255. Huber R (1977) Legal considerations of cardiopulmonary resuscitation. In: Safar P (ed) Advances in cardiopulmonary resuscitation. Springer, New York Heidelberg Berlin

256. Hugelin A, Bonvallet M, Dell P (1959) Activation reticulaire et corticale d'origine chemoceptive au cours de l'hypoxie. Electroenceph clin Neorophysiol 11:325

257. Huston GK (1976) Resuscitation. An historical perspective. A catalogue of an exhibit at the annual meeting of the Am. Soc. of Anesthesiologists in San Francisco Oct. 11–13, 1976, Wood Library-Museum, Park Ridge, Illinois (USA)

258. Husveti S, Ellis H (1969) Janos Balassa – pioneer of cardiac resuscitation. Anaesthesia 24:113

259. Hutschenreuter K (1977) Die Bedeutung von Glucocorticoiden in der Schocktherapie. Anaesthesiol u Reanimat 2:234–238

260. Huttenlocher P (1965) Treatment of hydrocephalus with acetazolamide. Results in 15 cases. J Ped 66:1023

261. Hyman AS (1932) Resuscitation of the stopped heart. Further use of the artificial pacemaker. J Amer Med Ass 99:1888

262. Hyman AS (1932) Resuscitation of the stopped heart by intracardial therapy. Experimental use of an artificial pacemaker. Arch Intern Med 50:283

263. Ingvar DH (1973) Bestimmung des Sistierens der Gehirnzirkulation bei Gehirntod. In: Krösl W, Scherzer E (Hrsg) Die Bestimmung des Todeszeitpunktes. Maudrich, Wien

264. Ingvar DH, Cronquist S, Ekberg R, Risberg J, Hoedt-Rasmusen (1965) Normal values of regional blood flow in man; inducing flow and weight estimates of grey and white matter. Acta neurol scand [Suppl 14] 41:72

265. Innes IR, Nickerson M (1975) Norepinephrine, epinephrine and the sympathomimetic amines. In: Goodman LS, Gilman A (eds), Gilman AG, Koelle GB (ass eds) The pharmacological basis of therapeutics. Macmillan, New York Toronto London

266. Innes IR, Nickerson M (1975) Atropine, Scopolamine and related antimuscarinic drugs. In: Goodman LS, Gilman A (eds) Gilman AG, Koelle GB (ass eds) The pharmacological basis of therapeutics. Macmillan, New York Toronto London

267. Isselhard W (1965) Akuter Sauerstoffmangel und Wiederbelebung. Dtsch Med Wschr 90:349

268. Jacobs HB (1972) Emergency percutaneous transtracheal catheter and ventilator. J Trauma 12:50

269. Javid M (1958) Urea – new use of an old agent. Reduction of intracranial and intra-ocular pressure. Surg Clin North Am 38:907

270. Javid M, Settlage P (1956) Effect of urea on cerebrospinal fluid pressure in human subjects. JAMA 160:943

271. Jean R (1966) Der cerebrale Glucosestoffwechsel und seine Störungen. In: Bartelheimer H, Heyde W, Thorn W (Hrsg) D-Glucose und verwandte Verbindungen in Biologie und Medizin. Enke, Stuttgart

272. Jennett B, Taesdale GM (1977) Prognosis of neurosurgical patients requiring intensiv care. In: Ledingham I, McA (ed) Recent advances in intensive therapy I. Churchill, Livingstone, Edinburgh London New York

273. Joergensen L (1968) Discussion on complications of cardiopulmonary resuscitation. Acta anaesth Scand [Suppl 29] 12:320

274. Johnson KR, Genovesi MG, Lassar KG (1965) Effects of arterial carbon dioxide tension and oxygen saturation on cerebral blood flow autoregulation in dogs. Acta Physiol Scand [Suppl] 258:27

275. Jores A (1967) Die Verantwortung des Arztes. Mat med Nordmark 19:189

276. Josephson ME, Horowitz LN, Spielman SR, Greenspan AM (1980) Electrophysiologic and hemodynamic studies in patients resuscitated from cardiac arrest. Am J Card 46:948

277. Jost U (1979) Ein weiteres experimentelles Argument gegen die intrakardiale Injektion bei der Reanimation. Anaesthesist 28:305

278. Jost U (1980) Untersuchungen zur Herzdruckmassage mit dem Fuß bei der Herz-Lungen-Wiederbelebung. Kurzfassung der Referate. Internationales Symposium für Ärzte, Gesundheitsberufe, Krankenschwestern und -pfleger über Lebensrettung. Mainz 1980

279. Jude JR (1968) Discussion zu Thomas M. Emergency treatment of patients with acute myocardial infarction. Acta anaesth Scand [Suppl 29] 12:241

280. Jude JR (1968) Discussion on complications of cardiopulmonary resuscitation. Acta anaesth Scand [Suppl 29] 12:321

281. Jude JR (1977) Classification of etiology, prevention and treatment of cardiac arrest. In: Advances in cardiopulmonary resuscitation. Springer, New York Heidelberg Berlin

282. Jude JR (1977) Rediscovery of external heart compression in Dr. William Kouwenhoven's laboratory. In: Safar P (ed) Advances in cardiopulmonary resuscitation. Springer, New York Heidelberg Berlin

283. Jude JR, Kouwenhoven WB, Knickerbocker C (1961) Cardiac arrest: report of application of external cardiac massage on 118 patients. JAMA 178:1063

284. Jude JR, Neumaster T, Kpoury E (1968) Vasopressor-cardiotonic drugs in cardiac resuscitation. Acta anaesth Scand [Suppl 29] 12:146

285. Käser H (1970) Vasculäre Erkrankungen des Gehirns. In: Siegenthaler W (Hrsg) Klinische Pathophysiologie. Thieme, Stuttgart

286. Käufer C, Bücheler E (1973) Hirntod und Organtransplantation. In: Krösl W, Scherzer E (Hrsg) Die Bestimmung des Todeszeitpunktes. Maudrich, Wien

287. Käufer C, Penin H, Bücheler E (1970) Arteriohirnvenöse Sauerstoffdifferenz und cerebrale Angiographie beim Hirntod. Melsunger med Mitt 44:199

288. Kaindl F, Kohn P (1975) Herzbeschwerden bei alten Menschen. Doberauer W (Hrsg) Scriptum geriatricum. Urban-Schwarzenberg, München Berlin Wien

289. Kaindl F, Zilcher H (1973) Zur Bestimmung des Todeszeitpunktes aus kardiologischer Sicht. In: Krösl W, Scherzer E (Hrsg) Die Bestimmung des Todeszeitpunktes. Maudrich, Wien

290. Kaindl F, Zilcher H (1979) Schock bei Herzkrankheiten. In: Zoelch KA (Hrsg) Beiträge zur Kardiologie, Bd 9. D Straube, Erlangen

291. Kaltmann AJ (1971) Indications for temporary pacemaker insertion in acute myocardial infarction. Am Heart J 81:837

292. Kassell NF, Peerless SJ, Drake CG (1979) Barbiturate coma therapy for vasospasm after aneurysm rupture. Forth int. symposium on intracranial pressure, Williamsburg, Virg. Program and abstracts, Session 12. Barbiturates, Steroids and Osmotherapy

293. Kassels SJ, Robinson WA, O'Bara KJ (1980) Esophageal perforation associated with the esophageal obturator airway. Crit Care Med 8:386

294. Kautzky R (1968) Wir wissen, daß wir noch immer nicht genug wissen. Die Welt

295. Kay HJ, Blalock A (1951) The use of calciumchloride in the treatment of cardiac arrest in patients. Surg Gynecol Obstet 93:97

296. Keidel WD (1970) Kurzgefaßtes Lehrbuch der Physiologie. Thieme, Stuttgart

297. Kekesi F, Gallyas F, Szanto J (1967) Die Wirkung von verschiedenen Inhalationsnarkosetypen auf die Gehirndurchblutung. Acta med Sci 24:153

298. Kety SS (1950) Circulation and metabolism of the human brain in health and disease. Amer J Med 8:205

299. Kety SS, Landau WM, Freygang WH, Rowland LP, Sokoloff L (1955) Estimation of regional circulation in the brain uptake of an inert gas. Fed Proc 14:85

300. Kety SS, Schmidt CF (1948) The effects of altered arterial tension of carbondioxide and oxygen on cerebral blood flow and cerebral oxygen consumption of normal young men. J clin Invest 27:484

301. Khan AH, Roland FP, Carleton RA (1979) Cardiopulmonary resuscitation – potential danger of cross infection. JAMA 241:2701

302. Kirchheim H (1965) Die Wirkung von Tris (Hydroxymethyl)-aminomethan (THAM) auf die Nierendurchblutung im hämorrhagischen Schock. Pflügers Arch ges Physiol 286:323

303. Kirimli B, Harris LC, Safar P (1966) Drugs in cardiopulmonary resuscitation. Acta Anaesth Scand [Suppl] 23:255

304. Kirimli B, Safar P (1965) Arterial versus venous transfusion in cardiac arrest from exsanguination. Anaesth Analg 44:819

305. Knauff HG (1966) Der Aminosäurestoffwechsel bei den Encephalopathien (unter besonderer Berücksichtigung des Leberkomas). Verh dtsch Ges inn Med 72:167

306. Knauff HG, Boeck F (1961) Über die freien Gehirnaminosäuren und das Äthanolamin in der normalen Ratte, sowie über das Verhalten dieser Stoffe nach experimenteller Insulinhypoglykämie. J Neurochem 6:171

307. Knauff HG, Gottstein U, Miller B (1964) Untersuchungen über den Austausch von freien Aminosäuren und Harnstoff zwischen Blut und Zentralnervensystem. Klin Wschr 42:27

308. Knickerbocker C (1977) Defibrillation energy and wave forms. In: Safar P (ed) Advances in cardiopulmonary resuscitation. Springer, New York Heidelberg Berlin

309. Knöbel SB, McHenry PL, Philips JF, Widlansky S (1974) Atropine-induced cardioacceleration and myocardial blood flow in subject with and without coronary artery disease. Am J Cardiol 33:327

310. Koch H, Franke I (1973) Eine neue Komplikation der endotrachealen Intubation. Anaesthesist 22:466

311. Koch-Weser J (1979) Drug therapy. N Engl J Med 300:473

312. Koos WT, Schuster H, Kletter G, Valencak G, Auer L (1977) Experiences with extra-intracranial arterial bypass in patients with completed stroke. Proc. 6. Internat. Congr. Neurol. Surg., Sao Paulo, Brasilia

313. Korffila K, Vertio H, Savolainen K (1979) Importance of using proper techniques to teach cardiopulmonary resuscitation to layman. Acta Anaesth Scand 23:235

314. Kouwenhoven WB, Jude JR, Knickerbocker C (1960) Closed chest cardiac massage. JAMA 173:1064

315. Kouwenhoven WB, Milner WR (1954) Treatment of ventricular fibrillation using a capacitor discharge. J Appl Physiol 7:253

316. Krautwald A (1977) Die Therapie der Herzinsuffizienz. In: Reindell H, Roskamm H (Hrsg) Herzkrankheiten. Springer, Berlin Heidelberg New York

317. Kreiselmann J (1943) A new resuscitation apparatus. Anesthesiology 4:603

318. Krenn J, Kucher R, Steinbereithner K (1972) Pflege des Patienten. In: Kucher R, Steinbereithner K (Hrsg) Intensivstation, -pflege, -therapie. Thieme, Stuttgart

319. Krupp P (1972) Hirndurchblutung. In: Gaenshirt H (Hrsg) Der Hirnkreislauf. Thieme, Stuttgart

320. Kubicki ST, Schoppenhorst M (1973) Beitrag der Elektroencephalographie zur Feststellung des Hirntodes: Bemerkungen zur Bewertung und Technik. In: Krösl W, Scherzer E (Hrsg) Die Bestimmung des Todeszeitpunktes. Maudrich, Wien

321. Kübler W (1969) Grenzen der Wiederbelebung nach physiologischen und biochemischen Kriterien. Dtsch Med Wschr 94:1157

322. Kuschinsky W, Wahl M, Bosse O, Thurau K (1972) Perivascular potassium and pH as determinants of local pial artery diameters in cats. A microapplication study. Circul Res 31:240

323. Laerdal AS (1977) Quantitative goals in the teaching of cardiopulmonary resuscitation. In: Safar P (ed) Advances in cardiopulmonary resuscitation. Springer, New York Heidelberg Berlin

324. Lafferty JJ, Keykhah MM, Shapiro HM, Van Horn K, Behar MG Cerebral hypometabolism obtained with deep pentobarbital anesthesia and hypothermia

325. Lahey FH, Ruzika ER (1950) Experiences with cardiac arrest. Surg Gynecol Obstet 90:108

326. Larner J, Haynes RC jr (1975) Adrenocorticotropic Hormone; Adrenocortical steroids and their synthetic analogs; Inhibitors of adrenocortical steroid biosynthesis. In: Goodman LS, Gilman A (eds) The pharmacological basis of therapeutics

327. Lassen NA (1966) Luxury perfusion. Lancet II:1113

328. Lassen NA, Christensen MS (1976) Physiology of cerebral blood flow. Br J Anaesth 48:719

329. Lassen NA, Hoedt-Rasmussen K, Sorensen SC, Skinhoj E et al. (1963) Regional cerebral blood flow in man determined by a radiactive inert gas (Krypton 85). Neurology (Minneap) 13:719

330. Lassen NA, Ingvar DH (1972) Quantitative and regionale Messung der Hirndurchblutung. In: Gaenshirt H (Hrsg) Der Hirnkreislauf. Thieme, Stuttgart
331. Lassen NA, Ingvar DH (1973) Die regionale Durchblutung des Gehirns und ihre Störungen. Verh dtsch Ges Kreislaufforsch 39:10
332. Lassen NA, Munck O (1955) The cerebral blood flow in man determined by the use of radioactive Krypton. Acta Physiol Scand 33:30
333. Lawson NW, Butler GH, Ray CT (1973) Alkalosis and cardiac arrhythmias. Anesth Analg 52:951
334. Lee JA, Atkinson RS (1978) Synopsis der Anästhesie. VEB, Berlin
335. Lemire JG, Johnson AL (1972) Is cardiac resuscitation world-wide. New Engl J Med 286:970
336. Lennox WG (1931) The cerebral circulation. XV. Effects of mental work. Arch Neurol Psychiat (Chic) 26:725
337. Levy DE, Brierly JB, Silverman DG, Plum F (1975) Brief hypoxia-ischemia initially damages cerebral neurons. Arch Neurol 32:450–456
338. Levy DE, Brierley JB (1979) Delayed pentobarbital administration limits ischemic brain damage in gerbils. Ann Neurol 5:59
339. Liebhardt E, Würmeling HB (1968) Juristische und medizinisch-naturwissenschaftliche Begriffsbildung und die Feststellung des Todeszeitpunktes. Münch med Wschr 110:1661
340. Lierse W, Horstmann E (1965) Quantitative anatomy of the cerebral vascular bed with especial emphasis on homogeneity and inhomogeneity in small parts of the grey and white matter. In: Ingvar DH, Lassen NA (eds) Regional cerebral blood flow. Munksgaard
341. Lillehei CW, Gott VL, Hodges PC, Long DM, Bakken EE (1960) Transistor pacemakers for treatment of complete atrioventricular dissociation. JAMA 172:2006
342. Lillehei RC (1964) Experimental aspects of shock due to hemorrhage, infection and myocardial failure. New Physician 13:419
343. Lind B (1961) Teaching mouth-to-mouth resuscitation in primary schools. Acta Anaesth Scand 9:63
344. Lind B (1973) A hospital based resuscitation programme. Anaesthesist 22:460
345. Lind B (1973) Teaching resuscitation in primary schools. Anaesthesist 22:464
346. Lind B, Snyder J, Safar P (1975) Total brain ischaemia in dogs. Cerebral physiological and metabolic changes after 15 minutes of circulatory arrest. Resuscitation 4:97
347. List WMF (1971) Succinylcholine-induced cardiac arrhythmias. Anesth Analg 50:361
348. Lister WJ, Bernstein WH, Samet P (1968) Treatment of supraventricular tachycardias by rapid stimulation. Circulation 38:1044
349. Little DM (1959) Hypothermia. Anesthesiology 20:842
350. Little JR, Kerr FWL, Sundt TM (1975) Microcirculatory obstruction in focal cerebral ischemia. Relationship to neuronal alterations. Mayo Clinic Proc 50:264–270
351. Loew F (1971) Podiumsgespräch. In: Hutschenreuter K, Wiemers K (Hrsg) Intensivbehandlung und ihre Grenzen. Springer, Berlin Heidelberg New York
352. Lopez JF, Edelist A, Katz LN (1964) Reducing heart rate of the dog by electrical stimulation. Circulat Res 12:180
353. Loughhead M, Leon M, Snyder JV, Grenvik A (1976) ICU patient categorization. Crit Care Med 4:108
354. Lown B (1967) Electrical reversion of cardiac arrhythmias. Brit Heart J 29:469
355. Lown B, Kleiper R, Williams J (1965) Cardioversion and digitalis drugs: changed threshold to electric shock in digitalized animals. Circulat Res 17:519
356. Lübbers DW (1972) Physiologie der Gehirndurchblutung. Der Hirnkreislauf. Thieme, Stuttgart
357. Lübbers DW, Ingvar DH, Betz E, Fabel H, Schmahl F (1964) Sauerstoffverbrauch der Großhirnrinde in Schlaf- und Wachzustand beim Hund. Pflügers Arch ges Physiol 281:58
358. Lücking CH (1969) Zum Problem der Areflexie als Kriterium für den Hirntod. Klinische und electroencephalische Aspekte des Hirntodes. EEG-Ableitungstechnik zur Bestimmung des Hirntodes. In: Penin H, Käufer CH (Hrsg) Der Hirntod. Thieme, Stuttgart
359. Lücking CH (1970) Klinische und encephalographische Befunde des „Hirntodes" nach schweren Hirnverletzungen. Z EEG-EMG 1:43
360. Lücking CH (1970) Das Elektroenzephalogramm in der Intensivtherapie. In: Kucher R, Steinbereithner K (Hrsg) Intensivstation, -pflege, -therapie. Thieme, Stuttgart

361. Lücking CH, Gerstenbrand F (1970) Das klinische Bild des Hirntodes nach schweren Hirnverletzungen. Z EEG-EMG 1:209

362 Lund J, Lind B (1968) Aspects of resuscitation. Acta anaesth Scand [Suppl 29] 12:319

363. Lunde P (1976) Ventricular fibrillation after intravenous atropine for treatment of sinus bradycardia. Acta med Scand 199:369

364. Lundevall J (1968) Legal and ethical aspects of resuscitation. Acta anaesth Scand [Suppl] 29:357

365. MacKenzie GJ, Taylor SH, McDonald AH, Donald RW (1964) Hemodynamic effects of external cardiac compression. Lancet 1:1342

366. Magendie F (1829) Rapport fait a l'accademie des Sciences sur un memoire de M.Leroy-d'Etoilles, relativ a l'insufflation du poumon, consideree comme moyen de secours a donner aux personnes noyees ou asphyxiees. J Physiol Exp Pathol 9:97

367. Malm OJ (1968) Treatment of acidosis and electrolyte disturbances in asphyxia and cardiac arrest. Aspects of resuscitation. Proceedings of the 2nd int. symposium on emergency resuscitation, Suppl 29, Acta Anaesth Scand 12:165

368. Marcuson RW (1965) Ventricular fibrillation in myxedema heart disease with spontaneous reversion. Br Heart J 27:455

369. Maren TH, Sorsdahl OA, Dickhaus AJ (1961) Renal action of acetazolamide in extracellular alcalosis of K+ deficiency. Am J Physiol 200:170

370. Marsh ML, Marshall LF, Shapiro HM (1977) Neurosurgical intensive care. Anesthesiology 47:149

371. Marshall LF (1976) Selected Discussions. Section I–IV. In: Pappius HM, Feindel W (eds) Dynamics of brain edema. Springer, Berlin Heidelberg New York

372. Marshall LF, Shapiro HM, Rauscher A, Kaufmann NM (1978) Pentobarbital therapy for intracranial hypertension in metabolic coma. Crit Care Med 6:1

373. Marshall LF, Smith RW, Shapiro HM (1979) The outcome with agressive treatment in severe head injuries. I. The significance of intracranial pressure monitoring; II. Acute and chronic barbiturate administration in the management of head injury. J Neurosurg 50:20

374. Martell R, Buchanan N, Cane R (1979) The effect of blood pH on the electrocardiogram. Crit Care Med 7:24

375. Marx P (1976) Pathophysiologie und Klinik der akuten intracraniellen Drucksteigerung bei supratentoriellen raumfordernden Prozessen. Nervenarzt 47:583

376. Massumi RA, Mason DT, Amsterdam EA, DeMaria A, Miller RR et al. (1972) Ventricular fibrillation and tachycardia after intravenous atropine for treatment of bradycardias. N Engl J Med 287:336

377. Mayrhofer O (1977) Die endotracheale Intubation. In: Benzer H, Frey R, Hügin W, Mayrhofer O (Hrsg) Lehrbuch der Anaesthesiologie, Reanimation und Intensivtherapie. Springer, Berlin Heidelberg New York

378. Mayrhofer O, Porges P (1968) Kardiopulmonale Wiederbelebung. World Fed Soc Anaesth, Norway

379. McIlwain H, Anguiano G, Chesire JD (1952) Electrical stimulation in vitro of the metabolism of glucose by mammalian cerebral cortex. Biochem J 50:12

380. Mchedlishvili G (1968) Functional behaviour of the vascular mechanism of the brain. Nauka, Leningrad

381. Mchedlishvili G, Nikolaishvili L (1967) Zum nervösen Mechanismus der funktionellen Dilatation der Piaarterien. Pflügers Arch ges Physiol 296:14

382. Meachem W, McPherson W (1973) Local hypothermia in the treatment of acute injuries of the spinal cord. South Med J 66:95

383. Meinig G, Aulich A, Wende S, Reulen HJ (1976) The effect of dexamethasone and diuretics on peritumor brain edema: Comperative study of tissue water content and CT. In: Pappius H, Feindel W (eds) Dynamics of brain edema. Springer, Berlin Heidelberg New York

384. Mellemgaard K, Astrup P (1960) The quantitative determination of surplus amounts of acid or base in the human body. Scand J Clin Lab Invest 12:187

385. Merz H (1957) Anfang und Ende der Persönlichkeit. Z schweiz Recht 76:321

386. Meyer E, Hügin W (1963) Herz-Kreislaufreaktionen auf Succinylcholin. Anaesthesist 12:65–66

387. Meyer JS, Denuy-Brown D (1955) Studies of cerebral circulation in brain injury. Electroenceph clin Neurophysiol 7:511

388. Meyer JS, Lavy S, Ishikawa S, Symon L (1964) Effects of drugs and brain metabolism on internal carotid flow. Am J Med Electronics 3:169

389. Meyer JS, Waltz G (1960) Arterial oxygen saturation and alveolar carbon dioxide during electro-encephalography. Arch Neurol (Chic) 2:631

390. Michenfelder J (1974) The interdependency of cerebral functional and metabolic effects following massive doses of thiopental in the dog. Anesthesiology 41:231

391. Michenfelder J (1977) Failure of prolonged hypocapnia, hypothermia or hypertension to favorably alter acute stroke in primates. Stroke 8:87

392. Michenfelder J (1978) Hypothermia plus barbiturates: apples plus oranges? Anesthesiology 49:157

393. Michenfelder J (1980) The cerebral circulation. In: Prys-Roberts C (ed) The circulation in anaesthesia. Blackwell, Oxford London Edingburgh Melbourne

394. Michenfelder J, Milde JH, Sundt ThM (1976) Cerebral protection by barbiturate anesthesia. Arch Neurol 33:345

395. Michenfelder J, Theye RA (1970) The effects of anesthesia and hypothermia on canine cerebral ATP and lactate during anoxia produced by decapitation. Anesthesiology 33:430

396. Miller JD (1979) Barbiturates and raised intracranial pressure. Annals Neurol 6:189

397. Milstein BB (1963) Cardiac arrest and Resuscitation. Lloyd-Luke, London

398. Mlczoch J (1976) Reanimation bei akutem Herz-Kreislaufstillstand. Wr klin Wschr 88:242

399. Modig J, Hedstrand U, Fischer J, Lundstroem J (1976) Early recognition and treatment of post-traumatic pulmonary microembolism. Crit Care Med 4:180

400. Moe GK, Abildskov JA (1975) Antiarrhythmic drugs. In: Goodman LS, Gilman A (eds) Gilman AG, Koelle GB (ass eds) The pharmacological basis of therapeutics. Macmillan, New York Toronto London

401. Moe GK, Farah AE (1975) Digitalis and allied cardiac glycosides. In: Goodman LS, Gilman A (eds) Gilman AG, Koelle GB (ass eds) The pharmacological basis of therapeutics. Macmillan, New York Toronto London

402 Mollaret P (1962) Über die äußersten Möglichkeiten der Wiederbelebung. Die Grenzen zwischen Leben und Tod. Münch med Wschr 104:1539

403. Montgomery WW, Fabian RL, Lavelle WG (1978) Fundamental otolaryngolocic procedure. In: Schwartz GR, Safar P, Stone JH, Storey PB, Wagner DK (eds) Principles and practice of emergency medicine. Saunders, Philadelphia London Toronto

404. Montoyo JV, Angel J, Valle V, Gausi C (1973) Cardioversion of tachycardias by transoesephageal atrial pacing. Amer J Cardiol 32:85

405. Morikawa S, Safar P, DeCarlo J (1961) Influence of the headjaw position upon upper airway patency. Anesthesiology 22:265

406. Morikawa S, Safar P (1961) Shortened Guedel airways. International symposium on emergeny resuscitation. Acta Anaesth Scand [Suppl] 9

407. Mudge GH (1975) Diuretics and other agents employed in the mobilisation of edema fluid. In: Goodman LS, Gilman A (eds) Gilman AG, Koelle GB (ass eds) The pharmacological basis of therapeutics. Macmillan, New York Toronto London

408. Mudge GH, Welt LG (1977) Agents affecting volume and composition of body fluids. In: Goodman LS, Gilman A (eds) Gilman AG, Koelle GB (ass eds) The pharmacological basis of therapeutics Macmillan, New York Toronto London

409. Müller-Busch HC, Hess W, Tarnow J (1981) Zerebrale Protektion in der Herzanästhesie. 10. Intern. Fortbildungskurs für klin. Anästhesiologie, Tagungsbericht. Egermann, Wien

410. Munson ES, Wagman IH (1969) Action of lidocain in the central nervous system. Anesthesiology 30:3

411. Nagel EL, Liberthson RS, Hirschman JC, Nussenfeld SR (1977) Investigations in prehospital sudden cardiac death. In: Safar P (ed) Advances in cardiopulmonary resuscitation. Springer, New York Heidelberg Berlin

412. Nagel EL, Schofferman J (1977) Preliminary observations during mechanical external heart compressions. In: Safar P (ed) Advances in cardiopulmonary resuscitation. Springer, New York Heidelberg Berlin

413. Nahas GG (1965) Use of buffers in management of respiratory failure. Ann NY Acad Sci 121:871

414. Nahas GG (1966) Letter to Editor. N Engl J Med 275:1203

415. Nahas GG, Holmdahl MH (1961) The clinical use of THAM. JAMA 175:255

416. National Research Council (1966) Statement on cardiopulmonary resuscitation. JAMA 198:373

417. Negovsky WA (1959) Pathophysiologie und Therapie der Agonie und des klinischen Todes. Akademie, Berlin
418. Negovsky WA (1980) Progress in resuscitation. Vortrag am Internationalen Symposium über Lebensrettung. Mainz 1980
419. Negovsky WA (1980) Diskussionsbemerkungen am Internationalen Symposium über Lebensrettung. Mainz 1980
420. Nemoto EM (1978) Pathogenesis of cerebral ischemia-anoxia. Crit Care Med 6:203
421. Nemoto EM, Bleyaert AL, Stezoski W, Bandaranayake N, Moossy J et al. (1977) Amelioration of postischemic-anoxic brain damage by thiopental. In: Safar P (ed) Advances in cardiopulmonary resuscitation. Springer, New York Heidelberg Berlin
422. Nemoto EM, Erdmann W, Strong E (1976) Regional brain pO_2 after 16 minutes global cerebral ischemia in monkeys. Crit Care Med 4:129
423. Nemoto EM, Frinak S, Taylor F (1979) Postischemic brain oxygenation with barbiturate therapy in rats. Crit Care Med 7:339
424. Neumann G, Funke H, Schäde A (1978) Therapie supraventriculärer Tachycardien mit Overdrive-Schrittmachern. Dtsch Med Wschr 30:1196
425. Nickerson M, Ruedy J (1975) Antihypertensive agents and the drug therapy of hypertension. In: Goodman LS, Gilman A (eds) The pharmacological basis of therapeutics. Macmillan, New York Toronto London
426. Nielsen H (1932) Method of resuscitation. Ugesk f laeger 94:1210
427. Nielson B, Nordberg K, Siesjoe BK (1975) Biochemical events in cerebral ischemia. Br J Anaesth 47:751
428. Nilson L (1971) The influence of barbiturate anesthesia upon the energy state and upon acidbase parameters of the brain in arterial hypotension and asphyxia. Acta Neurol Scand 47:233
429. Nöll W, Schneider M (1942) Über die Durchblutung und die Sauerstoffversorgung des Gehirns im akuten Sauerstoffmangel. III. Mitt. Die arterio-venöse Sauerstoff- und Kohlensäuredifferenz. Pflügers Arch ges Physiol 246:207
430. Nordstroem CH, Calderini G, Rehncrona S, Siesjoe BK (1977) Effects of pentobarbital anesthesia on postischemic cerebral blood flow and oxygen consumption in the rat. Acta Neurol Scand [Suppl] 64:146
431. Nordstroem CH, Rehncrona S (1978) Reduction of cerebral blood flow and oxygen consumption with a combination of barbiturate anaesthesia and induced hypothermia in the rat. Acta anaesth scand 22:7
432. Opitz E, Lorenzen UK (1951) Vergleich der Wirkungsgeschwindigkeit von reiner Anoxie und totaler Ischämie auf das Kaninchengehirn. Pflügers Arch ges Physiol 253:412
433. Orator V (1961) Allgemeine Chirurgie. Johann Ambrosius Barth, München
434. Ott EO, Methew NT, Meyer JS (1974) Redistribution of regional cerebral blood flow after glycerol infusion in acute cerebral infarction. Neurology 24:1117
435. Owen OE, Morgan AP, Kemp HG, Sullivan JM, Herrera MG, Cahill GF (1967) Brain metabolism during fasting. J clin Invest 46:1589
436. Papatheodossu (1979) Use of encephabol in anaesthesia and post-anaesthesia resuscitation. Anaesthesist 28:530
437. Pappius HM, McCann WP (1969) Effects of steroids on cerebral edema in cats. Arch Neurol 20:207
438. Paulson OB, Sharbrough FW (1974) Physiologic and patho-physiologic relationship between the electroencephalogram and the regional cerebral blood flow. Acta Neurol Scand 50:194
439. Peach MJ (1975) Cationes: Calcium, Magnesium, Barium, Lithium and Ammonium. In: Goodman LS, Gilman A (eds) Gilman AG, Koelle GB (ass eds) The pharmacological basis of therapeutics. Macmillan, New York Toronto London
440. Pearson JW, Redding JS (1963) Epinephrin in cardiac resuscitation. Am Heart J 66:210
441. Pearson JW, Redding JS (1963) The role of epinephrine in cardiac resuscitation. Anaesth Analg 42:599
442. Pearson JW, Redding JS (1963) Equipment for respiratory resuscitation. Anesthesiology 24:739
443. Pearson JW, Redding JS (1965) Influence of peripheral vascular tone on cardiac resuscitation. Anaesth Analg 44:746
444. Pendl G (1973) Die Kriterien des Hirntodes. Dtsch med Wschr 98:1916

445. Pennington JE, Taylor J, Lown B (1970) Chest thump for reverting ventricular tachycardia. N Engl J Med 283:1192

446. Perrod KE (1949) Oxygen consumption and cooling rates in immersion hypothermia in dogs. Am J Physiol 157:436

447. Piepenbrock S, Hempelmann G, Gaudszuhn B, Oehlert H (1977) Zur kardialen und vaskulären Wirkung von Furosemid. Dtsch med Wschr 102:1661

448. Pierce CH, Briggs BT, Gutelins JR (1972) Methylprednisolone and phenoxybenzamine in experimental shock: cardiovascular dynamics and platelet function. In: Shock in low and high flow states. Excerpta medica, Amsterdam

449. Pierce EG, Lambertsen CJ, Deutsch S, Chase PE, Linde HW et al. (1962) Cerebral circulation and metabolism during thiopental anaesthesia and hyperventilation in man. J Clin Invest 41:1664

450. Pilcher DB, DeMueles JE (1976) Esophageal perforation following use of esophageal airway. Chest 69:377

451. Ping FC, Jenkins LC (1978) Protection of the brain from hypoxia. A review. Canad Anaesth Soc J 25:468

452. Pitts LH, Kaktis J, Heilbron D, Juster R (1979) ICP and outcome from severe head injury. Program and abstracts. Fourth international symposium on intracranial pressure. Williamsburg, Virg USA

453. Plum F (1976) Discussion. In: Clinical panel discussion: current modes of therapy. In: Pappius H, Feindel W (eds) Dynamics of brain edema. Springer, Berlin Heidelberg New York

454. Plum F, Alvord EC jr, Posner JB (1963) Effect of steroids on experimental cerebral infarction. Arch Neurol 9:571

455. Poche R (1977) Die Pathologie der entzündlichen und metabolischen Myokardiopathien. In: Reindell H, Roskamm H (Hrsg) Herzkrankheiten. Springer, Berlin Heidelberg New York

456. Porges P, Sljus N (1969) Verlegung der Atemwege durch einen Fremdkörper. Anaesthesist 18:474

457. Poulsen H (1968) Discussion on complications of cardiopulmonary resuscitation. In: Aspects of resuscitation. Acta anaesth Scand [Suppl 29] 12:319

458. Poulton TJ, James FM (1979) Cough suppression by lidocaine. Anesthesiology 50:470

459. Powell CE, Slater IH (1958) Blocking of inhibitory adrenergetic receptors by a dichloro analog of isoproterenol. J Pharmac Exp Ther 122:480

460. Prados M, Strowger B, Feindel WH (1945) Studies on cerebral edema I. Reaction of the brain to air exposure; pathologic changes. Arch Neurol Psychiat (Chicago) 54:163

461. Prados M, Strowger B, Feindel WH (1945) Studies on cerebral edema. II. Reaction of the brain to exposure to air. Physiologic changes. Arch Neurol Psychiat (Chicago) 54:290

462. Prager H, Haiderer O, Sterz H (1979) Reanimation mit hochdosierter Dopamin-Gabe. 11. gem Tag Dtsch-Öst Gest intern Intensivmed, Berlin

463 Prakash O, Jonson B, Bos E, Meij S, Hugenholtz P, Hekman W (1978) Cardiorespiratory and metabolic effects of profound hypothermia. Crit Care Med 6:340

464. Prevost JL, Batelli F (1899) On some effects of electrically discharges on the heart of mammals. Ct R Acad Sci (Paris) 129:1267

465. Price HL (1975) General anesthetics. In: Goodman LS, Gilman A (eds) Gilman AG, Koelle GB (ass eds) The pharmacological basis of therapeutics. Macmillan, New York Toronto London

466. Prys-Roberts C (1980) The circulation in anaesthesia. Blackwell, Oxford London Edinburgh Melbourne

467. Rabkin MT, Gillerman G, Rice NR (1976) Orders not to resuscitate. New Engl J Med 295:364

468. Rahimtoola SH, Gunnar RM (1975) Digitalis in acute myocardial infarction. Help or hazard. Annals of int med 82:234

469. Rahmdohr B, Schüren B, Biamino G, Schröder R (1973) Der Einfluß von Dopamin auf Hämodynamik und Nierenfunktion bei der schweren Herzinsuffizienz des Menschen. Klin Wschr 51:51

470. Raizes G, Wagner GS, Hackel DB (1977) Instantaneous monarrhythmic cardiac death in acute myocardial infarction. Am J Cardiol 39:1

471. Ramsey D (1801) A review of the improvements and state of medicine in the 18th century. Young, Charleston

472. Rattenborg ChC (1977) Effect of bicarbonate and tham on apnea-induced hypercarbia. In: Safar P (ed) Advances in cardiopulmonary resuscitation. Springer, New York Heidelberg Berlin

473. Redding JS (1977) Drug therapy during cardiac arrest. In: Safar P (ed) Advances in cardiopulmonary resuscitation. Springer, New York Heidelberg Berlin

474. Redding JS (1977) Historic vignettes concerning resuscitation from drowning. In: Safar P (ed) Advances in cardiopulmonary resuscitation. Springer, New York Heidelberg Berlin
475. Redding JS (1977) Precordial thumping during cardiac resuscitation. In: Safar P (ed) Advances in cardiopulmonary resuscitation. Springer, New York Heidelberg Berlin
476. Redding JS, Asuncion JS, Pearson JW (1967) Effective routes of drug administration during cardiac arrest. Anesth Analg 46:253
477. Redding JS, Cozine RA (1961) A comparison of open chest and closed-chest cardiac massage in dogs. Anesthesiology 22:280
478. Redding JS, Pearson JW (1962) Resuscitation from asphyxia. JAMA 182:283
479. Redding JS, Pearson JW (1967) Metabolic acidosis: a factor in cardiac resuscitation. South Med J 60:926
480. Redding JS, Voigt C, Safar P (1960) Drowning treated with IPPB. J Appl Physiol 15:849
481. Reindell H, Drägert W (1977) Die Klinik der medikamentösen Therapie. In: Reindell H, Roskamm H (Hrsg) Herzkrankheiten. Springer, Berlin Heidelberg New York
482. Reivich M (1964) Arterial pCO_2 and cerebral hemodynamics. Amer J Physiol 206:25
483. Resnekov L (1977) Dysrhythmia surveillance. Prevention of ventricular fibrillation and ventricular tachycardia. In: Safar P (ed) Advances in cardiopulmonary resuscitation. Springer, New York Heidelberg Berlin
484. Resnekov L (1977) Vasoactive cardiac supportive drugs. In: Safar P (ed) Advances in cardiopulmonary resuscitation. Springer, New York Heidelberg Berlin
485. Resnekov L (1977) Eighteenth century resuscitation. In: Safar P (ed) Advances in cardiopulmonary resuscitation. Springer, New York Heidelberg Berlin
486. Resnekov L, Lipp H (1972) Pacemaking and acute myocardial infarction. Prog Cardiovasc Dis 14:457
487. Reulen HJ, Brendel W (1965) Pathophysiologie und Therapie des posttraumatischen Hirnödems. Melsunger med Mitt 39:177
488. Reulen HJ, Graham R, Fenske A, Tsuyumu M, Klatzo I (1976) The role of tissue pressure and bulk flow in the formation and resolution of cold-induced edema. In: Pappius HM, Feindel W (eds) Dynamics of brain edema. Springer, Berlin Heidelberg New York
489. Reulen HJ, Schurmann K (1972) Steroids and brain edema. Springer, New York
490. Richard KE, Frowein RA (1979) Prognostic significance of intracranial pressure and neurological condition in acute brain lesions. Fourth international symposium on intracranial pressure. Williamsburg, Virg (USA). Program and abstracts. Session I
491. Richter G, Müller S (1968) First experiences of electric cardioversion by means of an esophageal electrode. Z Ges Inn Med 23:724
492. Rissberg J, Ingvar DH (1968) Regional changes in cerebral blood flow during mental activity. Exp Brain Res 5:72
493. Roberts JA, Greenberg MI, Bskin SI (1979) Endotracheal epinephrine in cardiorespiratory collapse. JACEP 8:515
494. Roberts JR, Greenberg MI, Knaub MA (1979) Blood levels following intravenous and endotracheal epinephrine administration. JACEP 8:53
495. Robinson JS, Sloman G, Mathew TH, Goble AJ (1965) Survival after resuscitation from cardiac arrest in acute myocardial infarction. Am Heart J 69:740
496. Rockoff MA, Marshall LF, Shapiro HM (1979) High-dose barbiturate therapy in humans: a clinical review of 60 patients. Ann Neurol 6:194
497. Rockoff MA, Shapiro HM (1978) Barbiturates following cardiac arrest: possible benefit or Pandora's box? Anesthesiology 49:385
498. Rodman GH jr, Etling T, Civetta JM, Kirby RR, Applefeld J, De Campo T (1978) How accurate is clinical judgement. Crit Care Med 6:126
499. Rood M de, Capon A, Mouwad E, Fruhling J, Verbist A, Reinhold H (1974) Effects of halothane on regional cerebral blood flow. Acta Anaesthesiol Belg 25:82
500. Rosen P (1978) Hypovolaemic shock. In: Schwartz GR, Safar P, Stone JH, Storey PB, Wagner DK (eds) Principles and practice of emergency medicine. Saunders, Philadelphia London Toronto
501. Roskamm H (1977) Die Klinik der Angina pectoris. In: Reindell H, Roskamm H (Hrsg) Herzkrankheiten. Springer, Berlin Heidelberg New York

502. Roskamm H (1977) Die Klinik des Herzinfarktes. In: Reindell H, Roskamm H (Hrsg) Herz-krankheiten. Springer, Berlin Heidelberg New York

503. Roskamm H, Drägert W, Reindell H (1977) Die elektrische Rhythmisierung. In: Reindell H, Roskamm H (Hrsg) Herzkrankheiten. Springer, Berlin Heidelberg New York

504. Roskamm H, Reindell H (1977) Die Herzinsuffizienz. In: Reindell H, Roskamm H (Hrsg) Herzkrankheiten. Springer, Berlin Heidelberg New York

505. Rosomoff HL (1956) Effects of hypothermia on physiology of nervous system. Surgery 40:328

506. Rosomoff HL (1968) Cerebral edema and brain swelling. Acta Anaesth Scand [Suppl 29] 12:75

507. Rosomoff HL, Holaday DA (1954) Cerebral blood flow and oxygen consumption during hypothermia. Amer J Physiol 179:85

508. Roth F, Salzmann C, Gurtner HP (1969) Elektrische Stimulation des Herzens über eine Ösophagus-elektrode. Schw Med Wschr 99:1661

509. Rowell PJW (1962) Mouth-to-mouth artificial respiration. Lancet 1:809

510. Ruben H (1958) Combination resuscitator and aspirator. Anesthesiology 19:408

511. Ruff W (1973) Das Recht auf Leben. In: Kroesl W, Scherzer E (Hrsg) Die Bestimmung des Todes-zeitpunktes. Maudrich, Wien

512. Safar P (1957) Mouth-to-mouth airway. Anesthesiology 18:904

513. Safar P (1958) Ventilatory efficacy of mouth-to-mouth artificial respiration. Airway obstruction during manual and mouth-to-mouth artificial respiration. JAMA 167:335

514. Safar P (1959) Wiederbelebung I. Unwirksamkeit der manuellen Beatmung wegen Obstruktion der oberen Luftwege. Anaesthesist 8:228

515. Safar P (1959) The failure of manual artificial respiration. J Appl Physiol 14:84

516. Safar P (1963) Akute und prolongierte Wiederbelebung. Anaesthesist 12:55

517. Safar P (1968) Cardiopulmonary resuscitation for physicians and paramedical instructors. World Fed of Soc of Anaesthesiologists

518. Safar P (1977) Introduction to chapter 27–29. Resuscitation of the arrested brain. In: Safar P (ed) Advances in cardiopulmonary resuscitation. Springer, New York Heidelberg Berlin

519. Safar P (1977) From back-pressure armlift to mouth-to-mouth, control of airway, and beyond. In: Safar P (ed) Advances in cardiopulmonary resuscitation. Springer, New York Heidelberg Berlin

520. Safar P (1977) Sequential steps of emergency airway control. In: Safar P (ed) Advances in cardio-pulmonary resusctitation. Springer, New York Heidelberg Berlin

521. Safar P (1977) Cardiopulmonary cerebral resuscitation (CPCR). In: Safar P (ed) Advances in cardiopulmonary resuscitation. Springer, New York Heidelberg Berlin

522. Safar P (1978) Introduction: On the evolution of brain resuscitation. Crit Care Med 6:199

523. Safar P (1978) Pathophysiology of acute central nervous system failure. In: Schwartz GR, Safar P, Stone JH, Storey PB, Wagner DK (eds) Principles and practice of emergency medicine. Saunders, Philadelphia London Toronto

524. Safar P (1978) Cardiopulmonary – cerebral resuscitation including emergency airway control. In: Schwartz GR, Safar P, Stone JH, Storey PB, Wagner DK (eds) Principles and practice of emergency medicine. Saunders, Philadelphia London Toronto

525. Safar P (1978) Brain resuscitation clinical trials. NIH Grant Application NS 15295-01. Resuscita-tion Research Institute, University of Pittsburgh PA, USA

526. Safar P (1978) The mechanism of dying and their reversal. In: Schwartz GR, Safar P, Stone JH, Storey PB, Wagner DK (eds) Principles and practice of emergency medicine. Saunders, Philadelphia London Toronto

527. Safar P (1978) Brain resuscitation in metabolic-toxic infections encephalopathy. Crit Care Med 6:68

528. Safar P (1978) Multi-institutional clinical study of brain resuscitation. 217-34-8178

529. Safar P (1979) Pathophysiology and resuscitation after global brain ischemia. In: Trubukovich RV (ed) Management of acute intracranial disaster 17:239

530. Safar P (1980) Amelioration of postischemic brain damage with barbiturates. Stroke 15:1

531. Safar P (1981) Cardiopulmonary cerebral resuscitation. Stavanger, Laerdal

532. Safar P, Benson DM, Berkebile PE, Kirimli B, Sands PA (1974) Teaching and organizing cardio-pulmonary resuscitation. In: Safar P (ed) Public health aspects of critical care medicine and anesthesiology. FA Davis Company, Philadelphia

533. Safar P, Bleyaert A, Nemoto EM, Moossy J, Snyder JV (1978) Resuscitation after global brain ischemia-anoxia. Crit Care Med 6:215
534. Safar P, Brose RA (1964) Ambulance Attendants Training Manual. Dept of Health, Harrisburg Pennsylvania
535. Safar P, Brose A (1965) Ambulant design and equipment for resuscitation. Arch Surg 90:343
536. Safar P, Caroline N (1978) Respiratory care techniques and strategies. In: Schwartz GR, Safar P, Stone JH, Storey PB, Wagner DK (eds) Principles and practice of emergency medicine. Saunders, Philadelphia London Toronto
537. Safar P, Escarraga LA, Elam JO (1958) Comparison of the mouth-to-mouth and mouth-to-airway methods of artificial respiration with chest-pressure-arm left methods. New Engl J Med 258:671
538. Safar P, Escarraga L, Chang F (1959) A study of upper airway obstruction in the unconscious patient. J Appl Physiol 14:760
539. Safar P, Esposito G, Benson DM (1971) Ambulance design and equipment for mobile intensive care. Arch Surg 102:163
540. Safar P, Kirimli B, Ersos CJ (1968) Organisation and education in acute medicine. In: Aspects of resuscitation. Acta anaesth Scand [Suppl 29] 12:329
541. Safar P, Penninckx J (1967) Cricothyroid membrane puncture with special cannula. Anesthesiology 28:943
542. Safar P, Redding J (1959) The "tight jaw" in resuscitation. Anesthesiology 20:701
543. Safar P, Stezoski W, Nemoto EM (1976) Amelioration of brain damage after 12 minutes of cardiac arrest in dogs. Arch Neurol 33:91
544. Safar P, Stezoski W, Nemoto ED (1977) Amelioration of postischemic anoxic brain damage by reflow promotion. In: Safar P (ed) Advances in cardiopulmonary resuscitation. Springer, New York Heidelberg Berlin
545. Sakabe T, Maekawa T, Ishikawa T, Takeshita H (1974) The effects of lidocaine on canine cerebral metabolism and circulation related to the electroencephalogram. Anesthesiology 40:433
546. Saklad M, Gulati R (1963) Adaption of ambu-respirator for high oxygen concentration. Anesthesiology 24:877
547. Sarwar H, Sprague DH(1978) Laryngospasm as an early indicator of aspiration. Anesth Analg 57:119
548. Savage D (1980) After Quinlane and Saikewicz: death, life and God committees. Crit Care Med 8:87
549. Sax W (1975) Zur rechtlichen Problematik der Sterbehilfe durch vorzeitigen Abbruch einer Intensivbehandlung. Juristenzeitung 30:137
550. Schafer EA (1904) Description of a simple and efficient method of performing artificial respiration in the human subject. Trans Med Chir Soc 87:609
551. Schechter DC (1969) Role of the human societies in the history of resuscitation. Surg Gynecol Obstet 129:811
552. Scherzer E, Pendl G (1973) Die terminale perkutane Angiographie des Zerebrums. In: Kroesl W, Scherzer E (Hrsg) Die Bestimmung des Todeszeitpunktes. Maudrich, Wien
553. Schmid L, Benzer H, Martinek H, Passl R, Tonczar L (1979) Schocklungenprophylaxe bei Polytraumatisierten − klinische Ergebnisse einer kontroll. Studie. In: Wayand E, Brücke P (Hrsg) Kongreßbericht über die 19. Tag d öst Ges f Chir u d ihr angeschl Fachgesellschaften. Egermann, Wien
554. Schmidt CF, Hendrix JP (1937) The action of chemical substances on cerebral blood vessels. Res Publ Ass nerv ment Dis 18:229
555. Schmidt K (1963) Zur Wirkung einiger Osmotherapeutika. Anaesthesist 12:216
556. Schmidt K (1966) Zur Behandlung von Hirndruck und Hirnödem in der Neurochirurgie und in der Unfallchirurgie durch Osmo- und Onkotherapie. Schleswig-Holst Ärzteblatt 18:233
557. Schmidt K (1972) Hirndurchblutung bei intrakranieller Drucksteigerung und beim Hirnödem. In: Gaenshirt H (Hrsg) Der Hirnkreislauf. Thieme, Stuttgart
558. Schmiedek P, Guggemos L, Baethmann A, Lanksch W, Kazner E et al. (1976) Re-evaluation of shortterm steroid therapy for perifocal brain edema. In: Pappius H, Feindel W (eds) Dynamics of brain edema. Springer, Berlin Heidelberg New York
559. Schneider H (1970) Der Hirntod. Begriffsgeschichte und Pathogenese. Nervenarzt 41:381

560. Schneider H, Matakas F (1973) Zur Morphologie des Hirntodes. In: Kroesl W, Scherzer E (Hrsg) Die Bestimmung des Todeszeitpunktes. Maudrich, Wien

561. Schönberg S (1912) Bronchial Rupturen bei Thoraxkompression. Berl Klin Wschr 49:2218

562. Schönstadt DA, Whitcher CE (1963) Observations on the mechanism of succinylcholine-induced cardiac arrhythmias. Anesthesiology 24:358

563. Schörer R, Blaschke KJ, Heisler N (1969) Verhalten des Gasaustausches und des Kreislaufes bei apnöischer Oxygenation. In: Feuerstein V (Hrsg) Die Störungen des Säure-Haushaltes. Springer, Berlin Heidelberg New York

564. Schofferman J, Oill P, Lewis AJ (1976) The esophageal airway, a clinical evaluation. Chest 69:1

565. Scholz W (1957) Die nicht zur Erweichung führenden unvollständigen Gewebsnekrosen (elektive Parenchymnekrose). In: Lubarsch O, Henke F, Rössle R (Hrsg) Handbuch der speziellen pathologischen Anatomie und Histologie, Bd 13/1. Springer, Berlin

566. Schürer-Waldheim F Erste Hilfe entscheidet. Öst Ärztekammer, Wien

567. Schulte am Esch J, Thiemig I, Entzian W Wirkungen von Etomidat und Thipental auf den stickoxydulbedingten intrakraniellen Druckanstieg

568. Schulz H (1977) Die Feststellung des irreversiblen Ausfalls aller Hirnfunktionen (Hirntod). Anaesthesiology und Reanimation 2:227

569. Schuster H (in Druck) Therapie der focalen zerebralen Ischämie. Habil Schrift

570. Schuster H, Spetzler RF, Selman W (1981) Barbiturattherapie bei fokaler zerebraler Ischämie. Eine experimentelle Studie. 10. Intern Fortbildungskurs für klin Anästhesiologie. Egermann, Wien

571. Schweisheimer W (1978) Das Gesetz über Sterbehilfe in Kalifornien. Dtsch Ärztebl 75:850

572. Scott MA, Berkebile P, McClintock J, Safar P, Sladen A (1976) Development of cardiopulmonary resuscitation (CPR) basic life support self training system for all types of personnel. Crit Care Med 4:134

573. Scremin AME, Scremin OU (1979) Physostigmine-induced cerebral protection against hypoxia. Stroke 10:142

574. Secher O, Wilhjelm B (1968) The protective action of anaesthetics against hypoxia. Canadian Anaesthesists Society Journal 15:423

575. Seeman P (1972) The membrane actions of anesthetics and tranquilizers. Pharmac Rev 24:583

576. Sefrin P (Hrsg) (1977) Notfalltherapie im Rettungsdienst. Urban/Schwarzenberg, München Wien Baltimore

577. Sefrin P (1980) Herzdruckmassage mit dem Fuß. Kurzfassung der Referate des Internationalen Symposiums f Ärzte, Gesundheitsberufe, Krankenschwestern und -pfleger sowie Rettungssanitäter über Lebensrettung. Mainz 1980

578. Sellick BA (1967) Induced hypothermia. In: Hewer CL (ed) Recent advances in anaesthesia and analgesia. Churchill, London

579. Shapiro HM (1975) Intracranial hypertension. Anesthesiology 43:445

580. Shapiro HM, Galindo A, Wyte SR, Harnis AB (1973) Rapid intraoperative reduction of ICP with thiopentone. Br J Anaesth 45:1057

581. Shapiro HM, Marshall LF, Smith RW (1979) A clinical review of 60 patients with high dose barbiturate therapy. 4th international symposium on intracranial pressure, Williamsburg, Virginia, Program and abstr Session 12. Barbiturate, Steroid and Osmotherapy

582. Shenkin HA, Goluboff B, Haft H (1962) The use of mannitol for the reduction of intracranial pressure in intracranial surgery. J Neurosurg 19:897

583. Shim C, Fine N, Fernandez R, Williams MH jr (1969) Cardiac arrhythmias resulting from tracheal suctioning. Ann Int Med 71:1149

584. Shoemaker WC, Elwyn D, Levin H, Rosen AL (1974) Early prediction of death or survival in postoperative patients with circulatory shock: non-parametric analysis of cardiorespiratory variables. Crit Care Med 2:317

585. Siesjoe BK, Ljunggren B (1973) Cerebral energy reserves after prolonged hypoxia and ischemia. Arch Neurol 29:400

586. Silvester HR (1858) A new method of resuscitating still born children and on restoring persons apparently dead or drowned. Brit M J 2:576

587. Simpson K (1967) The moment of death. A new medicolegal problem. S Afr Med J 41:1188

588. Skinhoej E, Paulson OB (1969) Carbon dioxide and cerebral circulatory control. Arch Neurol (Chic) 20:249

589. Smith AL (1977) Barbiturate protection in cerebral hypoxia. Anesthesiology 47:285
590. Smith AL, Hoff JT, Nielsen SL, Larson CP (1974) Barbiturate protection in acute focal cerebral ischemia. Stroke 5:1
591. Smith DS, Rehncrona S, Siesjoe BK (1979) Effects of barbiturates and of promethazine on lipid peroxidation in brain tissue. ZAK-Innsbruck, Abstracts 147:179
592. Smith J, Penninckx JJ, Kampschulte S, Safar P (1968) Need for oxygen enrichment in myocardial infarction, shock and following cardiac arrest. Acta Anaesth Scand [Suppl 29]12:126
593. Smith RB, Grenvik A (1970) Cardiac arrest following succinylcholine in patients with central nervous system injuries. Anesthesiology 33:558
594. Smith RB, Schaer WB, Pfaeffle H (1975) Percutaneous transtracheal ventilation for anesthesia and resuscitation: a review and report of complications. Canad Anaesth Soc J 22:607
595. Snow JC, Kripke BJ, Sessions GP, Finck AJ (1973) Cardiovascular collapse following succinyl-choline in a paraplegic patient. Paraplegia 11:199
596. Snyder BD, Ramirez M, Sukhum P, Fryd D, Sung JH (1979) Failure of thiopental to modify global anoxic injury. Stroke 10:135
597. Snyder J, Porell M, Grenvik A, Stickler D, Civetta J, Augenstein (1978) Equivalency of illness in intensive care. Crit Care Med 6:125
598. Snyder JV, Nemoto EM, Carroll RG, Safar P (1975) Global ischemia in dogs: intracranial pressures, brain flow and metabolism. Stroke 6:21
599. Sokoloff L, Mangold R, Wechsler E, Kennedy C, Kety SS (1955) The effect of mental arithmetic on cerebral circulation and metabolsim. J Clin Invest 34:1001
600. Southwick FS, Dalglish PH (1980) Recovery after prolonged asystolic cardiac arrest in profound hypothermia. JAMA 243:1250
601. Spann W (1966) Strafrechtliche Probleme an der Grenze von Leben und Tod. Dtsch Z ges gericht Med 57:26
602. Spann W (1973) Die Bestimmung des Todeszeitpunktes aus gerichtsärztlicher Sicht. In: Krösl W, Scherzer E (Hrsg) Die Bestimmung des Todeszeitpunktes. Maudrich, Wien
603. Specht N (1974) Die Ausbildung und Prüfung der Herz-Lungen-Wiederbelebung mit der Recording Resusci-Anne. Prakt Anaesth Wiederbel Intensivth 9:192
604. Spier W, Burri C (1976) Traumatologische Notfälle. In: Ahnefeld FW, Bergmann H, Burri C, Dick W, Halmagyi M, Rügheimer E (Hrsg) Notfallmedizin
605. Spoerel WE, Narayanan PS, Singh NP (1971) Transtracheal ventilation. Br J Anaesth 43:932
606. Steen PA, Michenfelder J (1978) Cerebral protection with barbiturates: Relation to anesthetic effects. Stroke 9:140
607. Steen PA, Michenfelder J (1979) Barbiturate protection in tolerant and nontolerant hypoxic mice. Anesthesiology 50:404
608. Steen PA, Milde JH, Michenfelder J (1979) No barbiturate protection in a dog model of complete cerebral ischemia. Ann Neurol 5:343
609. Steinbereithner K (1969) Grenzgebiete zwischen Leben und Tod – anästhesiologische Probleme. Wien klin Wschr 81:530
610. Steinbereithner K (1971) Podiumsgespräch. In: Hutschenreuter K, Wiemers K (Hrsg) Intensivbe-handlung und ihre Grenzen. Springer, Berlin Heidelberg New York
611. Steinbereithner K, Kucher R (1972) Schock. In: Kucher R, Steinbereithner K (Hrsg) Intensiv-station, -pflege, -therapie. Thieme, Stuttgart
612. Steinbereithner K, Kucher R (1972) Schädel-Hirn-Trauma. Hirnödem. In: Kucher R, Stein-bereithner K (Hrsg) Intensivstation, -pflege, -therapie. Thieme, Stuttgart
613. Steinbereithner K, Kucher R (1972) Grenzen der Wiederbelebung. In: Kucher R, Steinbereithner K (Hrsg) Intensivstation, -pflege, -therapie. Thieme, Stuttgart
614. Steinbereithner K (1973) Der irreversible Ausfall der Hirnfunktion – aktuelle anästhesiologische Aspekte. In: Kroesl W, Scherzer E (Hrsg) Die Bestimmung des Todeszeitpunktes. Maudrich, Wien
615. Steinbereithner K, Spiss C, Sporn P (1980) Wiederbelebung auf der Intensivstation. Kurzfassung der Referate. Internat Symp über Lebensrettung, 6–8 März 1980, Mainz
616. Steinhaus JE, Gaskin L (1963) A study of lidocaine as a suppressant of cough reflex. Anesthesiology 24:285
617. Stephenson HE (1977) Microcirculation in cardiopulmonary resuscitation. In: Safar P (ed) Advances in cardiopulmonary resusciation. Springer, New York Heidelberg Berlin

618. Stephenson HE (1977) Spontaneous ventricular defibrillation and refractory defibrillation. In: Safar P (ed) Advances in cardiopulmonary resuscitation. Springer, New York Heidelberg Berlin
619. Stephenson HE (1977) Present place of openchest cardiac resuscitation. In: Safar P (ed) Advances in cardiopulmonary resuscitation. Springer, New York Heidelber Berlin
620. Stephenson HE (1980) Pathophysiological considerations that warrant openchest cardiac resuscitation. Crit Care Med 8:185
621. Stephenson HE, Reid LC, Himpton JW (1953) Some common denominators in 1200 cases of cardiac arrest. Ann Surg 137:731
622. Stevenaert A, Hans P, Godin D (1979) Effects of enflurane and halothane on ICP in dogs. Program and abstracts. 4th int symposium on intracranial pressure, Williamsburg, Virginia, June 1979
623. Stewart JS (1964) Management of cardiac arrest with special reference to metabolic acidosis. Br Med J 1:476
624. Stochdorph O (1966) Über Verteilungsmuster von venösen Kreislaufstörungen des Gehirns. Arch Psychiat Nervenkr 208:285
625. Stochdorph O (1969) Grundlagen der allgemeinen Histopathologie der zerebralen Kreislaufstörungen. Hirnödem und Hirnschwellung. In: Quandt J (Hrsg) Die zerebralen Durchblutungsstörungen des Erwachsenenalters. Volk und Gesundheit, Berlin
626. Stöckel H (1973) Vena-subclavia-Punktionsbesteck Cavafix. Z Prakt Anaesth 8:263
627. Stoica E, Meyer JS, Kawamura Y, Hiromoto H, Hashi K et al. (1973) Central neurogenic control of cerebral circulation. Neurology 23:687
628. Stolke D, Seidel BU, Hartmann N (1980) Barbiturate treatment and membrane stability of subcellular organelles. Anaesthesist 29:539
629. Stone HH, Donnelly C, Forbese AS (1956) The effects of lowered body temperature on cerebral hemodynamics and metabolism of man. Surg Gynecol Obstet 103:313
630. Stone JH (1978) Pulmonary edema. In: Schwartz GR, Safar P, Stone JH, Storey PB, Wagner DK (eds) Principle and practice of emergency medicine. Saunders, Philadelphia London Toronto
631. Stone JH (1978) Pericardiocentesis. In: Schwartz GR, Safar P, Stone JH, Storey PB, Wagner DK (eds) Principle and practice of emergency medicine. Saunders, Philadelphia London Toronto
632. Stone JH (1978) Synchronized cardioversion of arrhythmias. In: Schwartz GR, Safar P, Stone JH, Storey PB, Wagner DK (eds) Principle and practice of emergency medicine. Saunders, Philadelphia London Toronto
633. Strandgaard S, Olesen J, Skinhj E, Lassen NA (1973) Autoregulation of brain circulation in severe arterial hypertension. Br Med J 1:507
634. Strughold H (1944) Hypoxidose. Klin Wschr 23:221
635. Stuart FP (1977) Progress in legal definitions of brain death and consent to remove cadaver organs. Surgery 81:68
636. Sugano H, Inanaga K (1961) Studies on the localized cerebral blood flow. Kyushu J med Sci 12:9
637. Swinyard EA (1975) Surface acting drugs. In: Goodman LS, Gilman A (eds) Gilman AG, Koelle GB (ass eds) The pharmacological basis of therapeutics. Macmillan, New York Toronto London
638. Taesdale G, Jennett B (1974) Assessment of coma and impaired consciousness. A practical scale. Lancet 1:81
639. Tammisto T, Takki S (1972) Competence of medical students in cardiopulmonary resuscitation. Acta Anaesth Scand 16:246
640. Tellez H, Bauer RB (1973) Dexamethasone as treatment in cerebrovascular disease I. A controlled study in intracerebral hemorrhage. Stroke 4:541
641. Thauer R, Brendel W (1962) Hypothermie. Prog Surg (Basel) 2:73
642. Thielicke H (1968) Ethische Fragen der modernen Medizin. Langenbeck's Arch klin Chir 321:1
643. Thiemens E (1976) Methoden der Beatmung. In: Ahnefeld FW, Bergmann H, Burri C, Dick W, Halmagyi M, Rügheimer E (Hrsg) Notfallmedizin. Springer, Berlin Heidelberg New York
644. Thimme W, Boytscheff C, Geerken S, Riechert H, Schäfer JH et al. (1978) Prognose von Patienten einer Intensivstation. Münch med Wschr 120:No 15:511
645. Thomas DJ, Marshall J, Ross-Russell R, Wetherley-Mein, Boulay du GH et al. (1977) Effect of haematocrit on cerebral blood flow in man. Lancet Vol 2:941
646. Thomas M (1968) Emergency treatment of patients with acute myocardial infarction. Acta anaesth Scand [Suppl 29]12:231

647. Thompson WL (1977) An inotropic selective vasodilatator for management of hypoperfusion states. Bericht über die sympatorenale und cardiovasculäre Wirkungen von Dopamin. Mainz 1976. Anaesthesist 27:94

648. Thorspecken R, Hassenstein P (1975) Rhythmusstörungen des Herzens. Thieme, Stuttgart

649. Tindal S (1971) Intensive care in the neurosurgical unit. Can Anaesth Soc J 18:637

650. Tonczar L (1981) Die Entwicklung der zerebralen Reanimation. Einleitungsreferat. 10. Internat Fortbildungskurs für klin Anästhesiologie. Egermann, Wien

651. Tonczar L (1981) A new automatic resuscitator for hospital and emergency use. II. World Congress on Disaster and Emergency Medicine. Abstracts. Pittsburgh PA

652. Tonczar L, Coraim F, Egkher E, Ilias W, Strickner M (1977) Ist die angiographische Kontrolle eines Zentralvenen-Katheters erforderlich. Anaesthesist 26:586

653. Tourtelotte WW, Reinglass JL, Newkirk TA (1972) Cerebral dehydration action of glycerol. I. Historical aspects with emphasis on the toxicity and intravenous administration. Clin Pharmacol Therap 13:159

654. Tritthart H (1977) Die medikamentöse Therapie der Erregungsbildungs- und -leitungsstörungen. In: Reindell H, Roskamm H (Hrsg) Herzkrankheiten. Springer, Berlin Heidelberg New York

655. Turnbull AD, Carlon GC, Baron R, Sichel W, Howland WS (1978) The inverse relationship between cost and survival in the critically ill cancer patient. Crit Care Med 6:125

656. Upton ARM, Barwick DD, Foester JB (1975) Dexamethasone treatment in herpes simplex encephalitis. Lancet 1:290

657. Vaagenes P, Lund I, Skulberg A, Oesterud A (1978) On the technique of external cardiac compression. Crit Care Med 6:176

658. Vanderschmidt H, Burnap TK, Thwaites JK (1976) Evaluation of cardiopulmonary resuscitation course for secondary schools. Retention study Med Care 14:181

659. Vapalahti M, Troupp H (1971) Prognosis for patients with severe brain injuries. Brit med J 3:404

660. Vesalius A (1555) De Corporis Humani Fabrica. Basle

661. Vogel B (1979) Transösophageale Vorhofstimulation – Anwendungsmöglichkeiten in der Intensivmedizin. Intensivmed 16:297

662. Vogel WM (1977) Technik der Infusionen und Transfusionen. In: Benzer H, Frey R, Hügin W, Mayrhofer O (Hrsg) Lehrbuch der Anästhesiologie, Reanimation und Intensivtherapie. Springer, Berlin Heidelberg New York

663. Vries JK (1974) Continous intracranial pressure monitoring in patients with brain injury: Technique and application. Med Coll Virg Quat 10:174

664. Wade JG (1977) Carotid endarterectomy: the anaesthetic challenge. ASA Refresher Course Lectures

665. Wagman IH, Jong de RH, Prince DA (1967) Effects of lidocaine on the central nervous system. Anesthesiology 28:155

666. Wagmann IH, Jong de RH, Prince DA (1968) Effects of lidocaine on spontaneous cortical and subcortical activity: Production of seizures discharges. Arch Neurol 18:277

667. Wahl M, Deetjen P, Thurau K, Ingvar DH (1970) Micropuncture evaluation of the importance of perivascular pH for the arteriolar diameter on the brain surface. Pflügers Arch ges Physiol 316:152

668. Wawersik J (1969) Klinik und Diagnostik des Hirntodes unter besonderer Berücksichtigung der cerebralen Hypoxie als auslösende Ursache. In: Penin H, Käufer C (Hrsg) Der Hirntod. Thieme, Stuttgart

669. Wechsler RL, Dripps RD, Kety SS (1951) Blood flow and oxygen consumption of the human brain during anesthesia produced by thiopental. Anesthesiology 12:308

670. Weisberger CL, Ruggiero N, Chung EK Treatment of cardiogenic shock. In: Chung EK (ed) Controversy in cardiology. The practical clinical approach. Springer, New York Heidelberg Berlin

671. Weissbach L, Riefl T (1973/74) Ein neues Besteck zur Punktion und Katheterisierung der Vena subclavia. IFTHA 3:257

672. Wichert P (1977) Therapeutische und prophylaktische Ansatzpunkte bei „Schocklunge". Dtsch med Wschr 102:444

673. Wieck HH (1974) Zerebrale und periphere Durchblutungsstörungen. Aesopus, Milano München Lugano

674. Wieck HH, Estler CJ (1974) Pharmakologische Zusatzbehandlung. In: Wieck HH (Hrsg) Zerebrale und periphere Durchblutungsstörungen. Aesopus, Milano München Lugano

675. Wiedemann K, Hamer J, Weinhardt F, Just OH (1980) Barbituratinfusion beim schweren Schädel-hirntrauma. Anaesth Intensivther Notfallmed 15:303

676. Wiedemann K, Weinhardt F, Hamer J, Wund G, Berlet H, Hoyer S (1979) Einfluß von gleichzeiti-ger mäßiger arterieller Hypoxämie und mäßiger hypovolämischer Hypotension auf Gehirndurch-blutung, oxidativen und Energiestoffwechsel des Gehirns beim Hund. Anaesthesist 28:290

677. Wiemers K (1971) Grenzen der Wiederbelebung und Intensivtherapie. Podiumsgespräch. In: Hutschenreuter K, Wiemers K (Hrsg) Intensivbehandlung und ihre Grenzen. Springer, Berlin Heidel-berg New York

678. Wiemers K (1973) Zur Beendigung der Reanimation aus der Sicht des Anästhesiologen. In: Krösl W Scherzer E (Hrsg) Die Bestimmung des Todeszeitpunktes. Maudrich, Wien

679. Wilhjelm BJ, Arnfred I (1965) Protective action of some anaesthetics against anoxia. Acta Pharmakol Toxicol 22:93

680. Wilkinson HA (1972) Treatment or prevention of pulmonary cellular damage with pharmacologic doses of corticosteroid. Surg Gyn Obstet 134:657

681. Wilkinson HA, Wepsic JG, Austen G (1971) Diuretic synergy in the treatment of acute experi-mental cerebral edema. J Neurosurg 34:203

682. Winchell SW, Safar P (1966) Teaching and testing lay and paramedical personnel in cardiopulmon-ary resuscitation. Anesth Analg (Cleve) 45:441

683. Wintroub BU, Schröder JS, Schpoll M, Robinson SL, Harrison DC (1969) Hemodynamic response to dopamine in experimental myocardial infarction. Amer J Physiol 217:1716

684. Wolff G (1975) Die künstliche Beatmung auf Intensivstationen. Springer, Berlin Heidelberg New York

685. Wolff HG (1936) The cerebral circulation. Physiol Rev 16:545

686. Wong AL, Brodsky JB (1978) Asystole in an adult after a single dose of succinylcholine. Anesth Analg 57:135

687. Wüllenweber R, Gött U, Wappenschmidt J (1969) Klinische, anästhesiologische und radiologische Aspekte des Hirntodes bei traumatischen Hirnschädigungen und intrakraniellen Drucksteigerungen. In: Penin H, Käufer C (Hrsg) Der Hirntod. Thieme, Stuttgart

688. Wylie WD, Churchill-Davidson HC (1972) Anaesthesia and cardiac disease. In: Wylie WD, Churchill-Davidson HC (eds) A practice of anaesthesia. Year Book Medical Publishers, Chicago

689. Yakaitis RW, Redding JS (1973) Precordial thumping during cardiac resuscitation. Crit Care Med 1:22

690. Yatsu FM, Diamond I, Graziano C, Lindquist P (1972) Experimental brain ischaemia: protection from irreversible damage with a rapidly acting barbiturate. Stroke 3:726

691. Zener JC, Kerber RE, Spivack AP, Harrison DC (1973) Blood lidocaine levels and kinetics follow-ing high-dose intramuscular administration. Circulation 47:984

692. Zimmermann WE (1966) Die Beeinflussung der Nieren- und Hirndurchblutung durch Veränderun-gen des Säure-Basen-Haushaltes im Schock beim schweren Unfall. Hefte Unfallheilk 87:125

693. Zindler M, Dudziak R, Pulver KG (1977) Die künstliche Hypothermie. In: Benzer H, Frey R, Hügin W, Mayrhofer O (Hrsg) Lehrbuch der Anaesthesiologie, Reanimation und Intensivtherapie. Springer, Berlin Heidelberg New York

694. Zoll PM (1952) Resuscitation of the heart in ventricular standstill by external electric stimulation. N Engl J Med 247:768

695. Zoll PM (1977) The first successfull external cardiac stimulation and A-C defibrillation. In: Safar P (ed) Advances in cardiopulmonary resuscitation. Springer, New York Heidelberg Berlin

696. Zoll PM, Linenthal AJ, Gibson W, Paul MH, Norman LR (1956) Termination of ventricular fibrillation in man by externally applied electric countershock. N Engl J Med 254:727

Sachverzeichnis

Anaesthesiologie und Intensivmedizin

Anaesthesiology and Intensive Care Medicine

Herausgeber: H.Bergmann (Schriftleiter),
J.B.Brückner, R.Frey, M.Gemperle,
W.F.Henschel, O.Mayrhofer, K.Peter

Band 128
P.Lemburg

Künstliche Beatmung beim Neugeborenen und Kleinkind

Theorie und Praxis der Anwendung von Respiratoren beim Kind
1980. 85 Abbildungen. X, 146 Seiten. DM 63,–
ISBN 3-540-09659-0

Band 129

25 Jahre Anaesthesiologie und Intensivtherapie in Österreich

Herausgeber: K.Steinbereithner, H.Bergmann
1979. 54 Abbildungen, 40 Tabellen. X, 149
Seiten. DM 69,–. ISBN 3-540-09777-5

Band 130

25 Jahre DGAI

Jahrestagung in Würzburg, 12.–14. Oktober 1978
Herausgeber: K.H.Weis, G.Cunitz
1980. 689 Abbildungen, zahlreiche Tabellen.
XXXVIII, 1012 Seiten. DM 158,–.
ISBN 3-540-10140-3

Band 131

Akute respiratorische Insuffizienz

Herausgeber: K.Peter
1980. 83 Abbildungen, 12 Tabellen. IX, 131
Seiten (18 Seiten in Englisch). DM 58,–
ISBN 3-540-10185-3

Band 132

Endocrinology in Anaesthesia and Surgery

Editors: H.Stoeckel, T.Oyama
With the Co-operation of G.Hack
1980. 101 figures, 45 tables. XI, 203 pages.
DM 94,–. ISBN 3-540-10211-6

Band 133

Lormetazepam

Experimentelle und klinische Erfahrungen mit
einem neuen Benzodiazepin zur oralen und
intravenösen Anwendung
Herausgeber: A.Doenicke, H.Ott
1980. 98 Abbildungen, 14 Tabellen. XXI, 133
Seiten. DM 59,–. ISBN 3-540-10387-2

Band 134

Thrombose und Embolie

Herausgeber: H.Vinazzer
Mit Beiträgen zahlreicher Fachwissenschaftler
1981. 124 Abbildungen, 48 Tabellen.
XII, 345 Seiten. DM 118,–. ISBN 3-540-10393-7

Band 135
P.Sefrin

Polytrauma und Stoffwechsel

1981. 28 Abbildungen. VIII, 90 Seiten. DM 49,–.
ISBN 3-540-10525-5

Band 136
W.Seyboldt-Epting

Kardioplegie

Myokardschutz während extrakorporaler Zirkulation
1981. 36 Abbildungen. IX, 74 Seiten. DM 78,–
ISBN 3-540-10621-9

Band 137
G.Goeckenjan

Kontinuierliche Messung des arteriellen Sauerstoffpartialdrucks

1981. 49 Abbildungen, 11 Tabellen. IX, 110
Seiten. DM 78,–. ISBN 3-540-10730-4

Band 138

Neue Aspekte in der Regionalanaesthesie 2

Pharmakokinetik, Interaktionen, Thromboembolierisiko, New Trends
Herausgeber: H.J.Wüst, M.Zindler
1981. 72 Abbildungen. XIV, 178 Seiten (87
Seiten in Englisch). DM 78,–.
ISBN 3-540-10893-9

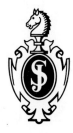

Springer-Verlag Berlin Heidelberg New York

Anaesthesiologie und Intensivmedizin

Anaesthesiology and Intensive Care Medicine

Herausgeber: H.Bergmann (Schriftleiter), J.B.Brückner, R.Frey, M.Gemperle, W.F.Henschel, O.Mayrhofer, K.Peter

Beiträge des Zentraleuropäischen Anaesthesie-kongresses

Band 139
Prae- und postoperativer Verlauf Allgemeinanaesthesie

Band 1
ZAK Innsbruck 1979: Begrüßungsansprachen, Festvortrag. Panel III: Präoperative Anaesthesieambulanz. Freie Themen: Allgemeinanaesthesie, Postoperative Nachsorge.
Panel V: Anaesthesieletalität
Herausgeber: B.Haid, G.Mitterschiffthaler
1981. 106 Abbildungen, 86 Tabellen.
XXXIII, 225 Seiten (40 Seiten in Englisch).
DM 98,-. ISBN 3-540-10942-0

Band 140
Regionalanaesthesie Perinatologie Elektrostimulationsanalgesie

Band 2
ZAK Innsbruck 1979: Hauptthema I: Regionalanaesthesie. Freie Themen: Elektrostimulationsanalgesie. Panel II: Perinatalperiode
Herausgeber: B.Haid, G.Mitterschiffthaler
1981. 134 Abbildungen, 51 Tabellen. XI, 218 Seiten. DM 85,-. ISBN 3-540-10943-9

Band 141
Experimentelle Anaesthesie – Monitoring – Immunologie

Band 3
ZAK Innsbruck 1979: Freie Themen: Experimentelle und klinisch-experimentelle Anaesthesie, Technik und Monitoring, Anaesthesie und EEG. Panel I: Immunologische Aspekte.
Freie Themen: Immunologie
Herausgeber: B.Haid, G.Mitterschiffthaler
1981. 183 Abbildungen, 32 Tabellen.
XIII, 252 Seiten (7 Seiten in Englisch).
DM 98,-. ISBN 3-540-10944-7

Band 142
Herz Kreislauf Atmung

Band 4
ZAK Innsbruck 1979: Freie Themen: Kontrollierte Blutdrucksenkung, Anaesthesie bei Cardiochirurgie, Haemodynamik, Atmung
Herausgeber: B.Haid, G.Mitterschiffthaler
1981. 263 Abbildungen, 51 Tabellen. XIV, 335 Seiten. DM 128,-. ISBN 3-540-10945-5

Band 143
Intensivmedizin – Notfallmedizin

Band 5
ZAK Innsbruck 1979: Hauptthema II: Anaesthesie und Notfallmedizin. Hauptthema III: Grenzen der Intensivmedizin. Freie Themen: Intensivmedizin, Parenterale Ernährung und Volumenersatz, Säure-Basen-Haushalt
Herausgeber: B.Haid, G.Mitterschiffthaler
1981. 269 Abbildungen, 95 Tabellen. XV, 373 Seiten (13 Seiten in Englisch). DM 148,-. ISBN 3-540-10946-3

Band 144
Spinal Opiate Analgesia

Experimental and Clinical Studies
Editors: T.L.Yaksh, H.Müller
1982. 55 figures, 54 tables. XII, 147 pages. DM 68,- ISBN 3-540-11036-4

Band 145
J.D.Beyer, K.Messmer
Organdurchblutung und Sauerstoffversorgung bei PEEP

Tierexperimentelle Untersuchungen zur regionalen Organdurchblutung und lokalen Sauerstoffversorgung bei Beatmung mit positiv-endexspiratorischem Druck
1982. 17 Abbildungen, 18 Tabellen. X, 84 Seiten. DM 54,-. ISBN 3-540-11220-0

Band 146
H.Harke
Massivtransfusionen

Hämostase und Schocklunge
1982. 78 Abbildungen, 50 Tabellen.
Etwa 212 Seiten. DM 65,-. ISBN 3-540-11476-X

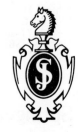

Springer-Verlag Berlin Heidelberg New York